Yoga für Läufer

SANDRA BLANZ

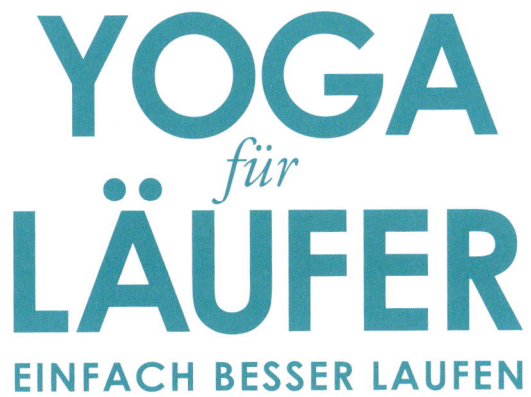

YOGA *für* LÄUFER

EINFACH BESSER LAUFEN

Meyer & Meyer Verlag

Yoga für Läufer

Einfach besser laufen

Bibliografische Information der Deutschen Nationalbibliothek

Die Deutsche Nationalbibliothek verzeichnet diese Publikation in der Deutschen Nationalbibliografie; detaillierte bibliografische Details sind im Internet über <http://dnb.d-nb.de> abrufbar.

© 2021 by Meyer & Meyer Verlag, Aachen

Auckland, Beirut, Dubai, Hägendorf, Hongkong, Indianapolis, Kairo, Kapstadt,
Manila, Maidenhead, Neu-Delhi, Singapur, Sydney, Teheran, Wien

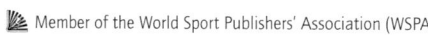 Member of the World Sport Publishers' Association (WSPA)

Gesamtherstellung: Print Consult GmbH, München

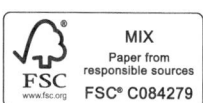

ISBN 978-3-8403-7729-7

E-Mail: verlag@m-m-sports.com

www.dersportverlag.de

INHALT

VORWORT

Bewegung – Einheit von Laufen und Yoga

Bewegung bedeutet für mich Energie, Leichtigkeit, Stärke und Fortschritt. Dafür liebe ich das Laufen. Eine Leidenschaft, die meinen Alltag bereichert, die ich teilen kann, die mich herausfordert und abschalten lässt. Die Bewegung ist die Quelle meiner Energie, meiner Gedanken und Kreativität. Die Voraussetzung dafür ist ein gesunder und leistungsfähiger Körper, Wohlbefinden und Spaß an der Bewegung.

Yoga sorgt dafür, dass ich mich leicht und geschmeidig – und dennoch stabil und kraftvoll – bewegen kann. Und Yoga hat mich gelehrt, dass Bewegung noch mehr bedeuten kann: den Körper mit dem Geist wieder enger zu verbinden. Das Zusammenspiel ist faszinierend. Ich bin überzeugt davon, dass das eigene Potenzial nur dann voll auszuschöpfen ist, wenn auch der Geist in Bewegung bleibt.

Durch Yoga verstehe ich meinen Körper nicht nur in der Theorie, sondern vielmehr in der Praxis: „In den Körper hineinspüren", macht plötzlich Sinn. Yoga erinnert mich daran, was der Körper beim Laufen leistet und was er dafür braucht: Kraft, Beweglichkeit und Ausgleich. Das Ergebnis ist eine verbesserte Fähigkeit, den Körper effizient einzusetzen und gleichzeitig vor Verletzungen zu schützen.

Die Idee von Yoga ist es, alles miteinander zu verbinden. Mit diesem Buch möchte ich meine Erfahrung teilen und dich davon überzeugen, dass auch Laufen und Yoga eine Einheit bilden können. Mit dem Ziel, dass Yoga viel mehr zu einem natürlichen Bedürfnis und Teil des (Läufer-)Alltags werden kann. Als Läuferin und Yogini nehme ich dich mit auf die Yogamatte und zeige dir, wie du als Läufer von Yoga profitieren kannst.

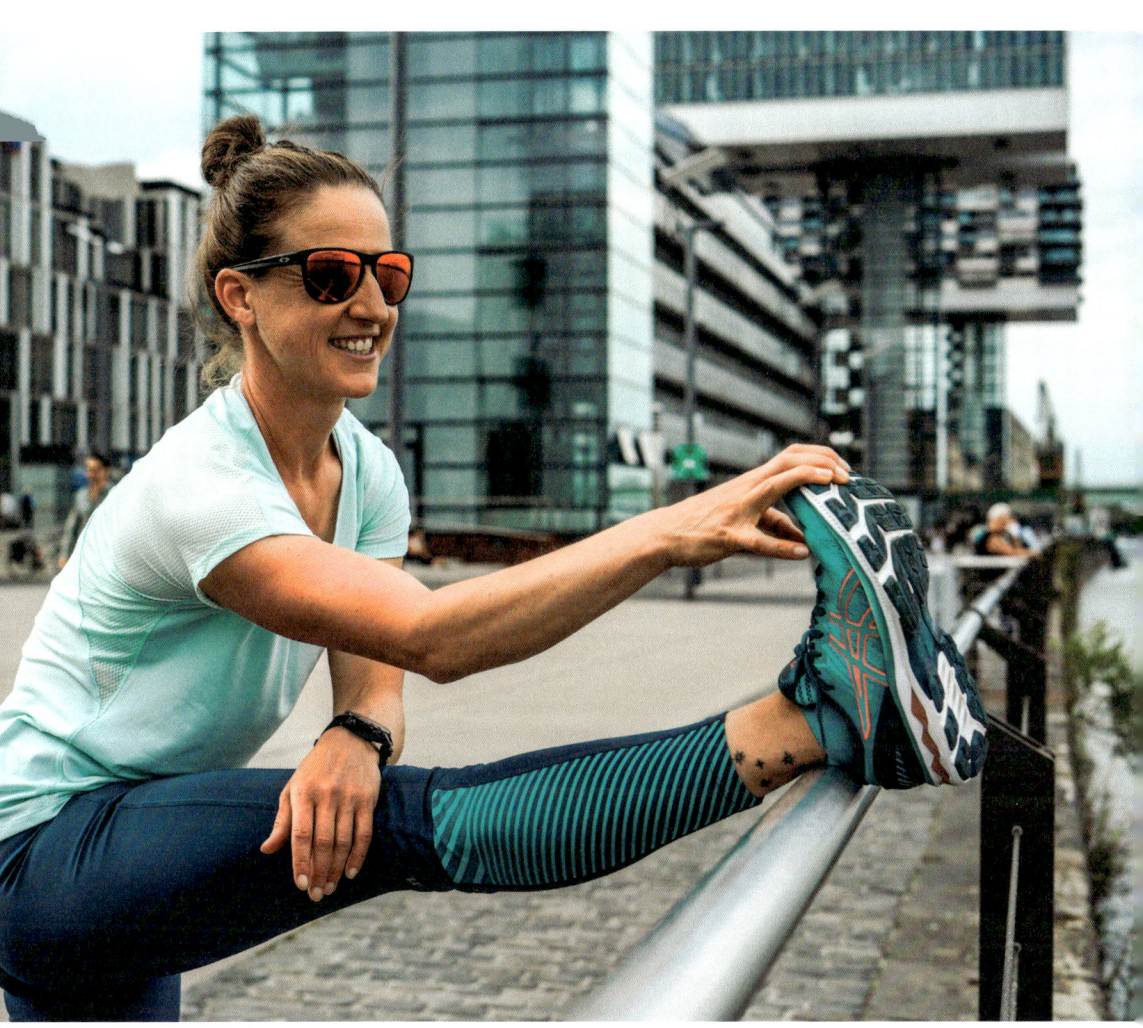

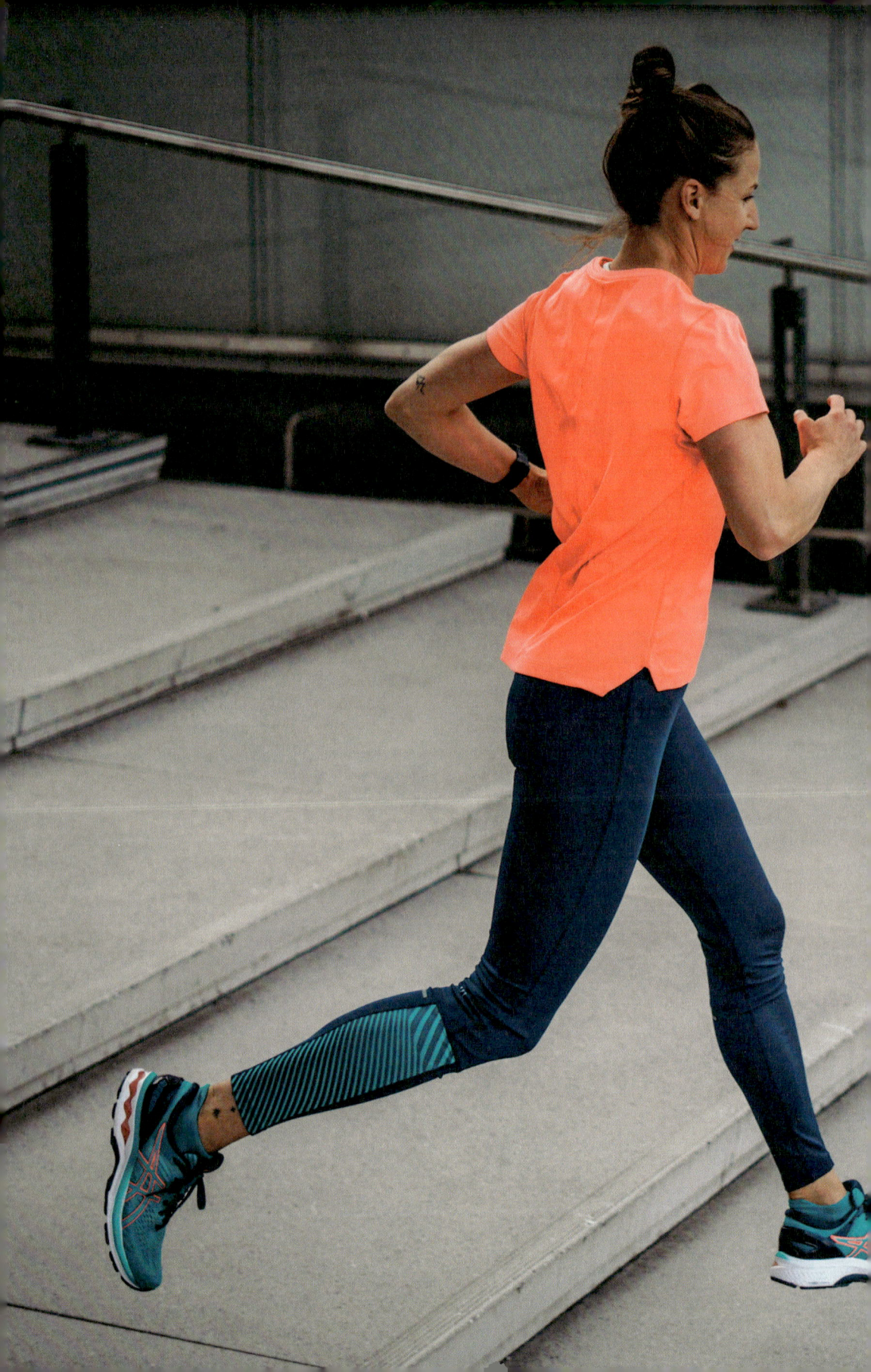

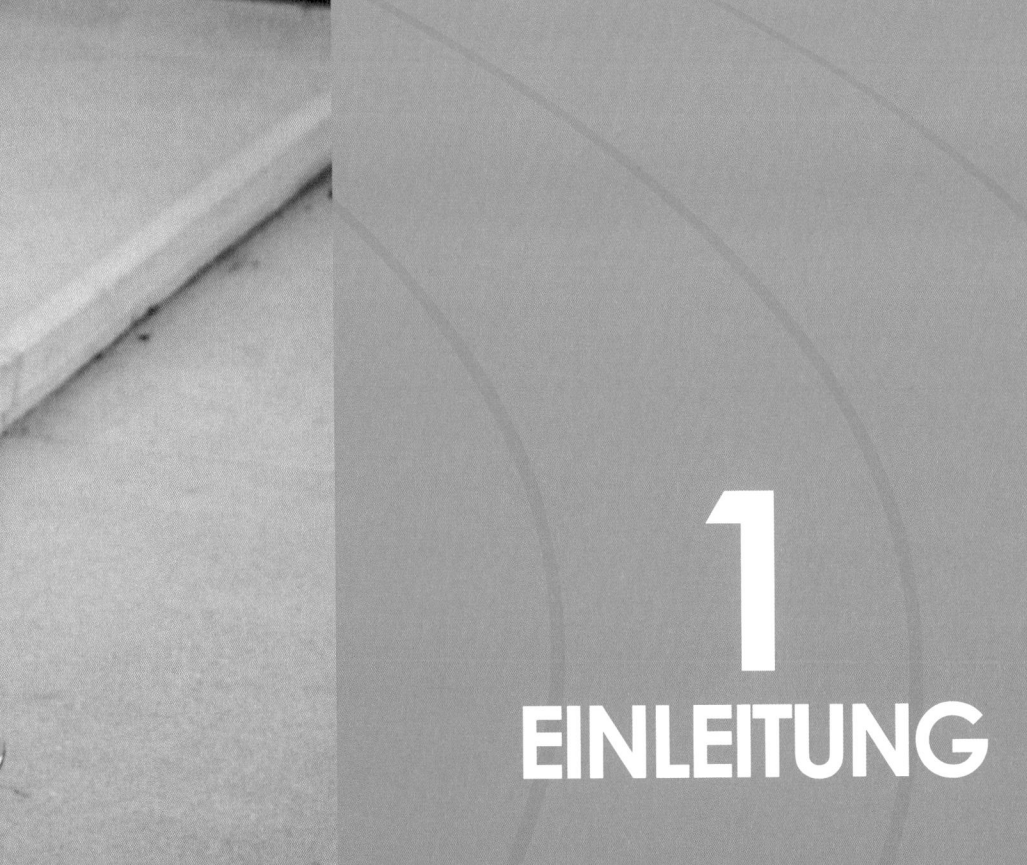

1
EINLEITUNG

EINLEITUNG

Was, wenn ich sagen würde, dass du dein Laufpotenzial steigern kannst – dass du schneller, länger, schöner und gesünder laufen könntest? Dass du *besser laufen* könntest – mit Yoga.

„Das Laufen war zuerst da, aber seit ich regelmäßig Yoga praktiziere, laufe ich besser."

Bevor ich euch mit auf die Yogamatte nehme, möchte ich erzählen, was für mich *besser laufen* bedeutet, **warum** es sinnvoll ist, Yoga und Laufen zu verbinden und **wie** daraus eine Einheit entstehen kann, von der du nur profitieren kannst.

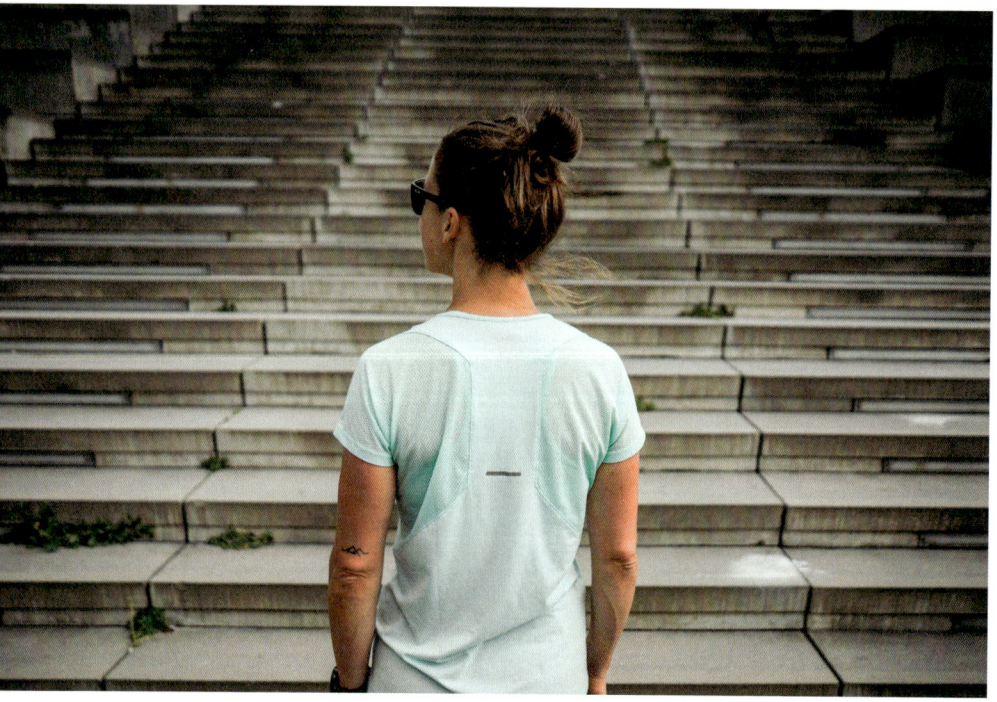

Ob Stressbewältigung, körperliche Fitness und Gesundheit oder Leistungsgedanke, jeder Läufer hat ein Motiv, seine Schuhe zu schnüren. So unterschiedlich die Beweggründe sein mögen, eins bleibt unterm Strich gleich: Laufen macht unseren Alltag besser! Grund genug, darauf achtzugeben, damit wir nicht zur Laufpause gezwungen werden. Damit fängt *besser laufen an*: mit dem Verständnis, dass wir uns um den Körper kümmern müssen, damit wir noch lange verletzungsfrei, leistungsfähig und vor allem mit Spaß laufen können.

Yoga hat mich gelehrt, meinen Körper besser kennenzulernen, Zusammenhänge und Abläufe nicht nur in der Theorie zu verstehen, sondern vor allem zu spüren. Die Kombination aus Wissen und Körpergefühl ermöglicht mir, neben dem verbesserten Einsatz des Bewegungsapparats, auch ein schnelleres Reagieren auf Körpersignale. Übertragen auf das Laufen, gelingt es mir dadurch, den Bewegungsablauf zu optimieren: eine aufrechte Körperhaltung, der Armeinsatz, große, geschmeidige Schritte aus der Hüfte.

Das sieht nicht nur schöner aus, es fühlt sich auch besser an. Und schließlich ist eine gute Lauftechnik die Grundlage für schnelleres und längeres Laufen. Der Körper kann Belastungen kraftvoller und über einen längeren Zeitraum standhalten. Yoga zeigt mir, dass es *besser läuft*, wenn ich meinen Körper achtsam behandle und ihm Ausgleich und Pausen ermögliche, um Überlastungen und Verletzungen zu vermeiden und den Spaß am Laufen zu behalten.

1.1   Die Intention des Buchs

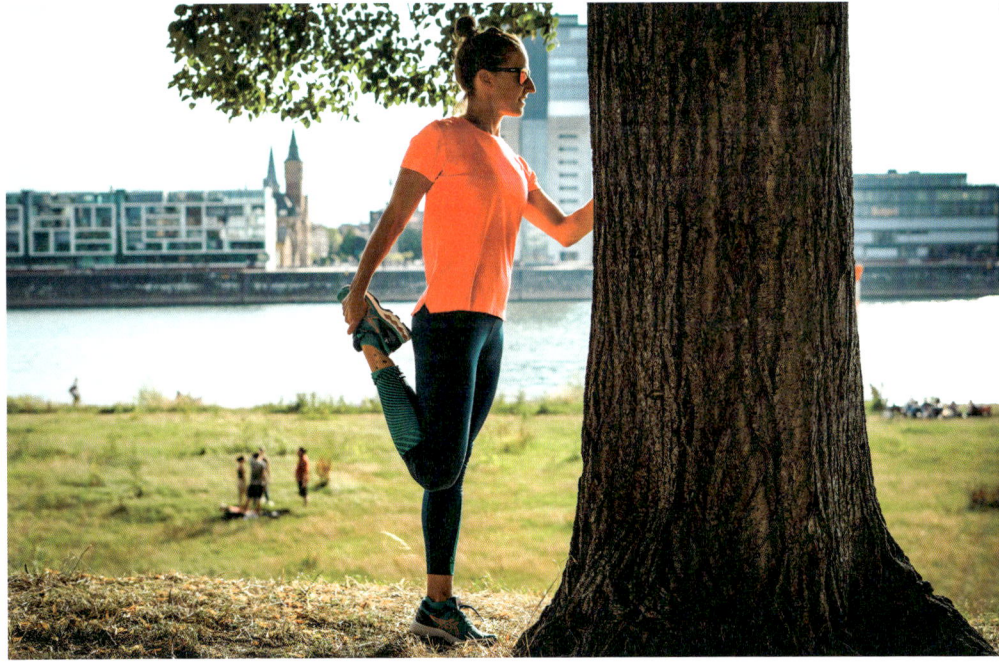

Auf den ersten Blick haben Laufen und Yoga nicht so viel gemeinsam. Aber der zweite Blick lohnt sich: Du wirst überrascht sein, wie viel Yoga und Laufen verbindet und dass Läufer sogar für Yoga gemacht sind. Mein Ziel ist es, zwei scheinbar unterschiedliche Welten näher zusammenzurücken, und das Verständnis für einen ganzheitlichen Ansatz zu schärfen.

Noch immer beobachte ich häufig, dass Yoga Vorstellungen weckt, die fern von dem Ansatz sind, den Yoga im Sport verfolgt. Meine Motivation ist es, die Distanz oder Abwehr abzuschwächen und möglichst viele Läufer davon zu überzeugen, dass Yoga für Läufer wie gemacht ist.

Dieses Buch beantwortet die Frage: „**Warum** ist es sinnvoll, Yoga und Laufen zu verbinden?", und bietet eine Lösung, **wie** daraus eine Einheit entstehen kann, von der du nur profitieren kannst.

1.2   Die Erleuchtung – das „Warum?"

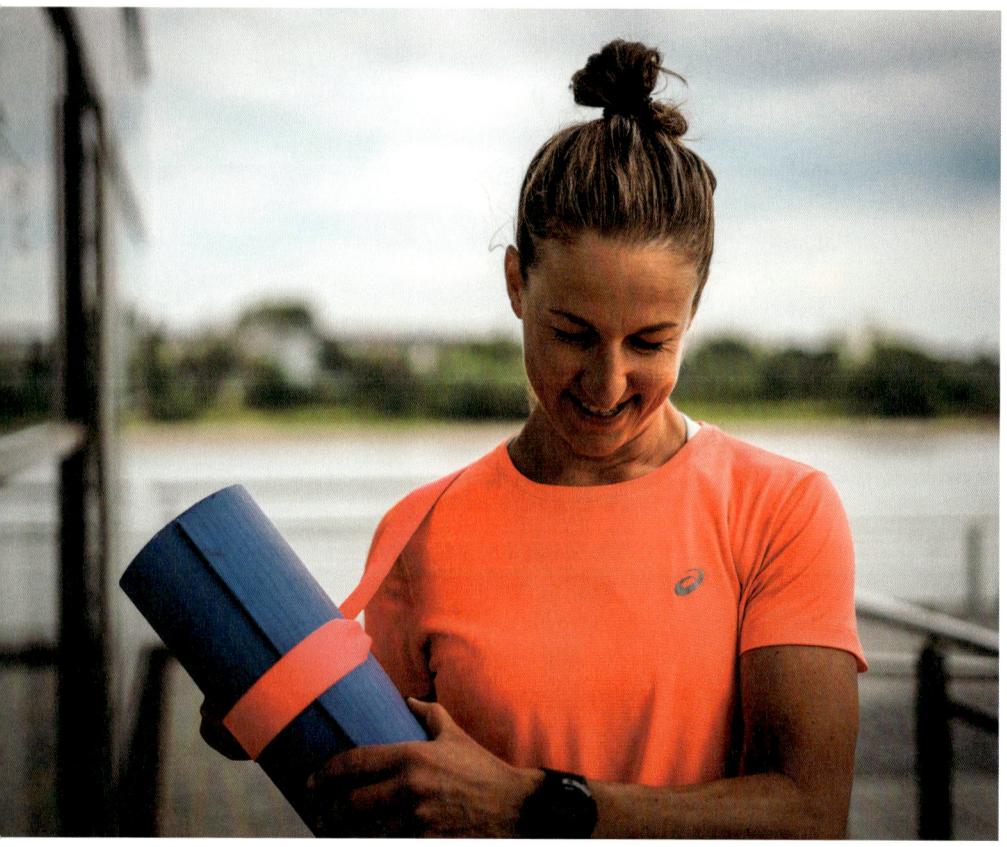

Solange wir beschwerdefrei sind, sehen wir die Notwendigkeit einer Veränderung nicht. Aber was, wenn der Schmerz plötzlich da ist? Ein Ziepen hier, ein Wehwehchen dort. Und schon fühlt sich das Laufen gar nicht mehr so rund an. Das Drama ist vorprogrammiert.

Spätestens jetzt ist es Zeit, der Tatsache in die Augen zu schauen: Laufen allein ist nicht gesund für unseren Körper. Repetitive Bewegungsmuster allein sind nie gut für den Körper, denn eine einseitige Belastung verursacht über kurz oder lang Überlastungserscheinungen und Dysbalancen, die das Verletzungsrisiko enorm steigern.

Wenn uns die Tatsache bewusst ist, dass unsere Lauffähigkeit durch Laufen allein gefährdet ist und wir die Notwendigkeit und Sinnhaftigkeit einer Methode erkennen, die das Laufen unterstützt und folglich verbessert, besteht die Chance, unsere Freude am Laufen und die Bereicherung des Alltags durch das Laufen langfristig zu retten – und das im besten Fall schon, bevor die Beschwerden auftreten. Nur wenn wir den Sinn und Zweck von Yoga für Läufer verstehen, wird Yoga einen festen Platz finden.

Und das ist das Ziel. Über die offensichtlichen Unterschiede und das Aufdecken von Gemeinsamkeiten von Laufen und Yoga nähern wir uns den vielseitigen Vorteilen, die Yoga Läufern zu bieten hat, und damit auch der Antwort, warum es sich lohnt, endlich mit Yoga zu starten.

1.3   Die Umsetzung – das „Wie?"

Der erste Schritt ist getan. Nun schlagen wir die Brücke von der Theorie zur Praxis und starten auf der Yogamatte. Es erwartet dich ein Yogaprogramm, das ohne viel zusätzlichen Zeitaufwand in jeden Laufalltag einzubinden ist, das für jedermann – simpel, aber effektiv – konzipiert ist, und vor allem auf die Bedürfnisse von Läufern zugeschnitten ist.

Sinnvolle Übungen für die Optimierung und den Ausgleich des Laufens sollen dir eine Orientierung und die notwendige Unterstützung geben, um deine eigene Yogaroutine in deinen (Trainings-)Alltag einzubinden. Die Übungen und Bewegungsabfolgen orientieren sich am Bewegungsmuster des Läufers. Sie sind so ausgewählt, dass sie zum einen dabei helfen, die Laufbewegung zu optimieren, und zum anderen die Laufbelastung ausgleichen.

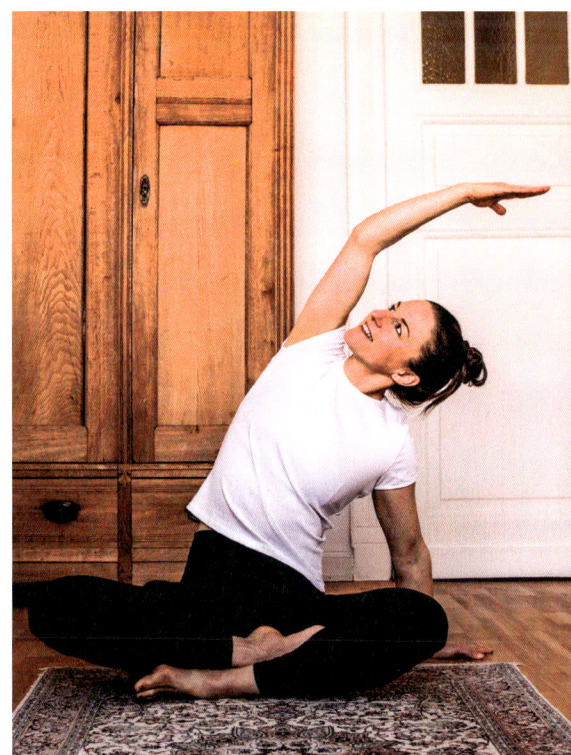

1.4   Wie das Buch entstanden ist – Writing by Doing

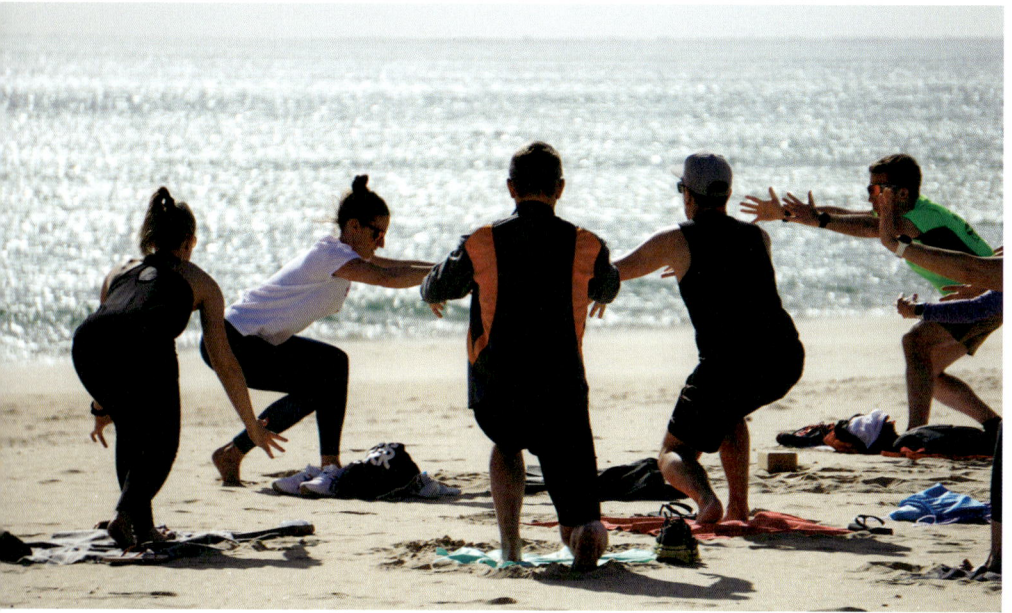

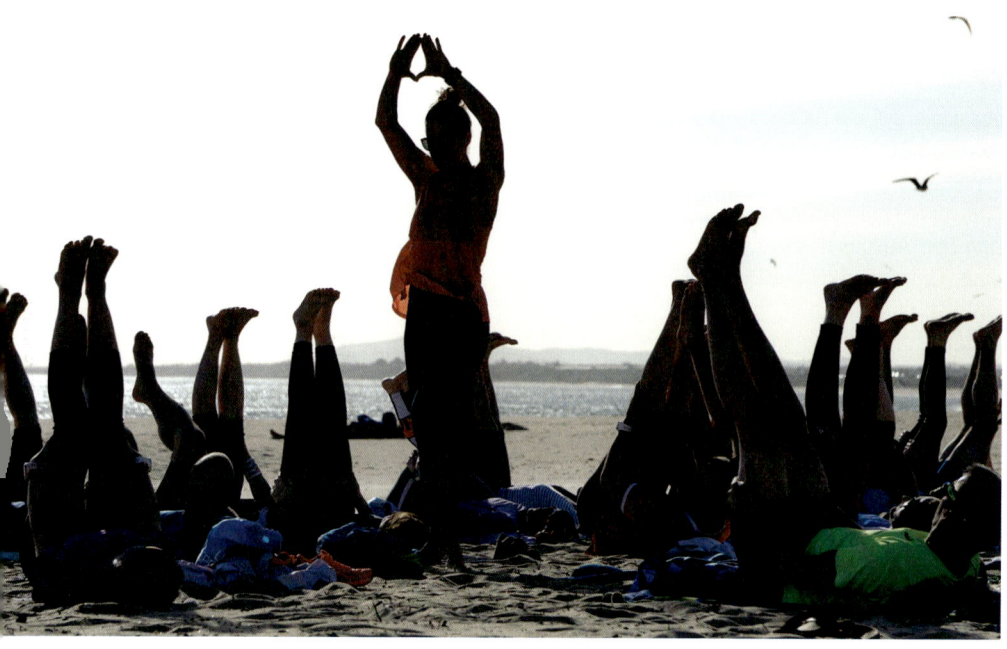

Aus der Praxis heraus! Nur wenn ich selbst ausführe, was ich vermittle, kann ich meine Erfahrung mit Überzeugung weitergeben. Ich habe schnell gemerkt, dass mir das Yogaunterrichten für Sportler besonders viel Freude bereitet, denn hier kann ich mitfühlen und verstehen. Die Leiden eines Läufers kenne ich aus eigener Erfahrung zu gut, denn ich laufe viel. Ob feste Beine oder steifer Rücken, nach dem Lauf komme auch ich nicht mehr geschmeidig an meine Fußzehen.

Ich habe eine Methode gefunden, die mir das Gefühl von Leichtigkeit zurückgibt, und für mehr als einen entspannten Rücken sorgt: Yoga. Das war das Beste, was mir begegnen konnte, um mein Laufen zu verbessern. Dabei bereichert es längst nicht mehr nur das Laufen, sondern meinen gesamten Alltag. Das möchte ich mit möglichst vielen Läufern teilen.

Schließlich ist das Buch eine Sammlung meiner Erfahrungen und (Er-)Kenntnisse, die ich über Jahre aus meiner Trainingsgestaltung, meiner Lauferfahrung, meiner Yogapraxis, diversen Yogaaus- und -fortbildungen sowie aus dem Unterrichten von unzähligen Yogastunden gefiltert habe. Es soll als Orientierung und vor allem als Inspiration für einen ganzheitlichen und achtsamen Bewegungsansatz beim Laufen dienen.

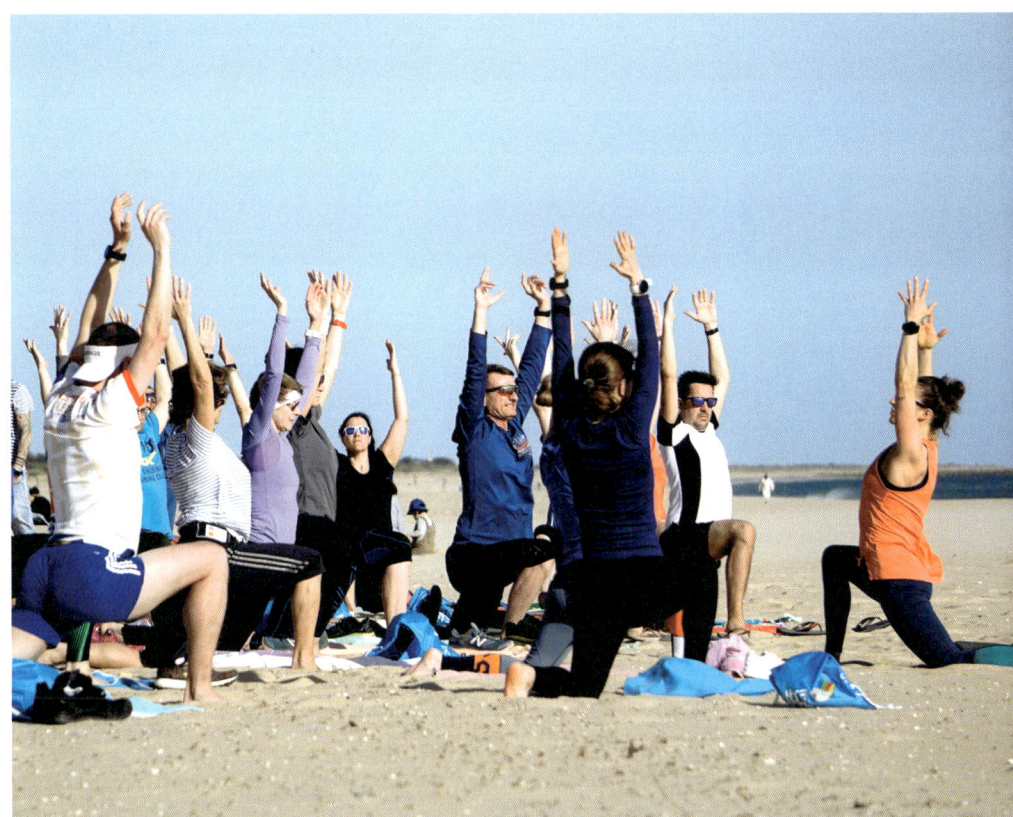

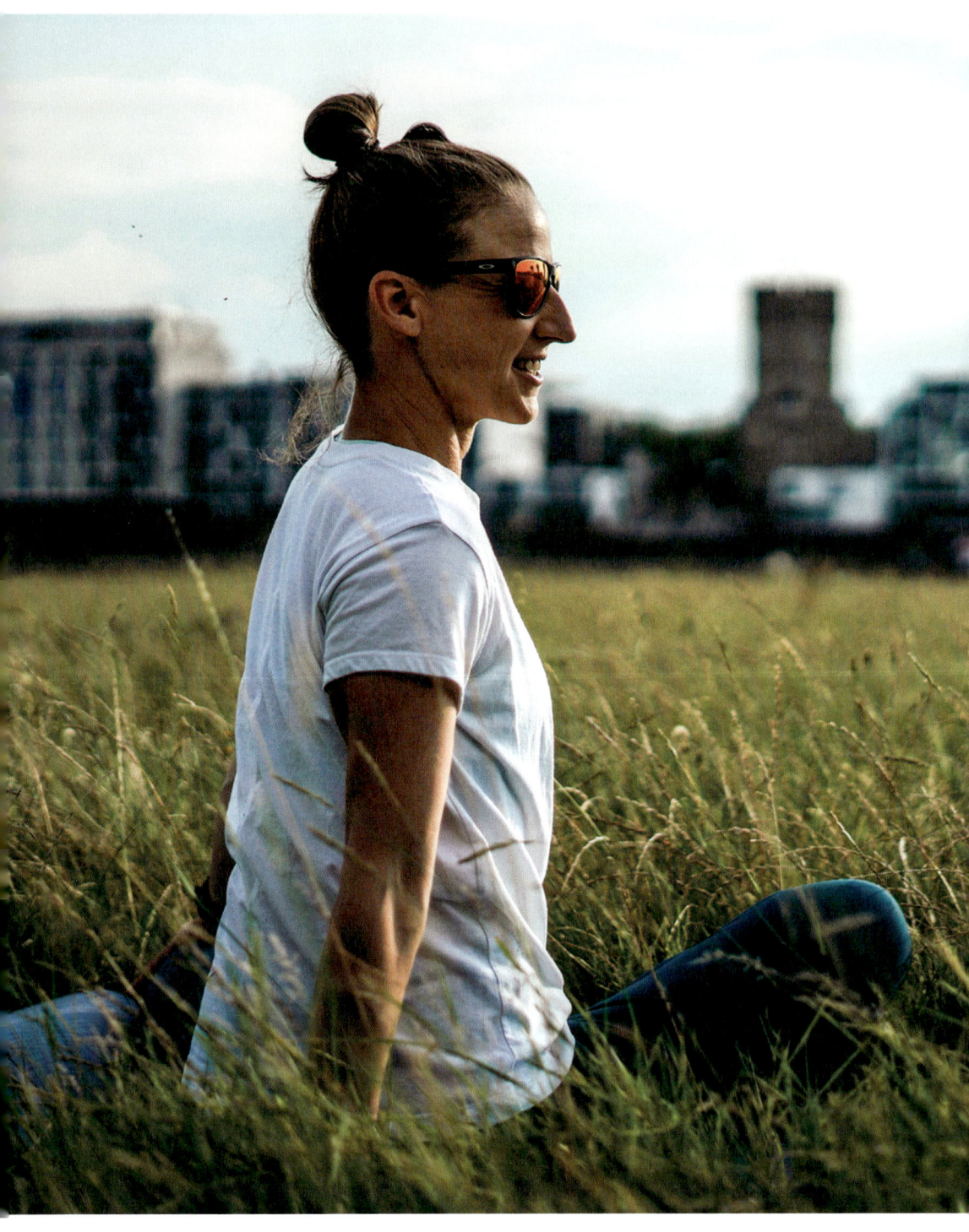

Dabei sind viele Gedanken und Ideen in der Bewegung – beim Laufen und auf der Yogamatte – entstanden. Wenn meine Gedanken unklar wurden, musste ich zurück in die Bewegung, damit sich wieder Energie, Klarheit und Struktur einstellen konnte. Die Wirkung der Bewegung wird uns zu einem späteren Zeitpunkt noch mal ausführlicher begegnen. Die Ausdauerfähigkeit durch das Laufen und die gewonnene Gelassenheit und Beharrlichkeit durch die Yogapraxis haben mir schließlich geholfen, nicht nachzulassen, sondern immer weiterzugehen. Mein Motivationsgedanke – wie beim Marathon – war immer das Ankommen.

Nur wenn ich selbst „fühle", was beim Laufen und beim Yoga mit meinem Körper passiert, wo Schwachstellen entstehen und wie Lösungsansätze helfen, kann ich meine Erfahrung teilen und die Essenz bestmöglich vermitteln. Durch die Selbsterfahrung erlange ich die notwendige Inspiration und kann mit Ideen und Ansätzen überzeugen.

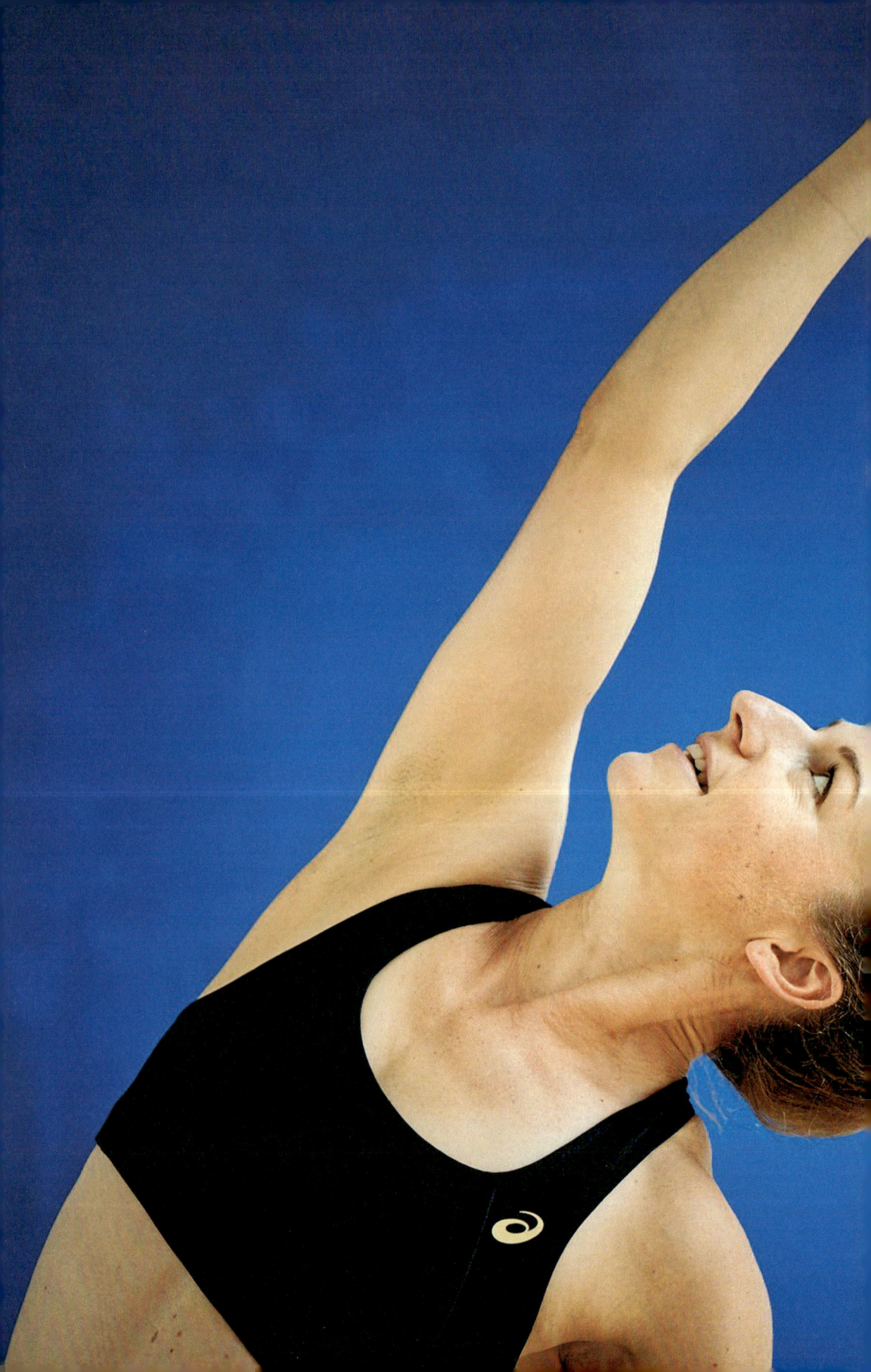

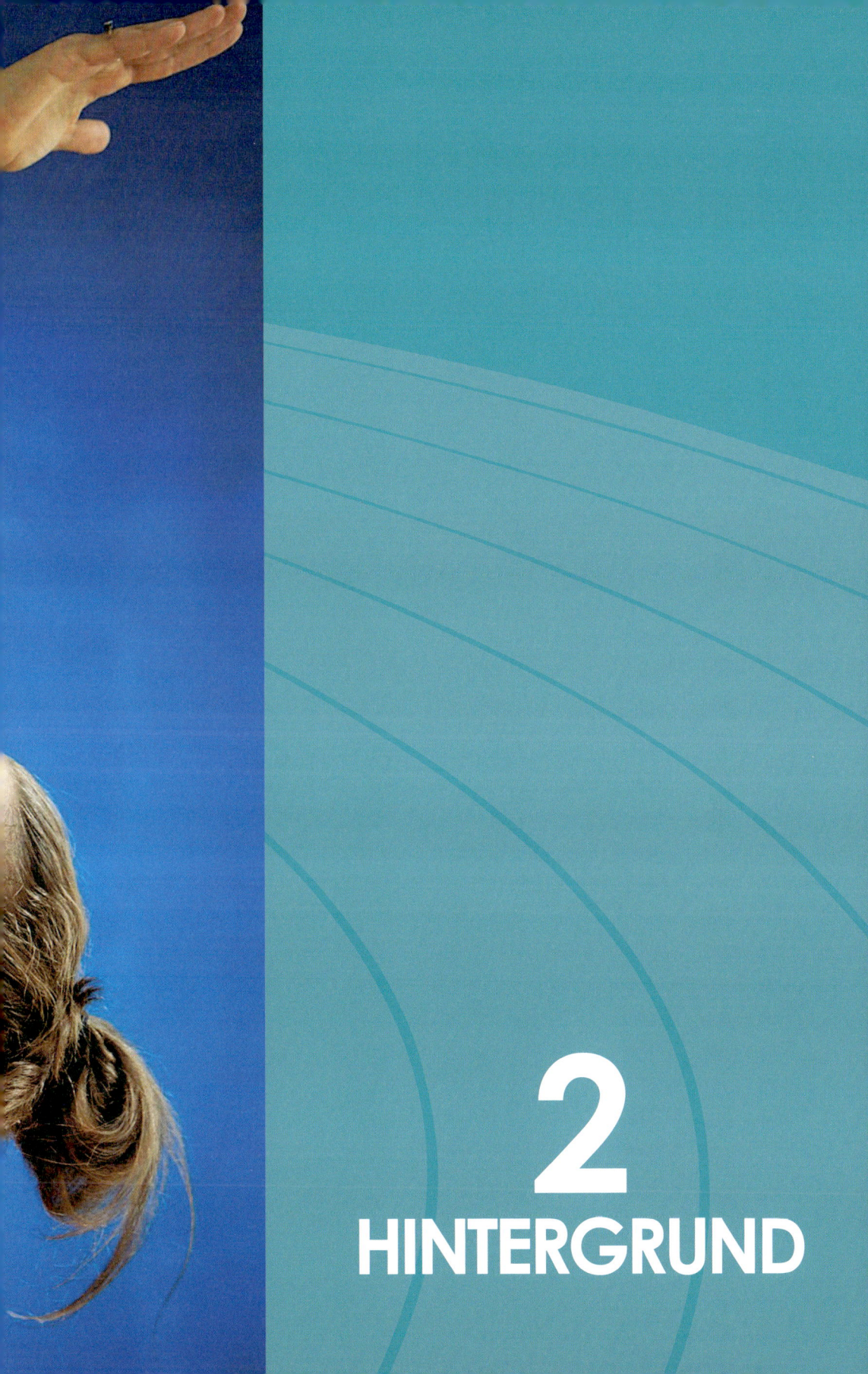

2
HINTERGRUND

HINTERGRUND

2.1   Yoga – ein Kurzporträt

Was ist eigentlich Yoga? Vorweggenommen: Yoga ist nicht gleich Yoga. Yoga ist das, was wir selbst daraus machen. Heutzutage gibt es unzählige Ausrichtungen von Yoga und Motive, um auf die Matte zu gehen. Dabei gibt es kein Richtig und kein Falsch. Yoga kann z. B. eine Bewegungsform, eine Meditationsmethode, eine Sportart oder aber auch eine Einstellung und Lebensweise bedeuten. Dass Yoga sich in so viele Richtungen bewegt und entwickelt hat, weckt verschiedene Meinungen.

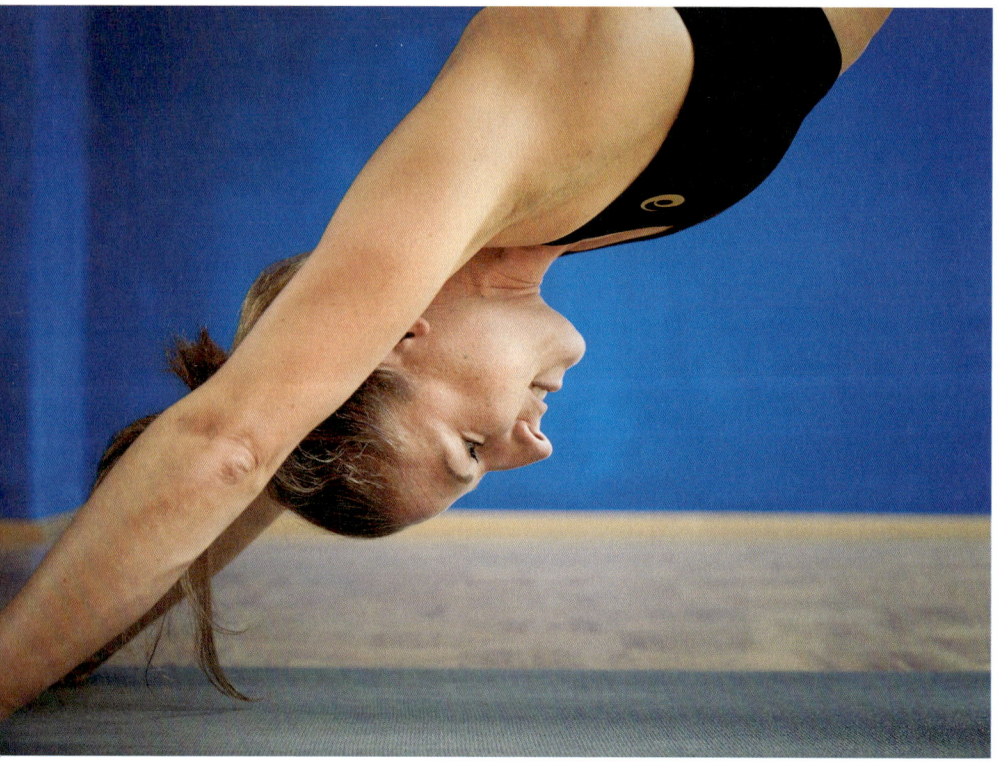

Ich finde es großartig, dass Yoga Teil so vieler Bereiche geworden ist, verschiedene Rollen einnimmt und auf unterschiedlichste Weise wirkt. Ich sehe Yoga als Instrument, das ich meinen Bedürfnissen anpassen kann. Nur so kann Yoga für mich funktionieren. Denn es bedarf Hingabe und Kontinuität. Es muss ins Leben integrierbar und adaptierbar sein. Yoga muss zu einem natürlichen Bedürfnis werden, nach dem wir verlangen und es benötigen, um unser Leben ein Stück besser zu machen.

Yoga kann nicht einfach übergestülpt werden, es muss sich anschmiegen und einfügen und ein natürlicher Teil unseres Alltags werden. Der schwierige Part ist, die Orientierung zwischen all den Angeboten und Versprechen zu finden.

» Welche Art passt zu mir?
» Wo finde ich, was ich suche?
» Was suche ich eigentlich?

Ich möchte dir in diesem Buch einen Leitfaden mit auf den Weg geben und dir eine Idee bieten, welche Rolle Yoga für dich als Läufer spielen kann. Und wie du dich auf den Weg machen kannst, um Yoga auf dich und deine Situation zuzuschneiden und daraus dein individuelles Instrument zu kreieren.

Aber noch einmal zurück zum Yogaursprung: Yoga ist eine jahrtausendalte indische Lehre. Aus der heiligen Schrift Sanskrit kann man Yoga mit Vereinigung übersetzen. Zwischen all den verschiedenen Yogastilen bleibt das die Gemeinsamkeit: etwas zusammenbringen und vereinen. Körper und Geist, Laufen und Yoga, Anspannung und Entspannung und so weiter.

Das Ergebnis ist Balance. Die Intention ist es, Gleichgewicht herzustellen, auf körperlicher und geistiger Ebene. Der Bezug, die „Einheit zu schaffen", wird dir in diesem Buch immer mal wieder begegnen.

Einzuordnen ist Yoga als eines der sechs klassischen indischen Philosophiesysteme (Sichtweisen der Wirklichkeit bzw. Weltanschauung). Hierbei bezieht sich Yoga auf das von Patanjali verfasste Yoga Sutra – ein Schriftwerk in 196 Versen in vier Kapiteln, das die indische Philosophie des Yoga übermittelt und als Yogaleitfaden dient.

In einem der Kapitel wird die Yogapraxis als achtgliedriger Pfad Ashtanga dargestellt. Im Rahmen dieses Buchs gehen wir auf zwei dieser acht Glieder tiefer ein: Asana – das Praktizieren der körperlichen Übungen und Pranayama – die Atemübung. Und bleiben damit hauptsächlich auf der körperlichen Ebene.

Das Ziel des Yogawegs anhand des (Leit-)fadens von Patanjali wird Samadhi genannt – darunter versteht man die vollständige Ruhe des Geistes.

Die Tatsache, dass Yoga ursprünglich in Indien nur den Männern erlaubt war, wandelte sich Mitte der 1950er-Jahre, als eine Schülerin des „Vater des modernen Yoga", T. Krishnamacharya, in die USA kam und dort begann zu unterrichten. Yoga entwickelte sich von dort an bis heute zu einer frauendominierten Praxis. Jedoch ist u. a. dank der Sportwelt, die Yoga mehr und mehr Beachtung schenkt, wieder eine Rückkehr der Männer auf die Yogamatte zu beobachten.

Erfahrungsgemäß erweist sich die körperliche Ebene als sinnvoller Einstieg ins Yoga für Sportler, denn mit Bewegung und Atmung sind sie durch den Sport vertraut. Auf diesem

Weg gelingt der Zugang leichter und die Chance auf mehr Zuwendung und Offenheit Yoga gegenüber ist groß. Es gibt diverse Yogaprogramme, die auf verschiedene Sportarten und die jeweiligen Bedürfnisse zugeschnitten sind. So hat sich Yoga in der Sportwelt in den letzten Jahren stark etabliert.

Profivereine und Athleten praktizieren und empfehlen Yoga, was die Akzeptanz und ein Zusammenrücken von Sport und Yoga enorm positiv beeinflusst. Auch in der Läuferwelt beobachte ich das steigende Interesse und die Neugier auf die Wirkungsweise von Yoga. Es fällt auf, dass sich das Bild und die Einstellung Yoga gegenüber dahin gehend verändert, dass es als Teil der jeweiligen Sportart gesehen und in Einklang gebracht wird.

Sportler erkennen die Vorteile und erfahren die Wirkung, die das Sporttreiben ergänzt, ausgleicht und bereichert. Die Distanz und Ablehnung aufgrund einer überholten Vorstellung wird glücklicherweise immer geringer.

2.2   Laufen und Yoga – wie sich die Wege kreuzten

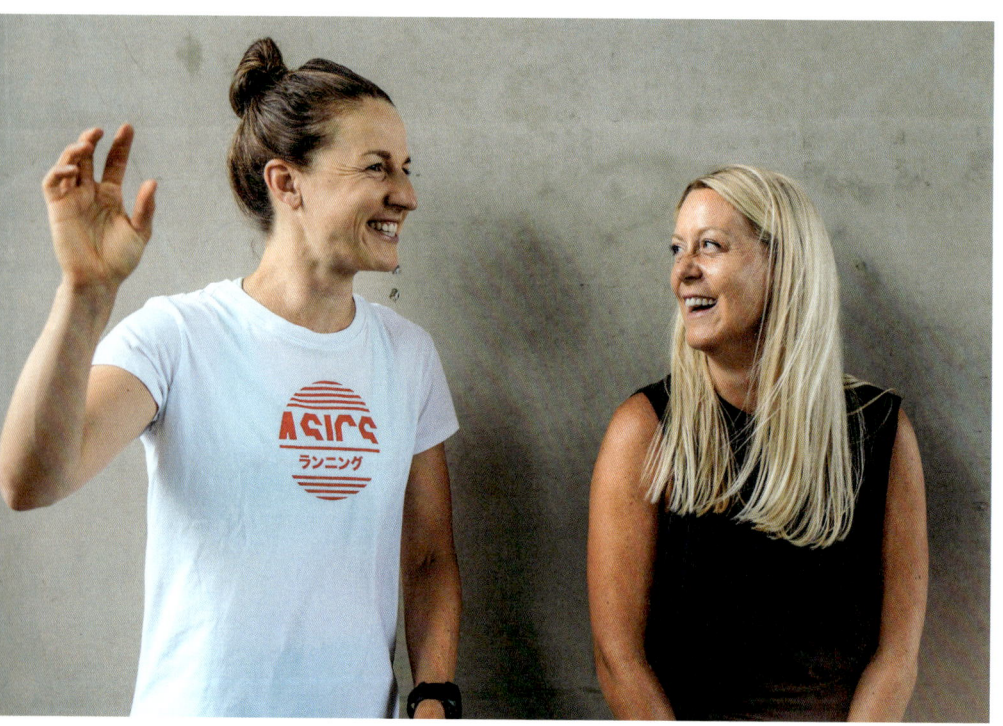

Beim Yoga war es Liebe auf den zweiten Blick. Laufen war zuerst da, bis ich entdeckte, dass mich Yoga zu einer *besseren Läuferin* machen kann. Ich hatte das Glück, den Zugang zu finden, das gelang mir über den Sport. Lange nutzte ich Yoga als zusätzliche sportliche Aktivität und wählte Yogastunden, die vor allem eins versprachen: Anstrengung, Tempo und Herausforderung. Atemübungen, langes Verharren in Positionen und Endentspannung hingegen empfand ich damals als befremdlich und überflüssig, ja sogar als nervig. Als Startschuss für meine Yogareise war der sportliche Ansatz das Richtige, denn hier fühlte ich mich sicher und blieb dran. Der Beginn eines Prozesses, der mich geduldig lehrte, dass Yoga noch viel mehr als ein Fitnessprogramm zu bieten hat.

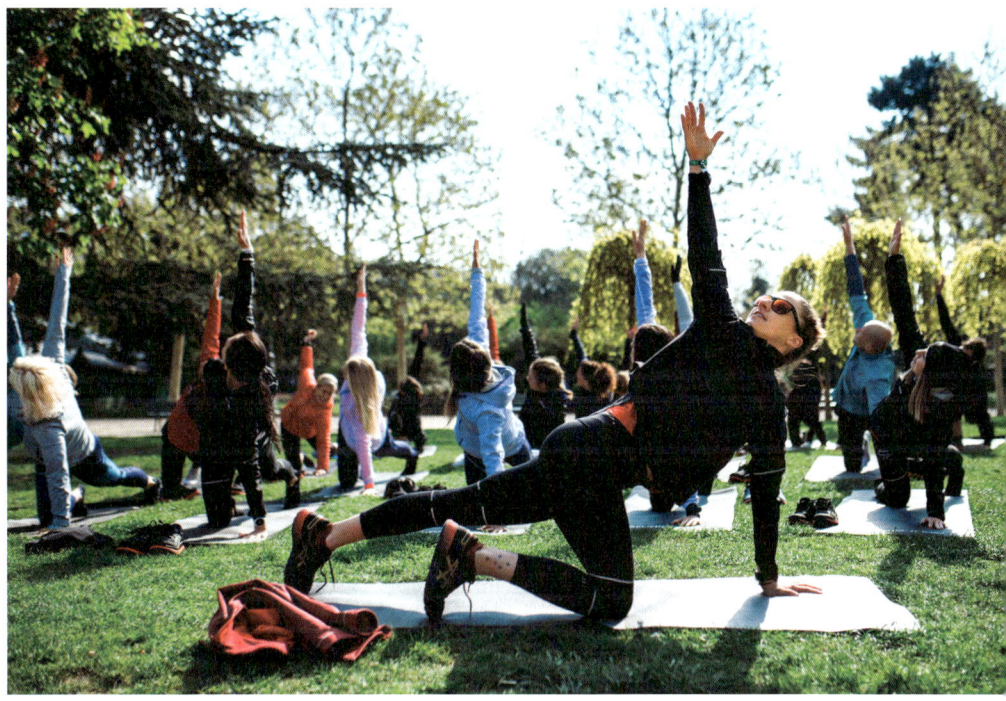

Als ich begann, mich tiefer mit dem Thema Yoga zu beschäftigen, stellte ich mir die Frage, wo mein Platz in der Yogawelt wohl ist. Die unzähligen Yogastile und -ideologien waren überwältigend und verursachten Verwirrung und Orientierungslosigkeit. Ich entschloss mich zu einer Grundausbildung im Vinyasa Yoga – einer modernen, dynamischen und sehr sportlichen Yogarichtung. Von dort an rückte neben dem eigenen Praktizieren auch das Unterrichten in den Vordergrund.

Und wen wollte ich unterrichten? „Own Your Road" – einen Leitsatz, den ich während meiner Ausbildung zur Yogalehrerin aufschnappte und der sich tief in mir verankerte. „Da, wo du selbst stehst, bist du gut in dem, was du tust." Läuferin, Yogalehrerin und Schülerin zugleich, das zu geben, was ich selbst benötige: Yoga, zugeschnitten für Läufer, ist das Ergebnis. Hier fühle ich mich am richtigen Platz.

Dahinter steht ein Yogaprogramm, das sowohl die Laufbewegung optimieren als auch die Laufbelastung ausgleichen soll, mit dem Ziel, *besser* zu laufen. Dabei rückt das Bewegungsmuster des Läufers immer in den Fokus und ist der Ausgangspunkt für die Auswahl und den Aufbau der Yogaübungen, die im zweiten Teil des Buchs vorgestellt werden.

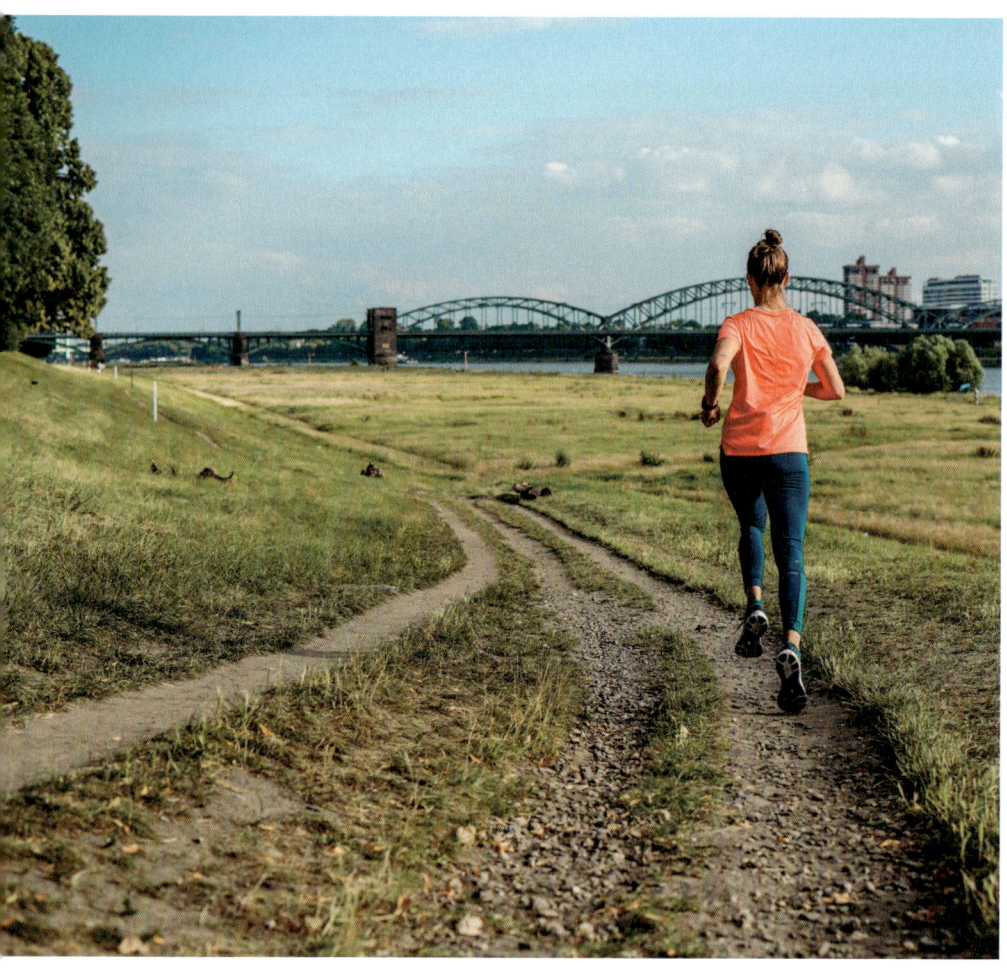

Laufen und Yoga miteinander verbinden, eine Einheit bilden, das entspricht genau der Idee von Yoga. Alles in Einklang und ins Gleichgewicht bringen, nichts voneinander trennen. Übertragen ins Laufen, bietet das einen ausgeglichenen und ganzheitlichen Trainingsansatz: die Balance und die Verbindung von Anspannung und Entspannung, Kraft und Flexibilität, Herausforderung und Routine.

2.3 Was Yoga für mich bedeutet

Yoga gehört einfach dazu. Tägliches Laufen ohne meine Übungsroutinen vorher oder danach kann ich mir mittlerweile nicht mehr vorstellen. Mein Körper soll nicht nur einfach laufen können, er soll sich auch gut dabei anfühlen. Ich möchte Stabilität, Bewegungsfreiheit und Geschmeidigkeit spüren, damit mir das Laufen Spaß macht. Ich bin überzeugt, dass ich ohne diese Verschmelzung längst nicht so lange und oft, beschwerdefrei, leistungsfähig und mit Spaß laufen könnte. Und ich habe noch viel vor: Mein Leben lang in der Lage zu sein, einfach loszulaufen, um nicht darauf verzichten zu müssen, was mir das Laufen gibt, das ist meine Motivation.

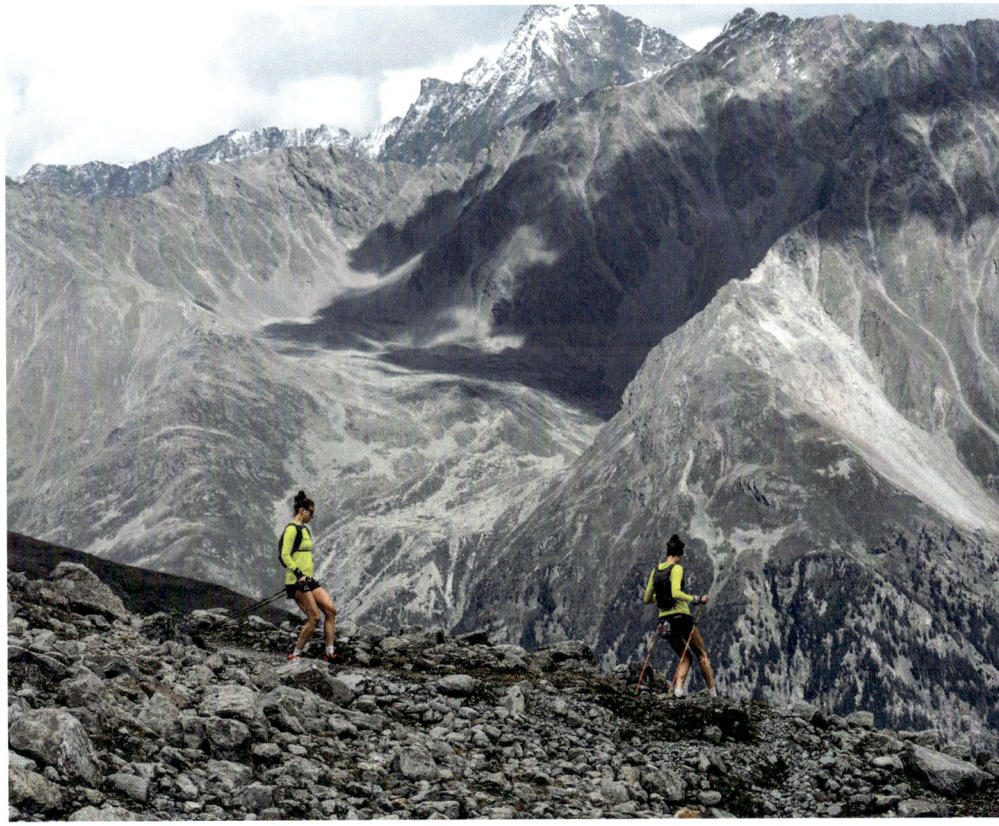

2018 bin ich meiner bisher größten Laufherausforderung begegnet, dem *TransAlpine Run*. 265 km und 16.000 Höhenmeter in sieben Tagen über die Alpen. Nicht nur körperlich, sondern auch mental eine Probe der Leidensfähigkeit. Das Gleichgewicht von Beharrlichkeit und Gelassenheit brachte mich Etappe für Etappe ins Ziel.

Yoga findet nicht nur auf der körperlichen Ebene statt, sondern berührt über kurz oder lang sowohl Mindset als auch unsere Emotionen. Was ich damit sagen möchte: Nicht nur das Dehnen und die Entspannung der Muskulatur leisten einen erheblichen Beitrag dazu, das Ziel zu erreichen, sondern auch das Bewusstsein meiner Fähigkeiten, das Vertrauen auf den eigenen Körper, Fokus und Willenskraft.

Mein Lauftraining ergänze ich mit funktionellem Kraftausdauersport. Ich mag den Ausgleich und die Abwechslung im Trainingsalltag. Das hält zum einen die Motivation und die Lust auf das Laufen aufrecht und ist natürlich auch trainingswissenschaftlich sinnvoll. Die Kombination schult mich in Kraft, Ausdauer und Koordination, aber stellt gleichzeitig auch eine hohe Belastung für den Körper und das Nervensystem dar.

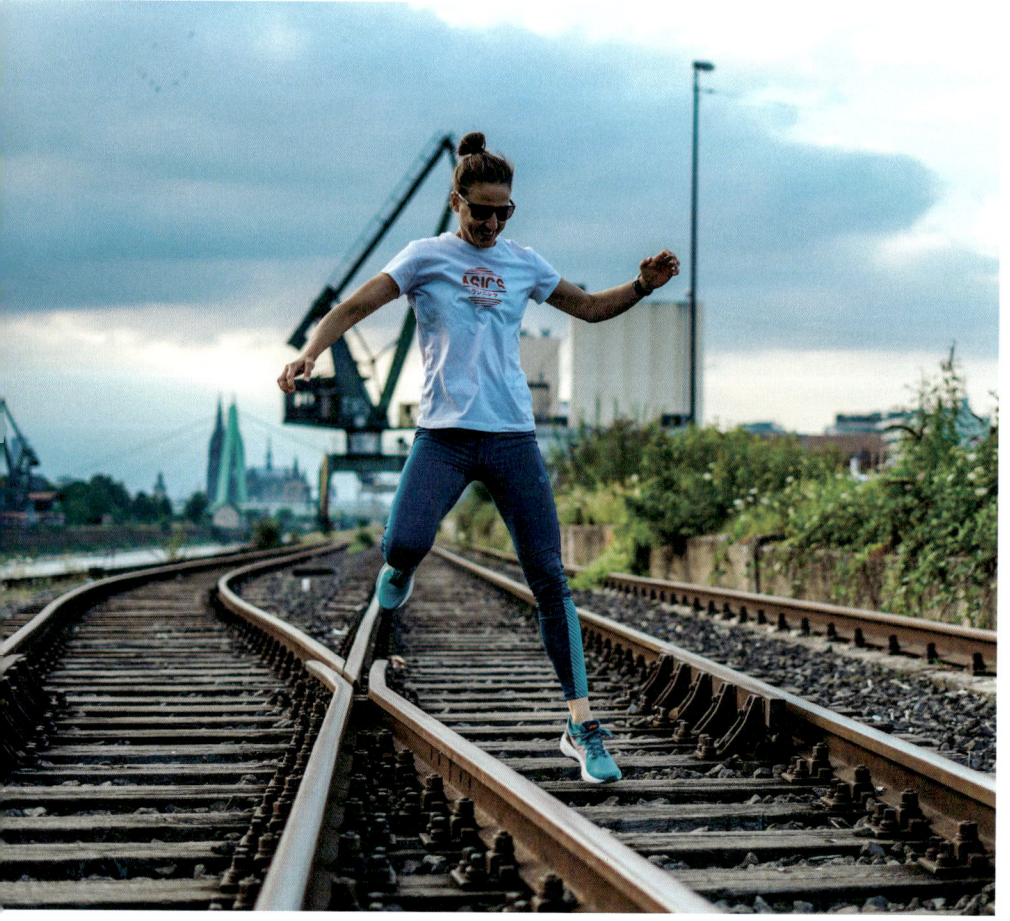

Yoga bietet mir zur Ergänzung und zum Ausgleich die dritte Säule neben Ausdauer- und Kraftsport: das Fundament für eine gesunde Bewegungsausrichtung und die nötige Erholung sowohl für die Körperstrukturen als auch für den Kopf. Ein bewusstes Schulen des Bewegungsmusters bereitet den Körper auf Belastung vor und schützt die Struktur. Das, was der Körper kennt, birgt eine geringe Verletzungsgefahr.

Zusätzlich hilft mir Yoga, nach der Anstrengung zu entspannen und meinen Körper zu regenerieren. Darauf möchte ich nicht verzichten, denn je schneller ich erholt bin, desto eher kann ich wieder starten. Dank der Kombination aus Laufen, Krafttraining und Yoga habe ich mir eine ganzheitliche und ausgeglichene Trainingsroutine geschaffen.

Die sportliche Abwechslung bereichert auch meinen Yogaunterricht. Ich lasse mich von den verschiedenen Bewegungsformen inspirieren und übertrage Teile angepasst in die Yogastunden.

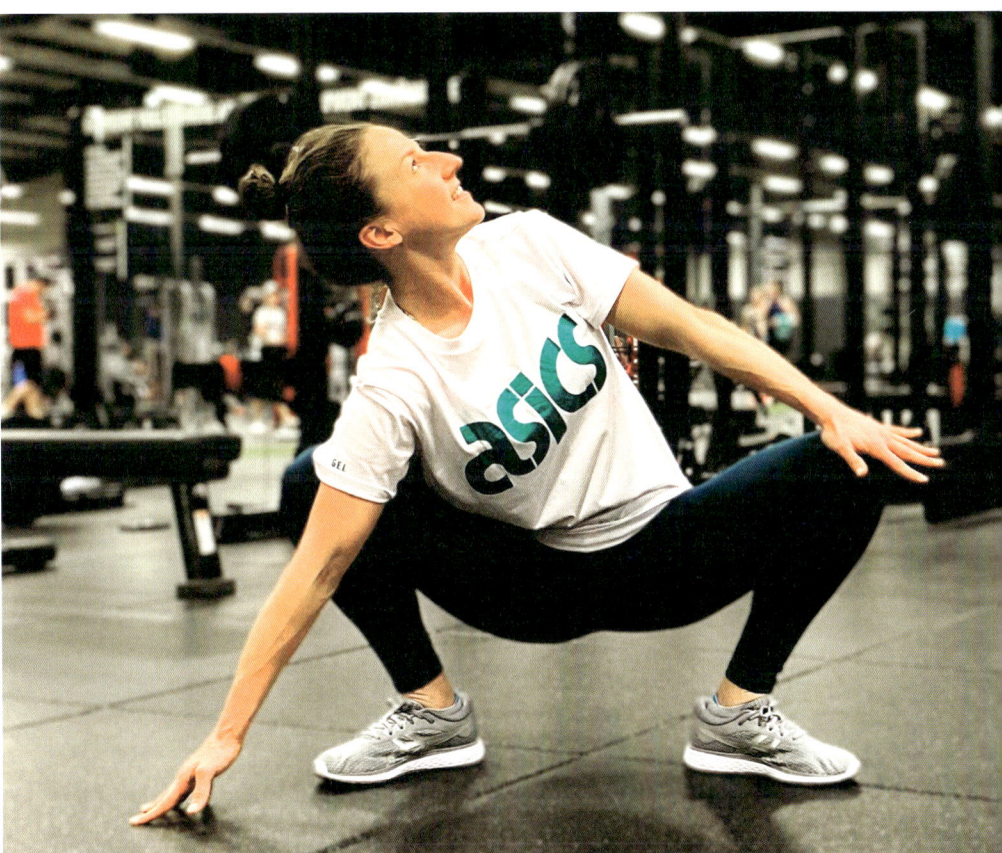

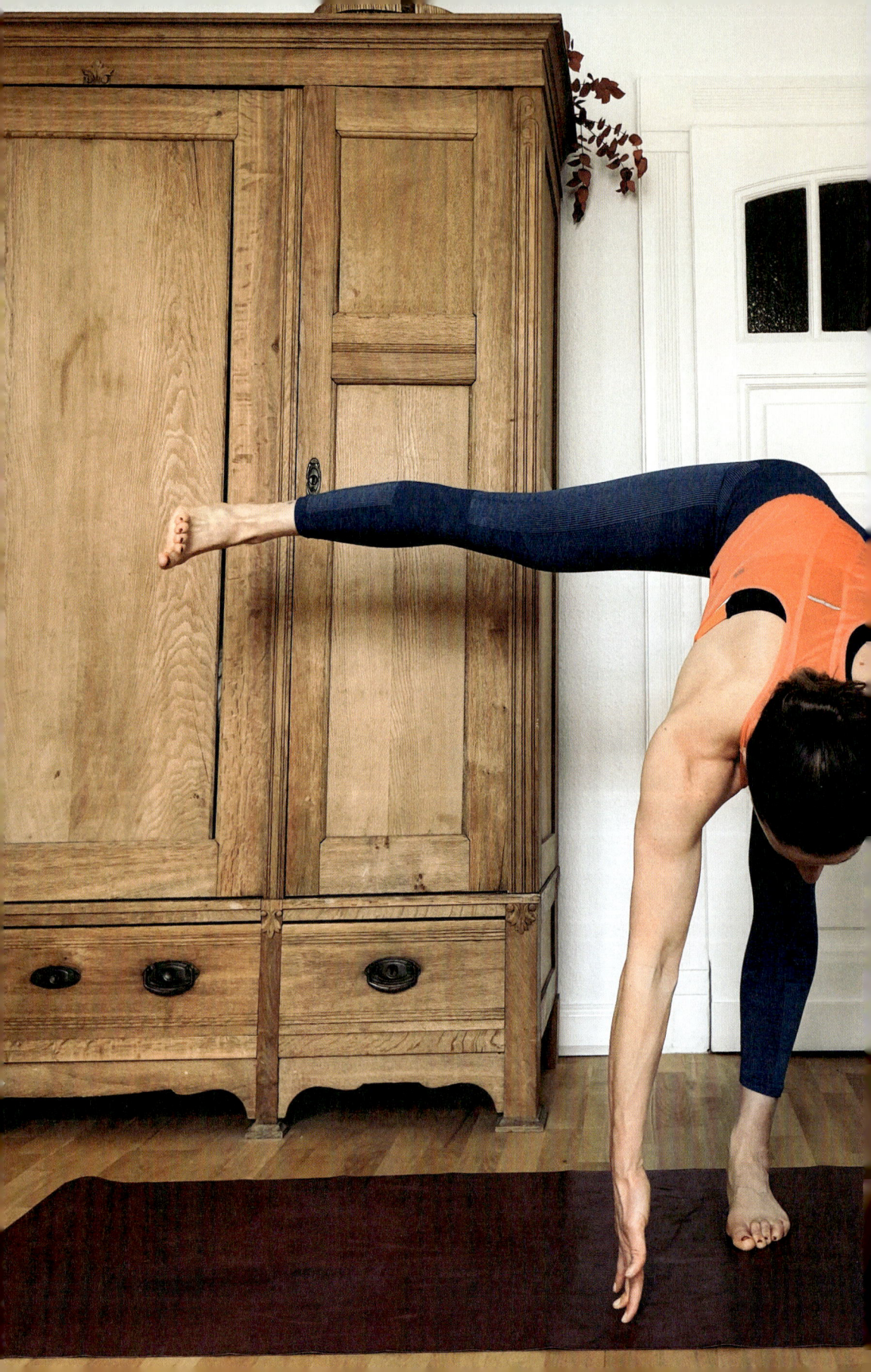

3
WARUM PASSEN LAUFEN UND YOGA GUT ZUSAMMEN?

WARUM PASSEN LAUFEN UND YOGA GUT ZUSAMMEN?

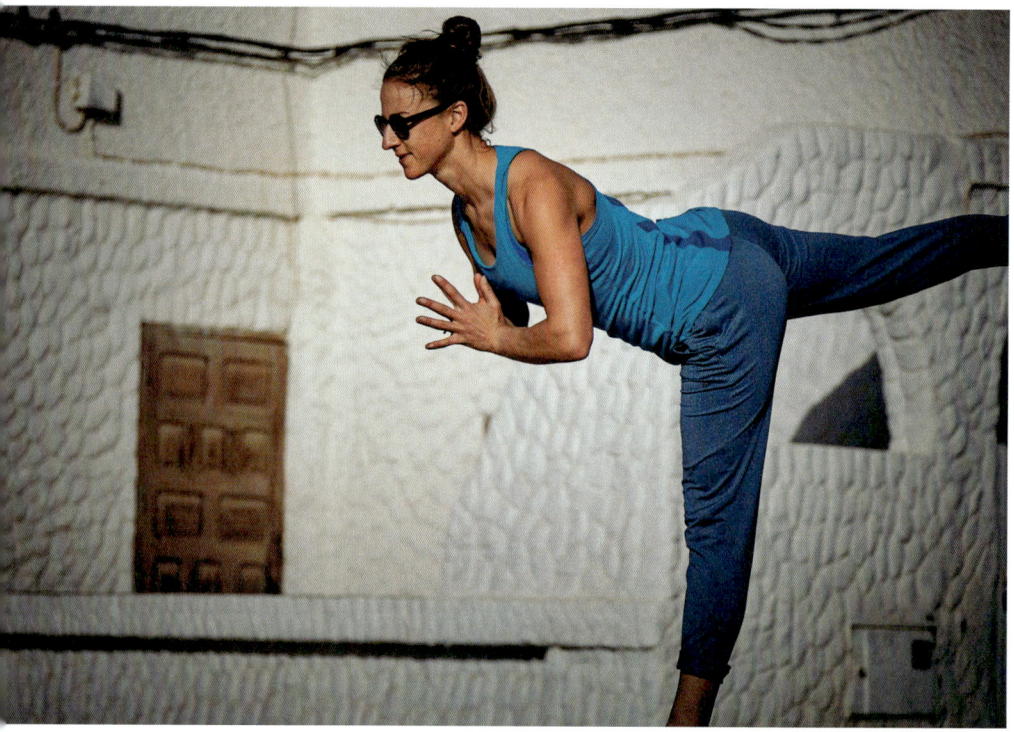

Es ist keine Neuigkeit, dass sich Yoga mit Laufen gut ergänzt.

»   Aber wieso eigentlich?
»   Wo genau liegen die Vorteile?
»   Wo setzt Yoga an und was passiert da wirklich?
»   Was kann Yoga bieten, was Laufen nicht geben kann?

In diesem Kapitel nähern wir uns den Vorteilen an – sowohl aus anatomischer als auch yogischer Sicht – und stellen fest, **dass Yoga viel mehr als nur Stretching und Kräftigung zu bieten hat**.

— 66 ——

„Auf den ersten Blick scheinen Laufen und Yoga ja nicht viel gemeinsam zu haben. Ein zweiter Blick lohnt sich, denn Yoga und Laufen verbindet mehr, als du glaubst."

—— 99 —

3.1   Was Laufen und Yoga unterscheidet

Woran denkst du zuerst, wenn du „Yoga für Läufer" hörst? Der erste Impuls ist meistens „Stretching" und „Entspannung". Eigenschaften, die sich hervorragend als Ergänzung zum Laufen eignen. Um auch den nicht direkt offensichtlichen Nutzen zu erkennen, werfen wir einen ausführlicheren Blick auf die Gegensätze.

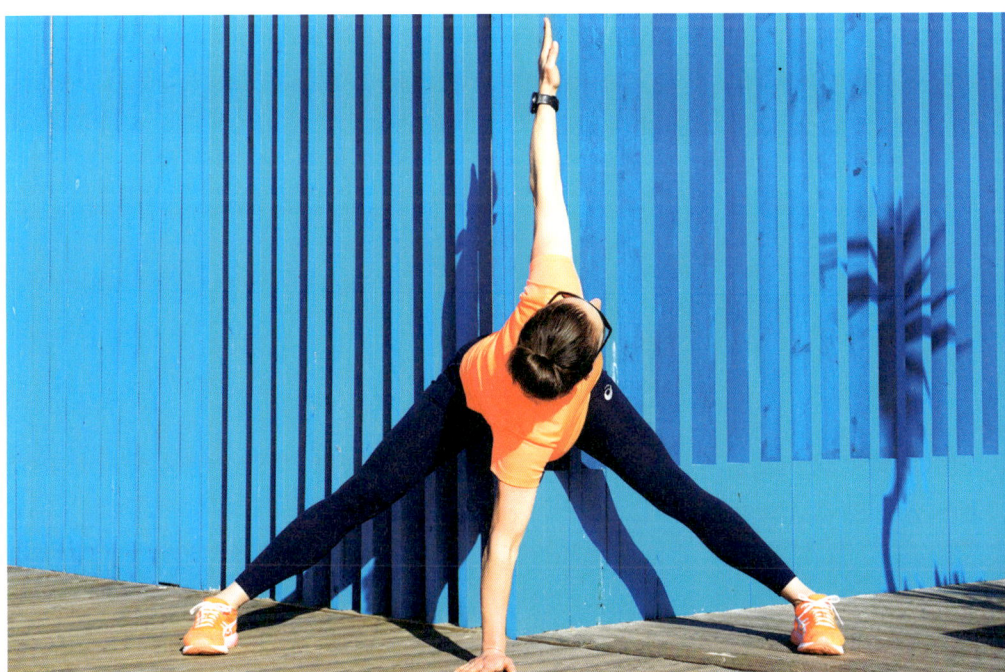

3.1.1   Das Bewegungsausmaß

Gegensätze ziehen sich an. Laufen und Yoga unterscheiden sich offensichtlich auf körperlicher Ebene und bieten genau dort die Möglichkeit der Ergänzung, die Läufer benötigen, um gesund und leistungsfähig zu bleiben. Ein offensichtlicher Unterschied der Bewegungsformen ist das Ausmaß an Bewegung bzw. an Beweglichkeit.

Dem Laufen als einseitige und repetitive Bewegung steht eine Bewegungsform gegenüber, die Gelenke und die umliegenden Strukturen in ihren natürlichen Gegebenheiten und Bewegungsmöglichkeiten umfassend fordert und fördert und damit das einseitige Laufmuster ergänzen und ausgleichen kann.

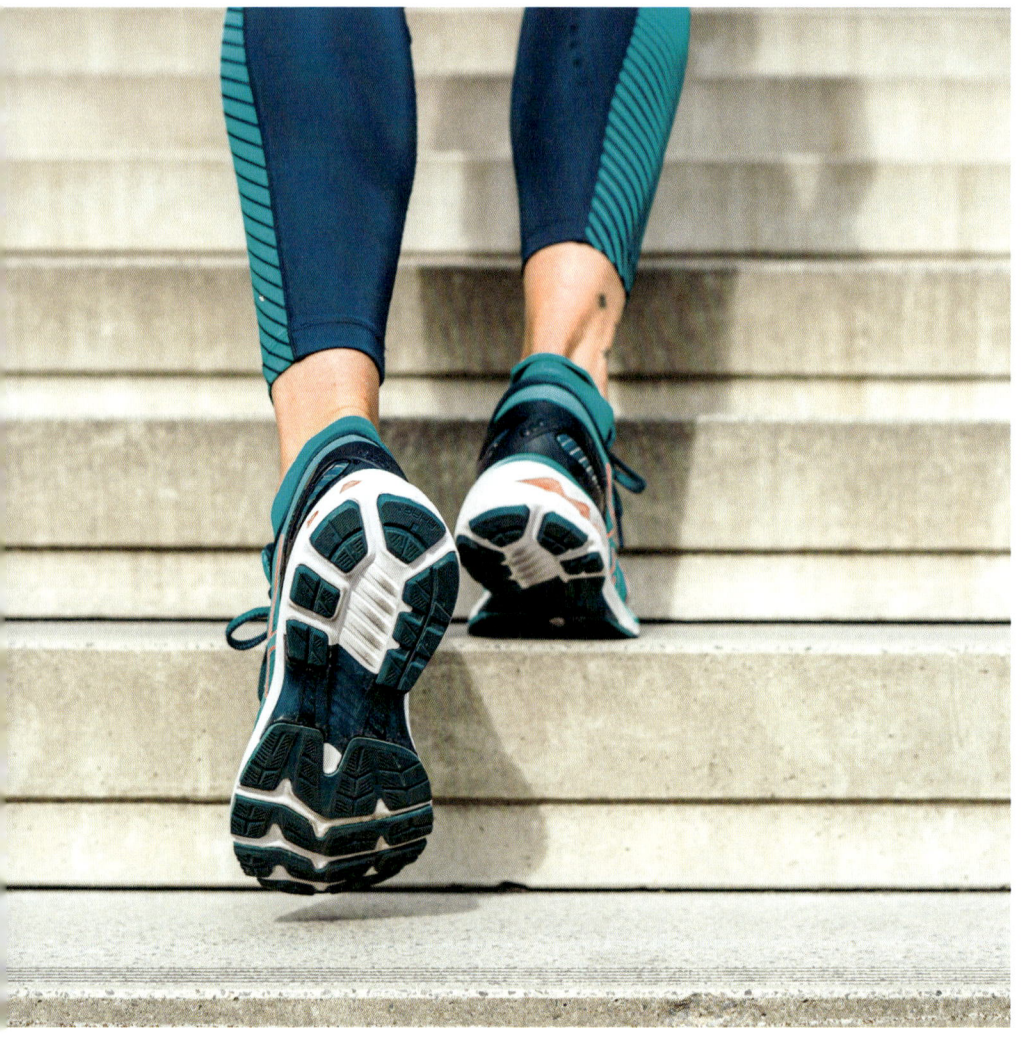

3.1.2 Die Herangehensweise

Laufen und Yoga unterscheiden sich auch in der Herangehensweise. „Einfach loszulaufen", birgt die Gefahr, Körpersignale zu überhören oder gar nicht erst wahrzunehmen. Die Beobachtung des eigenen Körpers und in welcher Verfassung er sich gerade befindet, kommt hier oft viel zu kurz. Ein eingefahrenes Abspulen des Lauftrainings birgt ein hohes Risiko von Überlastung und Verletzung. Auch der Bewegung selbst wird nicht viel Beachtung geschenkt.

» Wann hast du zuletzt bewusst an deinem Laufstil gearbeitet? Ein Lauf-ABC dem Dauerlauf vorgezogen?

» Oder beim Laufen darauf geachtet, dass du aufgerichtet bist und deine Beine ordentlich hebst und streckst?

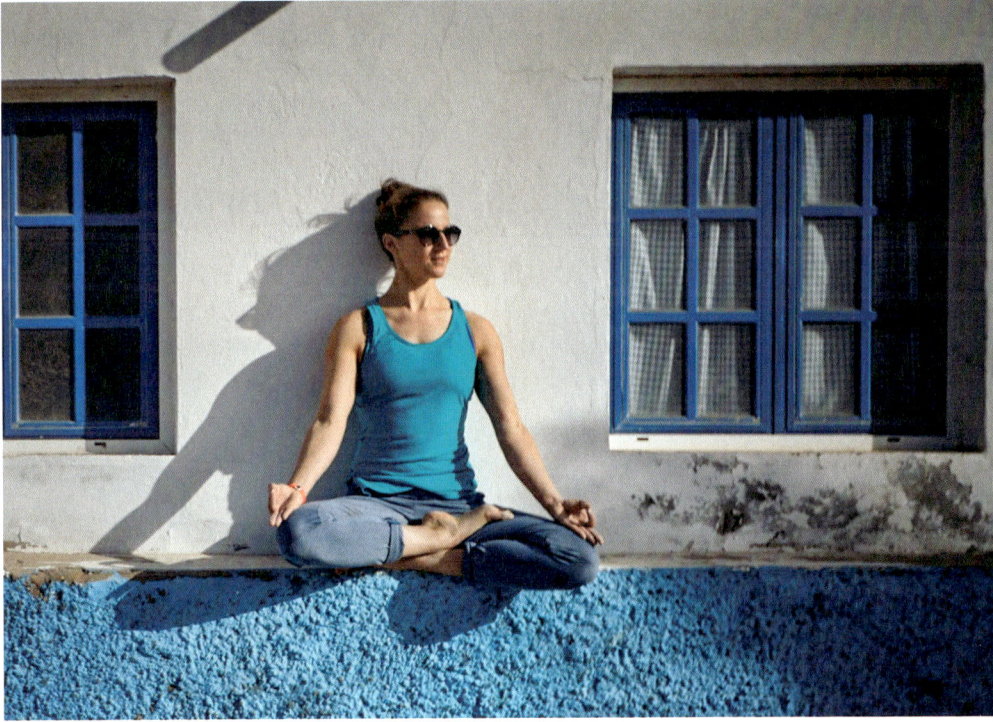

Beim Yoga hingegen gehen wir von vornherein viel bewusster und aufmerksam mit dem Körper um. Durch Beobachten von Körper und Atmung gelingt es, in den Körper „hineinzuspüren". In Yogastunden wird häufig 90 Minuten lang auf eine Position „hingearbeitet". Das schafft ein Verständnis für die Körperfunktionen und Abläufe und zeigt vor allem, wozu der Körper in der Lage ist. Im Yoga passiert einfach viel mehr Bewegung. Und davon können wir Läufer uns noch so einiges abschauen.

3.1.3   Die Herausforderung

Laufen und Yoga haben noch einen wesentlichen Unterschied: die Herausforderung. Beim Laufen geht es häufig um schneller, weiter, besser. Die nächste Bestzeit zu knacken oder Ziele wie den ersten Marathon zu erreichen. Auch der Uhrenvergleich und der Wettkampfgedanke spielt eine Rolle. Das motiviert und stärkt das Ego.

Beim Yoga hat das Ego keinen Platz. Hier geht es nicht um die perfekte Ausführung der Positionen oder generell darum, gut oder besser als der Nachbar auf der Matte zu sein, sondern um die Fähigkeit, neben Anspannung auch die Entspannung akzeptieren und bei sich bleiben zu können. Dass weniger manchmal mehr und dass Gleichgewicht wesentlich für den Fortschritt ist. Diese Herausforderung ist oftmals größer, als beim nächsten Lauf ein paar Sekunden schneller zu sein. Das bedeutet nicht, dass Yoga nicht anstrengend ist. Ganz im Gegenteil.

Gegensätze ziehen sich an. Keine der Seiten ist besser oder schlechter als die andere, nur sind sie allein nicht vollständig. Wenn wir die die Vorteile beider Seiten zusammenfügen und eine Einheit bilden, sind wir in der Lage, das Bestmögliche herauszuholen.

3.2   Mehr Gemeinsamkeiten, als du glaubst

Die Voraussetzungen, dass Yoga und Laufen zusammenpassen, sind optimal. Läufer sind diszipliniert, bereit für Herausforderungen, sie besitzen einen starken Willen. Ein ausgeprägtes Körperbewusstsein und das Bedürfnis nach Wohlbefinden im eigenen Körper sind Motivatoren für eine regelmäßige Bewegung. Kontinuität und Durchhaltevermögen sind für den Ausdauersportler selbstverständlich. Alles Eigenschaften, die Yogapraktizierende ebenso antreiben.

Läufer und Yogis sind Bewegungsmenschen. Unannehmlichkeiten bis hin zum „lustvollen Schmerz" durch Anstrengung und neue Herausforderungen halten weder Yogis noch Läufer auf, sondern motivieren, dranzubleiben. Beim Yoga geht es weniger um Fortschritt im Sinne von Leistungserbringung, sondern im Sinne von Durchhaltevermögen und Beharrlichkeit. Dennoch ist die Motivation dieselbe: ein zufriedenes Gefühl „danach", ein gestärktes Selbstvertrauen, das eigene Potenzial zu entdecken sowie Balance auf psychischer und physischer Ebene zu schaffen.

Ein Bedürfnis nach körperlicher Fitness, Wohlbefinden und Gesundheit sowie mit dem eigenen Körper im Reinen zu sein, motivieren uns, vor die Tür oder und auf die Matte zu kommen. Eine regelmäßige Praxis lässt uns kleine Fortschritte machen und verändert unsere Denkweise. Durch Fortschritte werden wir geduldiger, weniger streng mit uns, zufriedener und selbstbewusster.

Damit sind wir bei der Wirkung auf unsere Psyche angekommen, die sowohl das Laufen als auch die Yogapraxis gemeinsam haben: Jeder Lauf und jede Yogapraxis löst eine Veränderung unserer Gedanken, Emotionen und unserer Wahrnehmung aus. „Nicht die Situation, sondern die Wahrnehmung verändert sich" (Patrick Broome, Yogalehrer der deutschen Fußballnationalmannschaft).

Häufig gehen wir gestresst, engstirnig und schwerfällig los und kommen gestärkt, kreativ und zuversichtlich zurück. „Danach" wirken Sorgen kleiner und die Zuversicht ist wieder größer. Gleichzeitig fühlen wir uns auch körperlich wieder leichter, gestärkt und vitaler.

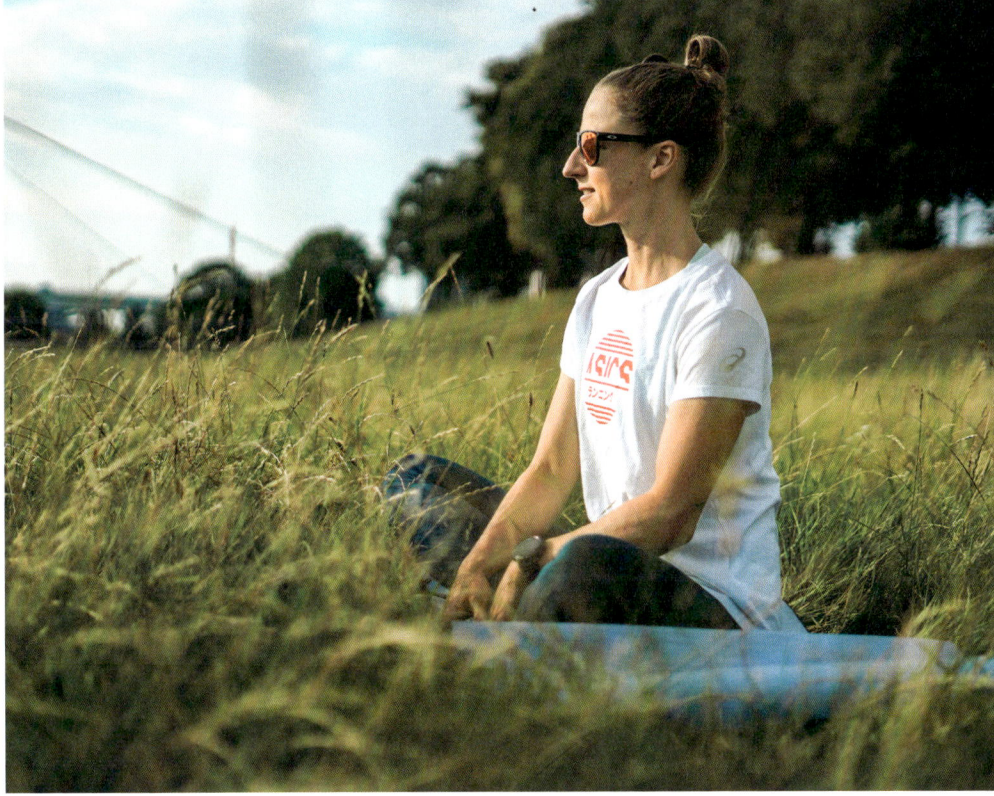

Laufen wie Yoga sind hilfreiche und jederzeit verfügbare Methoden, um unseren Körper und die Psyche zu beeinflussen. Sind wir gestresst, können wir sie nutzen, um uns wieder zu beruhigen. Sind wir energielos und unkonzentriert, helfen sie uns, wieder Energie zu entfachen.

» Aber was genau passiert da eigentlich?
» Wie funktioniert das Zusammenspiel von Bewegung, Körper und Geist?

3.3   Die Wechselwirkung von Körper, Nervensystem und Geist

Sowohl beim Laufen als auch beim Yoga bedienen wir uns zwei Instrumenten, die Körper und Kopf beeinflussen: die **Bewegung** und die **Atmung**. Mir ist es wichtig, an dieser Stelle etwas tiefer zu gehen, um die Vorteile von Yoga für Läufer herauszustellen, die vielleicht nicht jedem Läufer offensichtlich erscheinen.

3.3.1   Wirkung der Bewegung

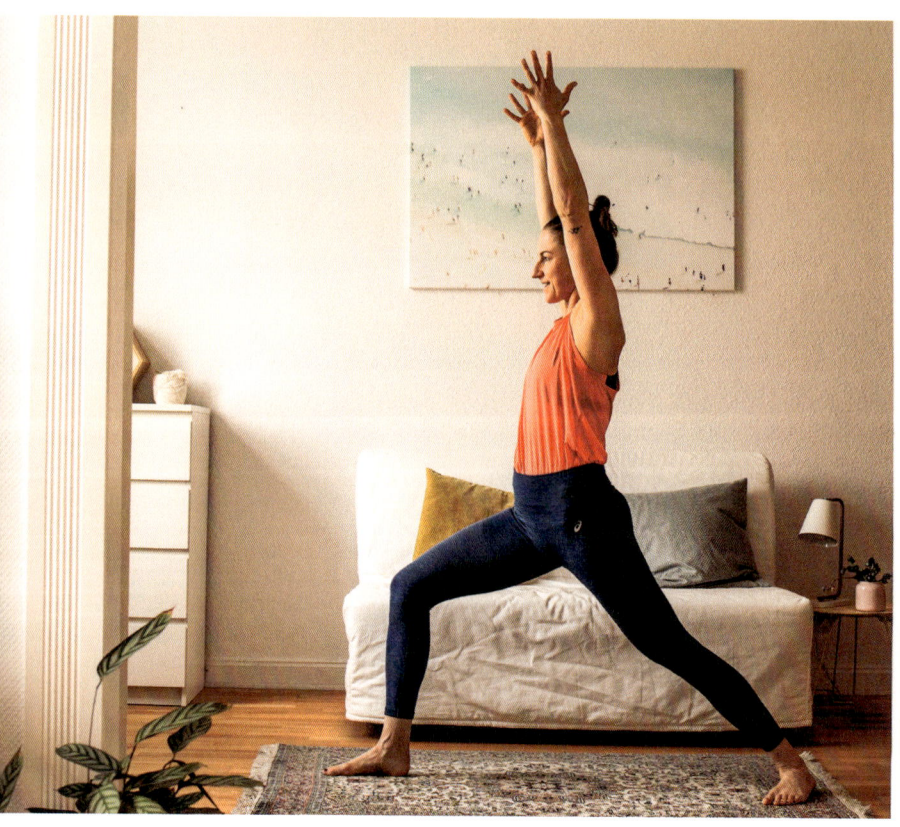

Die Bewegung stabilisiert unseren Körper. Automatisch werden unsere Gedanken und Gefühle beeinflusst, zentriert und gestärkt. Kräftigen wir unseren Körper, stärken wir automatisch auch unseren Geist. Genauso funktioniert der Einfluss von Bewegung auf die Psyche, wenn wir unseren Körper beruhigen, z. B. mit ruhigen Yogapositionen. Wir starten auf der einfachsten – der körperlichen – Ebene und dringen vor zu unserem Geist.

Wir befinden uns nie nur auf einer der beiden Ebenen, denn Körper und Geist sind nicht voneinander zu trennen. Ein Wechselspiel: Der Körper steuert unsere Gefühle und Gedanken. Die Bewegung kann sogar unsere Psyche heilen, und genauso kann Bewegungslosigkeit und Trägheit krank machen. Andersherum schaden mentaler Stress, Sorgen oder Unzufriedenheit langfristig dem Körper und können Krankheiten und Schmerzen auslösen.

Heutzutage zeigen zahlreiche Studien deutlich, wie eng Psyche und Körper miteinander verbunden sind. Doch noch viel wichtiger als jede Studie ist unsere tägliche Erfahrung. Jeder Läufer weiß, was er an der Bewegung hat: ein Instrument mit Wunderheilkräften. Und Yoga hilft dabei, die Verbindung zwischen Körper und Geist zu verstärken.

3.3.2   Wirkung der Atmung

Nicht nur die Bewegung beeinflusst unsere Gedanken und Emotionen. In diesem Zusammenhang kommt neben dem Einfluss der Bewegung die Wirkung der Atmung ins Spiel. Yoga und Laufen haben es gemeinsam, dass die Atmung eine wesentliche Rolle spielt. Der bewusste Einsatz der Atmung wirkt sich auf die Bewegungsausführung und auf die körperliche Leistung aus.

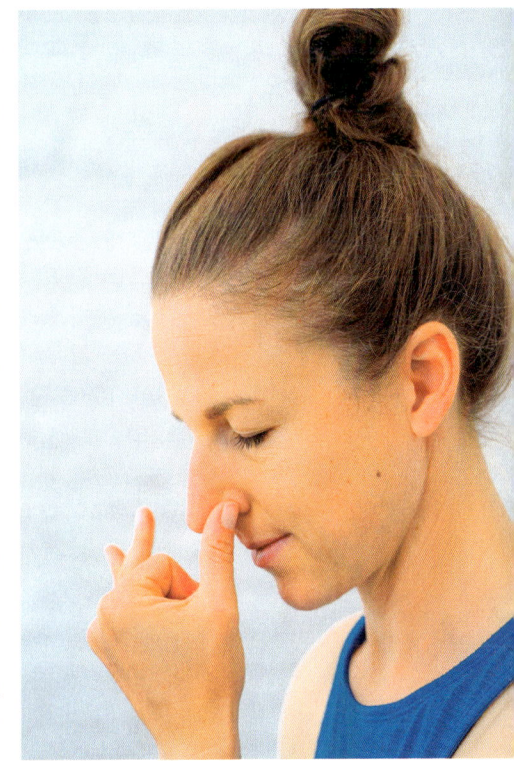

Die Bewegung – ob Laufen oder Yoga – ist stark von der Atmung abhängig. Im Yoga sind es die Asanas, die mit der Atmung verbunden werden. Die Atmung führt dabei die Bewegung an und lenkt uns in die Asanas (Positionen) und durch die Flows (Bewegungsabfolgen). Mithilfe der Atmung sind wir in der Lage, Spannung aufzubauen und loszulassen.

Beim Laufen bringen wir unsere Laufschritte mit der Ein- und Ausatmung in einen Rhythmus. Durch eine ausreichende Sauerstoffaufnahme über die Atmung in die Muskulatur ist unser Körper in der Lage, die Belastung aufrechtzuhalten.

Aus der Verbindung entsteht eine interessante Wechselwirkung, Atmung und Bewegung bedingen sich gegenseitig. Schnelle oder kraftvolle Bewegungen treiben den Atemrhythmus in die Höhe. Langsame, ruhige Bewegungen ohne Kraftaufwand wirken sich beruhigend auf die Atemzüge aus. Andersherum beeinflusst die Art der Atmung die körperliche Leistung bzw. die Entspannung.

Die Bewegung ist in diesem Zusammenspiel abhängig von der Atemkapazität – wobei wir bei der Erklärung angelangt sind, warum Läufer von Atemübungen profitieren können. Eine eingeschränkte Atemkapazität grenzt unsere Leistungsfähigkeit ein und beeinflusst dadurch unser Potenzial. Um das Potenzial auszuschöpfen, müssen wir neben dem Lauftraining also auch unsere Atmung trainieren. Die Atmung ist ein oft im Hintergrund stehendes Instrument, von dem wir wesentlich profitieren können, wenn wir lernen, es anzuwenden und gezielt einzusetzen.

Die Verbindung von Atmung und Bewegung wirkt sich automatisch und unmittelbar auf den mentalen Zustand aus. Körper und Psyche kommen in Einklang. Die Atmung ist also wesentlich an der Wechselwirkung von Körper und Psyche beteiligt. Die Atmung ist sozusagen das Verbindungsstück von Körper und Geist. Wir starten mit Bewegung auf der körperlichen Ebene und erreichen über die Atmung den Zugang zu unserem Geist. An dieser Stelle beginnt der meditative Prozess.

Das, was „von allein passiert" – z. B. das Einkehren von mehr Gelassenheit und Ruhe –, funktioniert nicht so ganz von allein, wir sind uns dieses Vorgangs nur nicht bewusst. Weil die Atmung ganz automatisch und auch ohne unsere Aufmerksamkeit und Unterstützung funktioniert, vergessen wir, welche Bedeutung und Wirkung sie tatsächlich hat: Wenn wir nicht atmen, können wir nicht leben.

So selbstverständlich, wie die Atmung funktioniert, genauso faszinierend ist es, wie wir sie einsetzen, lenken und wirken lassen können. **Wir sollten unserer Atmung mehr Aufmerksamkeit schenken, denn sie hält uns in erster Linie schlicht am Leben!** Darüber hinaus ist sie maßgeblich für unseren mentalen und körperlichen Zustand sowie unser Leistungsvermögen verantwortlich.

Hintergrund: Die Atmung und das vegetative Nervensystem

Die Atmung wird vom vegetativen Nervensystem reguliert. Im Gegensatz zum willkürlichen (somantischen) Nervensystem steuert das vegetative – autonome – Nervensystem alle unwillkürlichen Prozesse in unserem Körper. D. h., die Abläufe, die wir nicht mit unserem Willen beeinflussen und steuern können, wie z. B. den Herzschlag, die Durchblutung oder die Verdauung. Mit einer faszinierenden Ausnahme: der Atmung. Der Atemvorgang ist die einzige organische Funktion, die wir kontrollieren und steuern und damit Energien und Emotionen bewusst aktivieren oder beruhigen können.

Eine der Hauptaufgaben des vegetativen Nervensystems besteht darin, die Körperfunktionen an sich ständig ändernde Situationen und Bedingungen anzupassen. Für die Steuerung dieser Vorgänge sind der **Sympathikus** und der **Parasympathikus** verantwortlich – zwei als Gegenspieler wirkende Teile des vegetativen Nervensystems.

Der **Sympathikus** steuert die Körperfunktionen in einem aktiven und leistungsbereiten Zustand, wie z. B. das Ansteigen der Herzfrequenz, das Aufbauen der Muskelspannung oder das Aktivieren der Schweißdrüsen. Auch die Aufmerksamkeit wird automatisch erhöht. Durch diese Vorgänge werden Körper und Psyche in eine Art Alarmbereitschaft – auch „Fight-or-Flight"-Zustand genannt – versetzt.

Als Gegenpol sorgt der **Parasympathikus** für die Beruhigung von Körper und Geist: „Rest and Digest". In diesem Zustand weiten sich die Blutgefäße, die Herzfrequenz und der Blutdruck sinkt, die Muskelspannung lässt nach, und die Verdauung wird gefördert. Je nach Situation und Bedingung reagiert unser vegetatives Nervensystem entsprechend.

Dauerhaft stressige Situationen verursachen eine Überreaktion des Sympathikus. Herausforderndes Lauftraining und Anstrengung verstärkt die Aktivierung des Sympathikus zusätzlich. Die regenerativen Phasen kommen in der Regel zu kurz. Ein ständiges Ungleichgewicht kann langfristig physische und psychische Beschwerden oder Krankheiten verursachen.

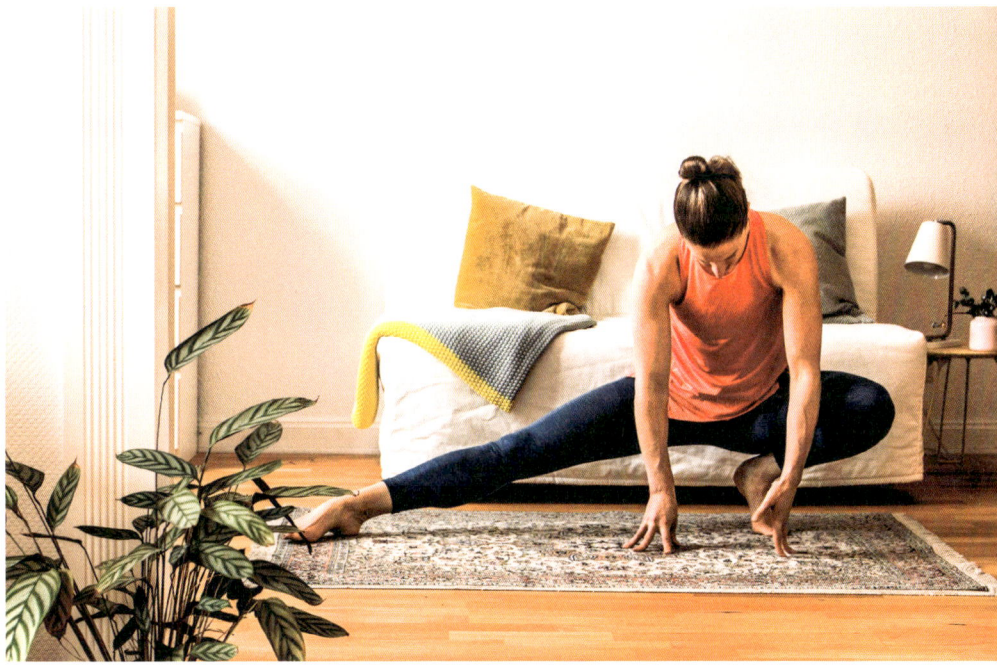

Das bedeutet: Wenn wir also unsere Atmung und dadurch den Sympathikus und Parasympathikus kontrollieren und willkürlich steuern können, sind wir jederzeit in der Lage, Gleichgewicht herzustellen. Auf den Punkt gebracht: Wir haben die Kontrolle über die Bewegung und die Atmung und können dadurch Körper und Geist bewusst steuern. Das führt uns schließlich zu den Vorteilen von Yoga für Läufer, die weit über Dehnung und Kräftigung hinausgehen.

Auf der körperlichen Ebene hilft uns Yoga zum einen, die Atmung bewusst einzusetzen und zum anderen, die Laufbewegung zu optimieren und die Laufbelastung auszugleichen, indem wir den Körper stärken, beweglich halten und regenerieren. Dadurch können wir die Leistungsfähigkeit steigern und Verletzungen vorbeugen und teilweise sogar heilen.

Yoga kann aber noch mehr: Yoga lehrt uns sowohl durch körperliche Übungen (Asanas) als auch mithilfe bewusster Atmung (Pranayama), den Körper und den Geist wieder enger miteinander zu verbinden und neben der körperlichen Balance auch mentales Gleichgewicht herzustellen. Und schließlich ist Ausgeglichenheit auf beiden Ebenen die Basis für unsere Gesundheit und Leistungsfähigkeit.

Pranayama – Kontrolle durch Atmung

Atemübungen im Yoga – **Pranayama** genannt (Prana = Energie/Yama = Kontrolle) – sorgen allgemein für eine natürliche Atmung und ein Gleichgewicht von Aktivierung und Beruhigung. Das bewusste „Üben" der Atmung verbessert die Sauerstoffversorgung. Denn eins steht fest: Atmen wir tiefer und länger ein, kann die Lunge mehr aufnehmen und in die Muskulatur und das Gehirn verteilen. Das beeinflusst unmittelbar unsere Leistungsfähigkeit – körperlich und kognitiv.

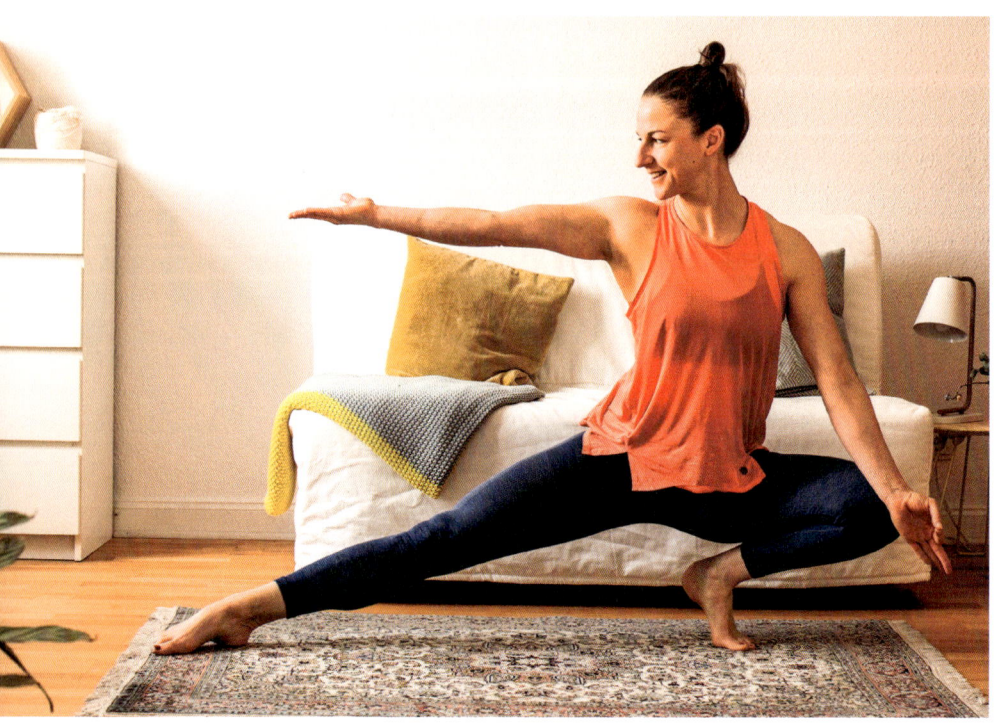

Aus yogischer Sicht kontrollieren wir mit der Atmung nicht nur die Sauerstoffversorgung, sondern auch den Energiefluss. **Prana** bedeutet im Yoga **Lebensenergie** und mit der Atmung können wir sie aktivieren, über Energieaufbahnen in unserem Körper zum Fließen bringen und bewusst lenken. Atemübungen spielen daher eine besondere Rolle und können im Alltag und im Training ein hilfreiches Instrument mit effektiver Wirkung sein:

» **Stressregulierung** und verbesserte **Regeneration** durch verstärkte Aktivierung des Parasympathikus.

» **Erhöhte Lungenkapazität** durch bewusste Unterstützung der Atmung – insbesondere der Einatmung.

» Verbesserte **Sauerstoffversorgung** durch verlängerte Einatmung.

» **Entgiftung** – Abtransport von Kohlendioxid – durch verlängerte Ausatmung.

Wenn wir uns also auch in unserer Atmung regelmäßig üben, bringt uns das einen zusätzlichen nützlichen Trainingsnebeneffekt.

Wie du lernst, richtig zu atmen

Wenn du noch keine Erfahrung mit Atemübungen hast, kann es auf den ersten Blick befremdlich oder für deinen Geschmack zu esoterisch wirken. Das ist völlig normal. Es gibt eine Vielzahl von Methoden mit den unterschiedlichsten Wirkungsweisen. In diesem Rahmen konzentrieren wir uns auf die Möglichkeiten der Atemtechniken im Zusammenhang mit dem Laufen.

Du wirst dich schnell vertraut damit fühlen. Und wie du bereits erfahren hast: Es lohnt sich, der Atmung mehr Aufmerksamkeit zu schenken und für eine gesunde und leistungsfördernde Atmung zu sorgen.

Ausgangssituation: Unsere Atmung leidet heutzutage besonders. Grund dafür sind Stresssituationen, Verspannungen, viel Sitzen und die typische „Schreibtischhaltung". Der Atemapparat hat nicht ausreichend Platz, die Atmung wird zwangsweise eingeschränkt. Sie verkleinert sich und damit ihre positive Wirkung.

Babys atmen ganz natürlich, ruhig und gleichmäßig. Sie erinnern uns daran, was die vollständige Atmung ist. Bei der Einatmung hebt sich die Brust- und Bauchdecke, mit der Ausatmung senkt sie sich zurück. Wir haben verlernt, „richtig" zu atmen. Und es wird Zeit, dass wir es neu lernen. Denn, wie du bereits erfahren hast, leistet die Atmung einen wesentlichen Beitrag zu deiner Laufleistung.

Ich stelle drei Atemtechniken vor, die sich leicht in deinen Alltag einbinden lassen und dir eine direkte Wirkung zeigen. Ich erkläre dir, warum sie gerade sinnvoll für Läufer sind und wie du davon profitieren kannst.

Atemübungen für Läufer

Die Kombination der folgenden Atemübungen ermöglicht eine Verbesserung der Lungenkapazität und das Ausschöpfen der Atemkapazität sowie das Erlernen einer Methode, die dich entspannen und besser regenerieren lässt.

Im ersten Schritt versuchst du, deine Aufmerksamkeit auf deine Atmung zu lenken. Dafür beobachte sie für eine Weile, ohne etwas zu verändern. Dann lege eine Hand auf deine Brust, die andere auf deine Bauchdecke. Deine Handflächen dienen zur Kontrolle und als Hilfsmittel, so kannst du deine Atmung deutlicher spüren.

Beginne, tiefer und gegen deine Handflächen zu atmen, sodass sich mit der Einatmung Brustkorb und Bauch nach außen wölben und mit der Ausatmung zurücksenken. Damit du mit deiner Aufmerksamkeit bei der Atmung bleibst und die Gedanken nicht abschweifen, hilft es, die Takte der Ein- und Ausatmung zu zählen. Kontrolliere, ob du noch mehr Spannung im Bauch- und Brustraum loslassen kannst. So schaffst du Raum für die Atempraxis.

a.   Basis für alle Atemübungen

Finde einen aufrechten und bequemen Sitz, sodass du ruhig und ungestört verweilen kannst. Unterstütze den Sitz mit einem Kissen, das unterstützt die aufrechte Haltung und entspannt den Rücken. Atme grundsätzlich durch die Nase ein und aus. Wenn dir das schwerfällt, halte für die ersten Atemzüge den Mund leicht geöffnet, bevor du vollständig durch die Nase atmest. Beobachte deine Atmung, statt sie zu kontrollieren.

Halte deine Aufmerksamkeit sowohl auf der Ein- als auf der Ausatmung. Lasse dir Zeit, um deinen Rhythmus zu finden. Es kann etwas dauern, bis du dich an die langen, tiefen Atemzüge gewöhnt hast. Du wirst überrascht sein, wie tief du eigentlich atmen kannst. Und dann wird dir bewusst, wie flach und unvollständig wir für gewöhnlich atmen. Du wirst einen direkten Unterschied spüren und feststellen, dass da eine Menge Potenzial steckt.

b.   **Bauchatmung – zur Abwechslung natürlich atmen**

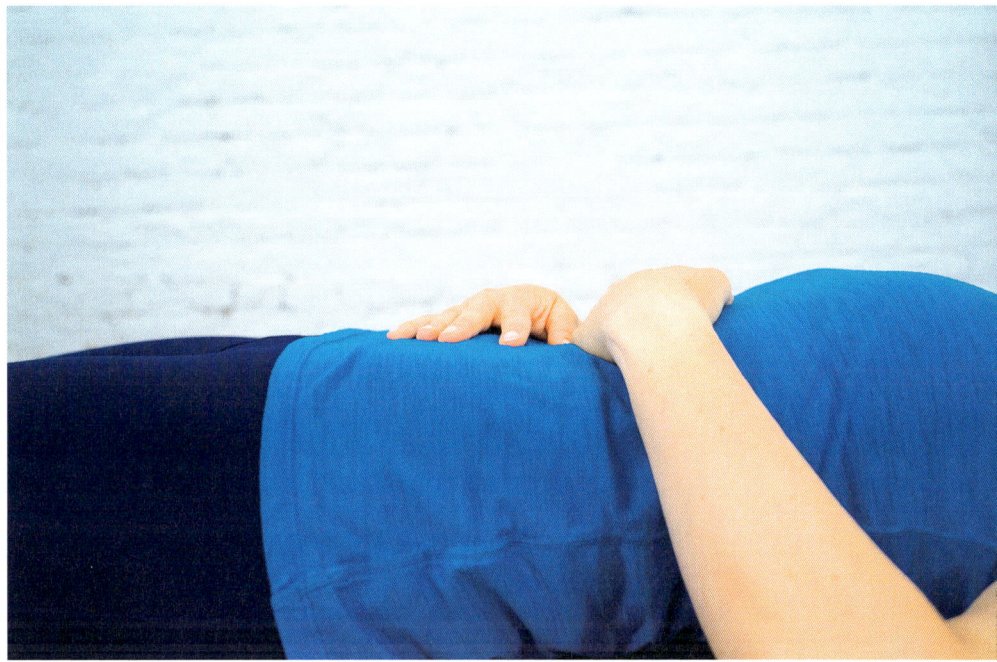

Die Bauchatmung – auch **Zwerchfellatmung** genannt – ist ein wahres Muskeltraining. Und dennoch ist sie die natürliche Atmung. Unsere Realität besteht allerdings aus einer stressbedingten, flachen und schnellen Atmung, der sogenannten *Brustatmung*, oder auch *Stressatmung* genannt.

Wir atmen dabei an der Oberfläche – im wahrsten Sinne oberflächlich. Man kann sich leicht vorstellen, dass auf diese Art das volle Lungenvolumen nicht ausgeschöpft werden kann. Dafür müssen wir uns darin üben, tiefer in den Bauch zu atmen. Bei der Einatmung kontrahiert das Zwerchfell – der wichtigste Atemmuskel und die „Trennscheibe" zwischen Brust- und Bauchraum – und drückt von oben auf den Bauchraum. Dadurch bekommen der Brustkorb und die Lungen mehr Platz für eine lange Einatmung, der Bauch wölbt sich dabei nach außen.

Stelle dir den Brustkorb wie einen Luftballon, den Bauchraum wie einen wassergefüllten Ballon vor. Wenn du einatmest, füllt sich der Luftballon – gleichzeitig schiebt und verformt sich aus Platzmangel der Wasserballon um die Strukturen in der Bauchregion und gegen die Bauchdecke.

Ein positiver Nebeneffekt ist die sanfte Massage der Organe, insbesondere der Verdauungsregion. Auch die tiefe Rumpfmuskulatur – wie der Psoas – kann dabei gelockert und entspannt werden. Bei der Ausatmung zieht sich das Zwerchfell wieder in Richtung

Brust, die Bauchdecke legt sich zurück (der Wasserballon hat wieder Platz), die Luft aus dem Brustballon strömt aus und die Lungen legen sich zurück.

Das Zwerchfell, eine Muskel-Sehnen-Platte, leistet dabei die Hauptarbeit der vollständigen Atmung in Brust und Bauch. Auch diese Art von Muskeltraining ist wichtig, um uns fit, gesund und leistungsfähig zu halten.

Mit einer natürlichen Atmung stellt sich gleichzeitig Entspannung ein. Durch ruhige, lange Atemzüge in den Bauchraum kann Stress und Unruhe neutralisiert werden. Die Beruhigung der Atmung wirkt sich unmittelbar auf Körper und Geist aus. Da wir bei sportlicher Aktivität die Brustatmung einsetzen, um durch die Bauchspannung für Stabilisation und Kraftübertragung zu sorgen, ist es besonders wichtig, bewusst und regelmäßig die Bauchatmung als Ausgleich zu üben. So kann sich der Bauchraum entspannen und sich eine angenehme Weite und Leichtigkeit einstellen.

Mein Tipp

Beende den Tag mit Bauchatmen! Nutze die Zeit vor dem Schlafengehen für ein kleines, beruhigendes Abendritual.

Das Üben der Bauchatmung ist auch ganz einfach: Lege dich bequem hin und lege deine Hände auf deine Bauchdecke. Entspanne deinen Bauch und atme tief, sodass sich die Bauchdecke mit der Einatmung hebt und mit der Ausatmung senkt. Atme doppelt so lange aus wie ein: z. B. vier Takte ein und acht Takte aus. Lasse dir Zeit, um lange Züge und deinen Rhythmus zu finden. Die Ausatmung aktiviert den Parasympathikus und wirkt beruhigend, genau das, was wir zum Einschlafen brauchen.

Zusammenfassung der Bauchatmung

» Die ist die natürliche Form der Atmung.

» Sie trainiert die Lungenkapazität.

» Entspannung stellt sich ein.

c.   **Ujjayi Pranayama – entfache Energie durch die Atmung**

Umgekehrt können wir die Atmung nutzen, um Energie zu entfachen und die Aufmerksamkeit und Leistungsbereitschaft zu aktivieren. Die **Ujjayi-Atmung** ist kraftvoll und stabilisiert unseren Körper. Im Gegensatz zur Bauchatmung wird bei der Ujjayi-Atmung tief in den Brustraum geatmet. Dabei bleibt die Bauchdecke flach und zieht bei der Ausatmung in Richtung Wirbelsäule. So wird der Brustkorb aufrecht gestützt, damit er sich nach vorne, in den Rücken und in die Flanken weit ausdehnen kann.

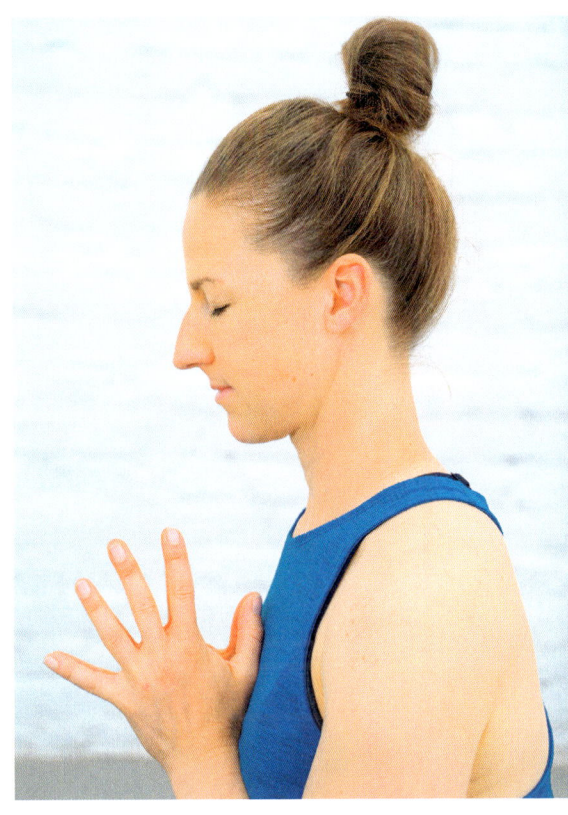

Die Ujjayi-Atmung ist die wohl bekannteste und am häufigsten geübte Atemtechnik im Yoga. Sie wird auch *yogische*, *siegreiche* oder *ozeanische* Atmung genannt. Siegreich, weil wir durch sie die Kontrolle über die Atmung und damit über die Lebensenergie gewinnen können. Wir können die Energie mithilfe der Atmung lenken und im ganzen Körper verteilen.

Der Begriff **ozeanisch** erinnert daran, dass durch die Art und Weise der Atmung ein Geräusch in unserer Kehle entsteht, das an Meeresrauschen erinnert. Durch die Ujjayi-Atmung verlangsamt und verlängert sich unsere Atmung. Es entsteht ein ruhiges, aber kräftiges, unterstütztes Atmen. Das heizt zum einen den Körper von innen auf, denn durch die Nasenatmung bleibt die Wärme im Körper.

Gleichzeitig beruhigt der langsame und gleichmäßige Rhythmus den Geist für mehr Fokus. Eine bewusste Übung der Ujjayi-Atmung eignet sich aus den genannten Gründen besonders vor dem Training. Sie bereitet dich vor, stabilisiert deinen Rumpf und hebt und weitet deinen Brustkorb für eine aufrechte Haltung. Die kraftvolle Atmung trainiert die gesamte Atemmuskulatur, die beim Laufen stark gefordert wird. Die Fähigkeit, tiefer und länger zu atmen, hilft uns.

Die Ujjayi-Atmung wird in vielen Yogastilen vor und während der Asanapraxis eingesetzt. Sie kann dir auch aus einem Energietief heraushelfen, wenn du dich erschöpft oder gestresst fühlst. Du kannst sie also auch unabhängig von Yoga und Laufen im Alltag, auf der Arbeit, in Stress- oder Überforderungssituationen einzusetzen, um Fokus, Kraft und innere Ruhe zu finden.

Und so geht es: Finde einen aufrechten und bequemen Sitz. Halte den Mund geschlossen und atme durch die Nase ein und aus. Verenge deine Stimmritze in deiner Kehle, sodass die Luft nur noch wenig Platz hat, um durchzuströmen. Mir hilft die Vorstellung eines Strohhalms, den man leicht zusammendrückt. Dadurch verlangsamt und verlängert sich der Atemzug.

Wenn es dir schwerfällt, stelle dir vor, dass du eine Fensterscheibe anhauchst, sodass sie beschlägt, eben nur mit geschlossenem Mund. So entsteht das Rauschen im Rachen.

Zwar atmest du durch die Nase, aber spürst die Atmung in der Kehle.

Zusammenfassung der Ujjayi-Atmung

» Sie ist eine Form der tiefen Brustatmung.

» Sie stabilisiert den Körper.

» Sie unterstützt eine aufrechte Haltung.

» Sie trainiert die gesamte Atemmuskulatur.

d.   Wechselatmung

Neben der Bauchatmung – Zwerchfellatmung – und der tiefen Brustatmung
– Ujjayi-Atmung – gibt es eine weitere Atemtechnik, die es sich als Sportler
lohnt, zu praktizieren. Alle drei Atemme-
thoden helfen, die Atemmuskulatur und
damit die Lungenfunktion und -kapazität
zu trainieren. Mit der Wechselatmung
gelingt es, den Energiefluss im Körper in
Balance zu bringen.

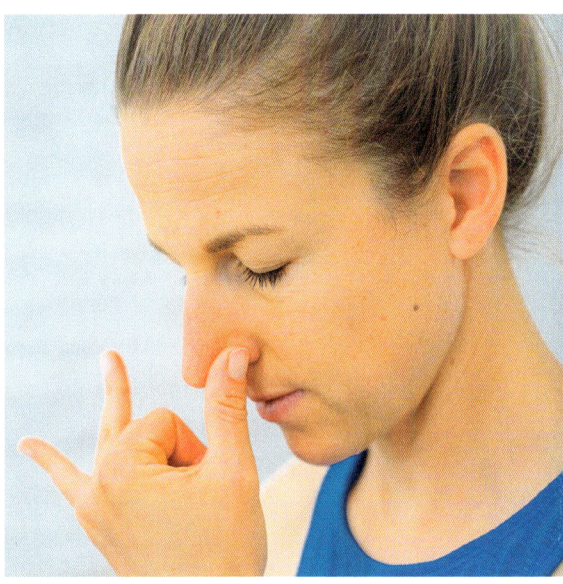

Erinnerst du dich? **Prana** bedeutet im
Yoga **Lebensenergie**. Sie fließt durch
feinstoffliche Energiekanäle – die **Nadis**
– durch den gesamten Körper. Ziel ist es,
diese Laufbahnen zu reinigen, damit das
Prana nicht blockiert wird, sondern frei
fließen kann.

Durch das bewusste, abwechselnde Atmen durch beide Nasenseiten bei der Wechselatmung werden zwei Hauptenergiekanäle erreicht. Sie setzen am Becken an, schlängeln
sich an der Wirbelsäule entlang nach oben und treten aus der Nase aus. Atmet man
durch die linke Seite ein, wirkt das auf die rechte Gehirnhälfte, die für Ruhe und Intuiti-
on steht. Das ist die Mondenergie (Tha/Yin). Andersherum strömt die Einatmung durch
die rechte Seite ein, wird die linke Gehirnhälfte aktiv, die Sonnenenergie (Ha/Yang).
Diese steht für Aktivität und Feuer.

Beide Gehirnhälften, und damit Mond- und Sonnenenergie, werden durch die Wechselatmung ins Gleichgewicht gebracht. Ein Zustand von Gleichgewicht führt immer
zu mehr innerer Ausgeglichenheit, Ruhe und Stärke. Die Konzentrationsfähigkeit wird
geschärft und es gelingt besser, den Fokus und die Gedanken klar zu lenken. Das Einstellen von Ruhe und Ausgeglichenheit fördert u. a. den Schlaf und verbessert dadurch
die Regeneration.

So geht es: Finde einen bequemen und ruhigen Sitz, sodass du deine Wirbelsäule auf-
richten kannst. Deine Finger der rechten Hand werden in das **Vishnu Mudra** (Mudras =
Handgesten) gelegt. Dazu falte Zeige- und Mittelfinger in Richtung Handfläche. Den
Daumen legst du an dein rechtes Nasenloch und den Ringfinger an das linke.

Atme einmal tief durch beide Seiten ein und wieder vollständig aus. Als Nächstes hältst du dein rechtes Nasenloch mit dem Daumen zu und atmest nur durch das linke ein. Für die Ausatmung löse den Daumen vom rechten Nasenflügel und lege mit dem Ringfinger die linke Nasenseite zu. Halte die Finger genauso, um diesmal durch die linke Seite einzuatmen.

Wechsle den Griff und atme durch die rechte Seite aus. Das zählt als ein Durchgang.

Du kannst dir die Wirkung der Wechselatmung auch einseitig zunutze machen, wenn dein Energielevel aus dem Gleichgewicht gekommen ist und du eine der beiden Energien verstärkt aktivieren möchtest.

Mondatmung: Sie wirkt kühlend und beruhigend und bietet sich vor allem abends oder nach dem Training oder der Yogapraxis an. Dazu atme im Kreislauf nur durch die linke Seite ein und durch die rechte aus.

Sonnenatmung: Sie wirkt wärmend und aktivierend und bietet sich zum Start in den Tag oder vor dem Training oder zu Beginn der Yogapraxis an. Dazu atme nur durch die rechte Seite ein und durch die linke aus.

Zusammenfassung der Wechselatmung

» Man atmet abwechselnd durch beide Nasenseiten.

» Sie aktiviert die Hauptenergiekanäle.

» Sie bringt den Energiefluss ins Gleichgewicht.

» Sie unterstützt Ausgeglichenheit, innere Ruhe und verbessert die Regeneration.

» Mond- und Sonnenatmung dient dem Energieausgleich.

e.   **Mantra als Atemstütze**

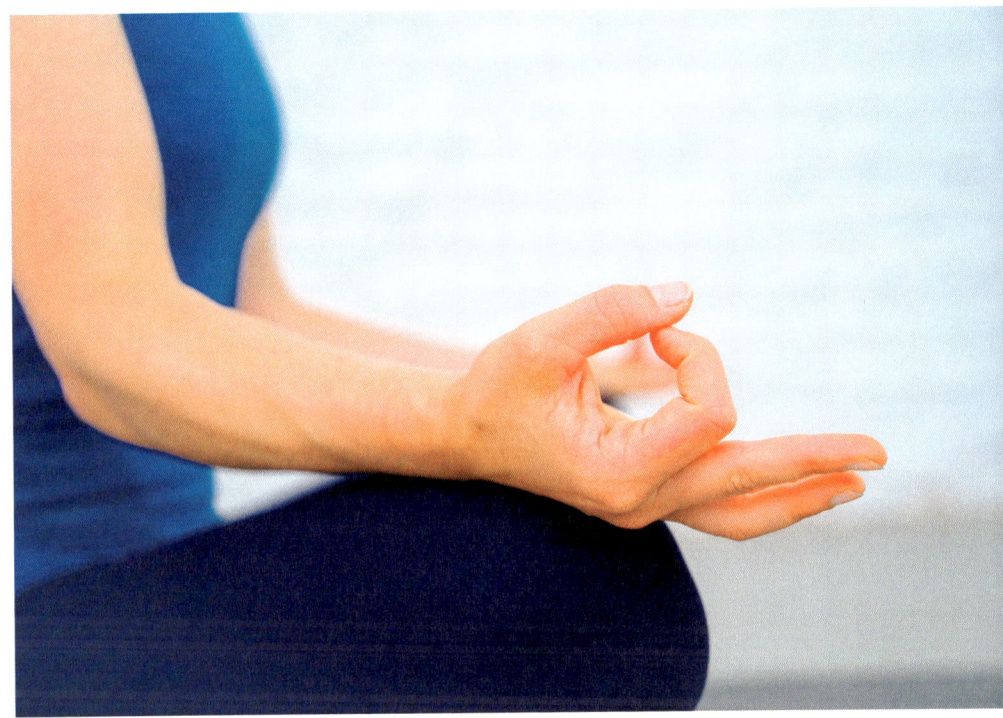

Mein Tipp

Wenn es dir schwerfällt, den Fokus zu finden und die Konzentration auf die Atmung zu lenken, kann es helfen, ein Mantra mit der Ein- und Ausatmung zu verbinden.

Mantren sind Worte oder Verse aus der Sanskritsprache (altindische Sprache). Du kennst sicher das „Om", auch das ist ein Mantra, das wohl berühmteste und am häufigsten verwendete.

Das Verwenden von Mantren hat viele Wirkungen. Das fortlaufende Wiederholen eines Mantras erzeugt einen Rhythmus, der beruhigend auf Körper und Geist wirkt. Der Geist bekommt eine sinnvolle Aufgabe und kann nicht mehr so leicht mit Gedanken abschweifen. So stellt sich Fokus und Ruhe ein. Und es gelingt, im Moment zu bleiben.

Ein Mantra, das sich sehr gut mit der Ein- und Ausatmung verbinden lässt und gleichzeitig ein Gefühl von Sicherheit und Stärke auslöst, lautet: **„So Ham."** Das bedeutet: **„Ich bin die/der ich bin."** Mit der Einatmung verbindest du die Silbe „So" und mit der Ausatmung „Ham".

Durch das Wiederholen manifestiert sich der positive Leitsatz und erinnert dich daran, dass du, so, wie du bist, genug und vollkommen bist. Neben dem Fokussieren hat das Verbinden von Atmung und Mantra also auch noch einen zusätzlichen Effekt auf deine Psyche und den Energiefluss. Wenn du dich schwach oder unsicher fühlst, kann dir das Mantra Sicherheit und Kraft geben, z. B. vor einem Wettkampf oder einer harten Laufeinheit. Probiere es aus.

3.3.3   Bewegung und Atmung – Instrumente für den Alltag

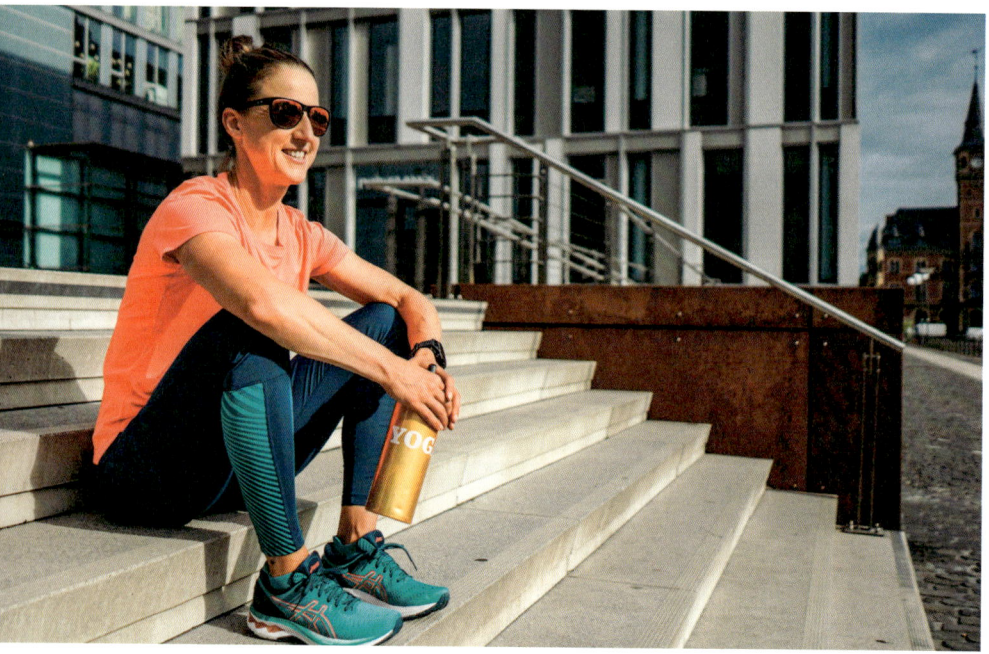

Auch das haben Laufen und Yoga gemeinsam: Sie sind hilfreiche Instrumente für den Alltag. Unsere Werkzeuge für Ausgeglichenheit sind die Bewegung und die Atmung. Das, was wir beim Laufen und auf der Matte erfahren, können wir in den Alltag übertragen: Energie regulieren, Gelassenheit und die Fähigkeit, auch mal den Blickwinkel zu ändern. Einfach mal den Kopf ausschalten und voll und ganz auf der körperlichen Ebene sein. Das Ergebnis ist ein ruhiger Geist, mit dem wir in der Lage sind, das Bestmögliche aus uns herauszuholen.

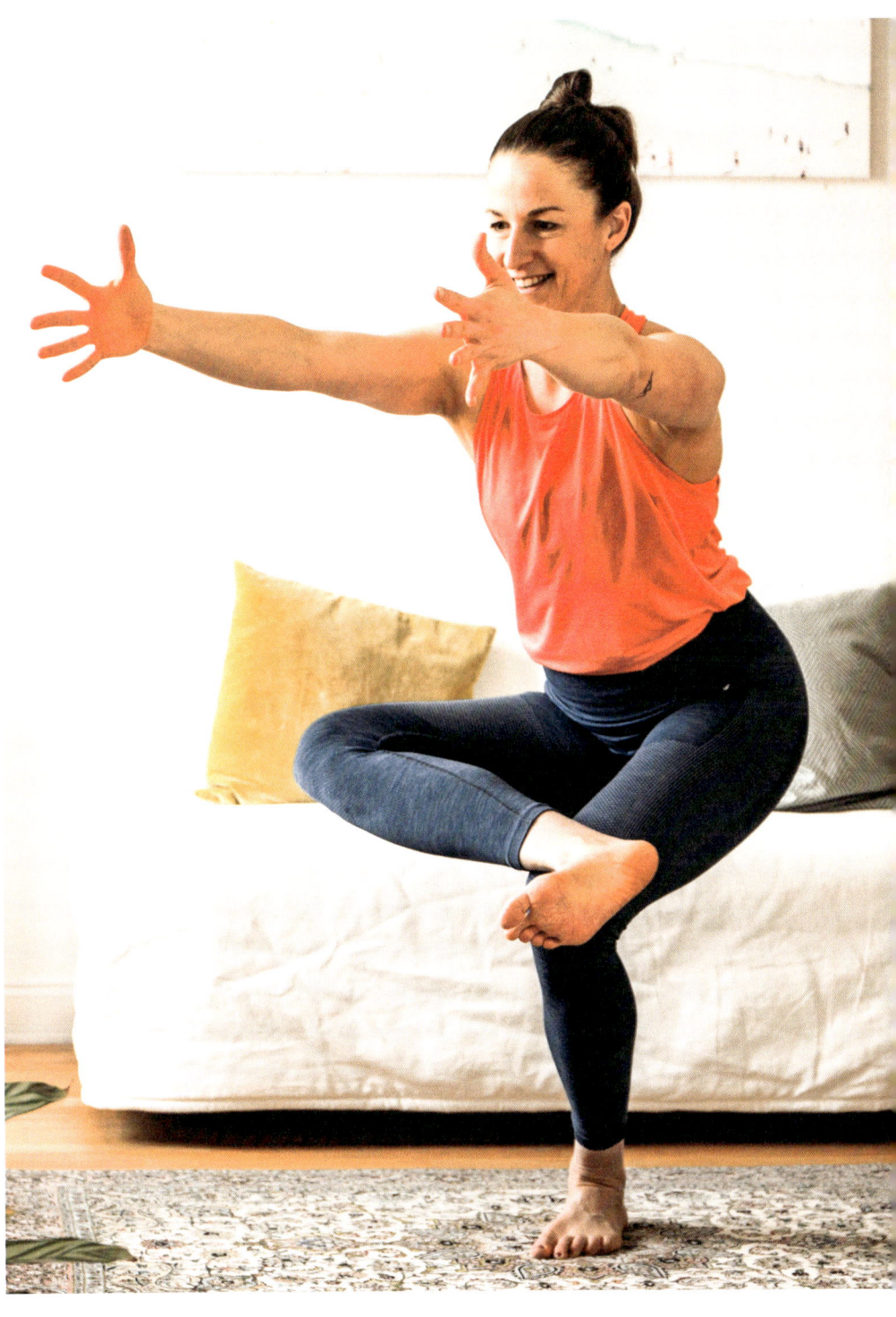

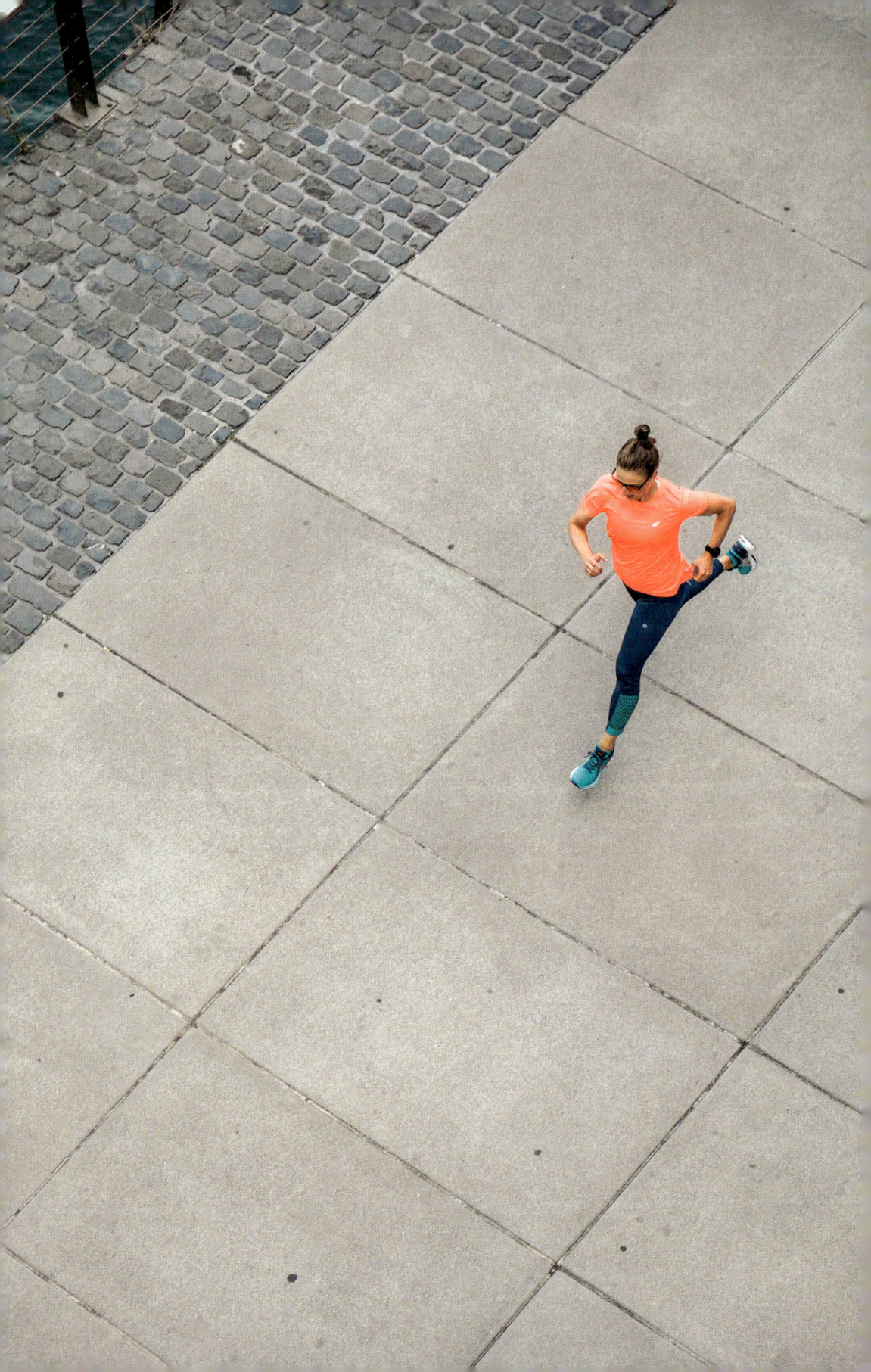

4

BENEFIT FÜR LÄUFER – WO YOGA FÜR LÄUFER ANSETZT

BENEFIT FÜR LÄUFER –
WO YOGA FÜR LÄUFER ANSETZT

„Wir starten auf der einfachsten – der körperlichen Ebene – und dringen durch die Verbindung von Bewegung und Atmung vor zu unserem Geist."

Die Unterschiede und Gemeinsamkeiten von Yoga und Laufen führen uns schließlich zu den Vorteilen, von denen du als Läufer profitieren kannst. Die Praxis „Yoga für Läufer" bleibt in diesem Rahmen hauptsächlich auf der körperlichen Ebene und konzentriert sich auf die Bewegung – „Asanas" und die Atmung – „Pranayama".

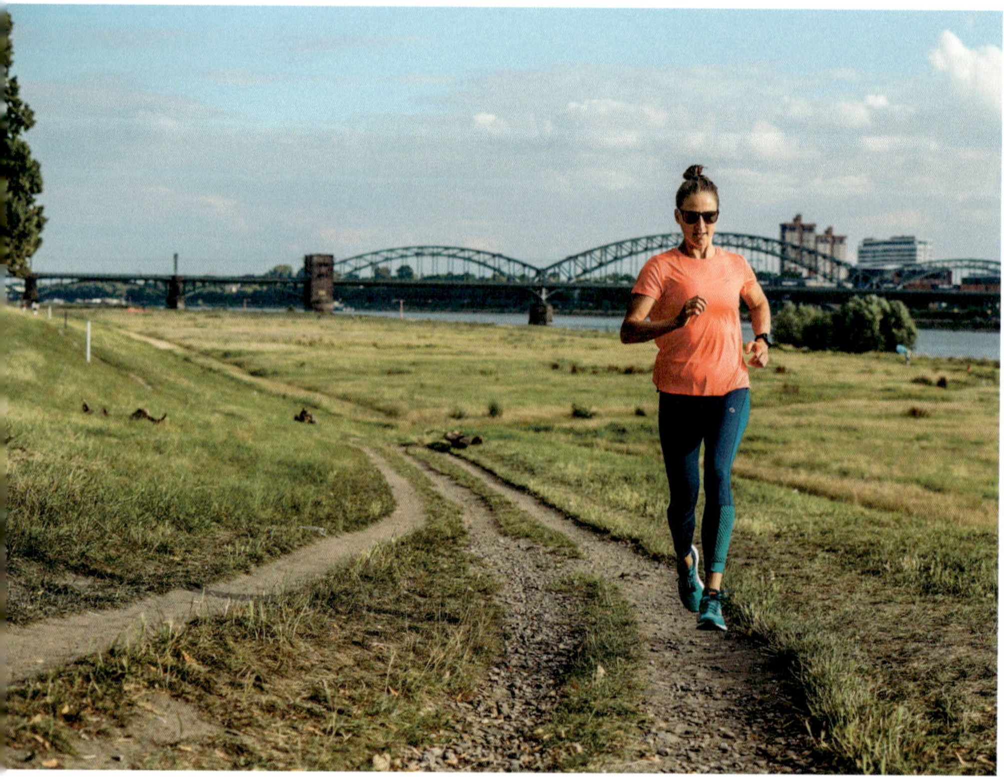

Das Yogaprogramm bedient sich dieser beiden Bereichen, um zum einen die Funktionsfähigkeit der einzelnen Körperabschnitte beim Laufen zu verbessern – d. h., die Mechanik der Laufbewegung so zu optimieren, dass diese effizient und ökonomisch abläuft. Und zum anderen die Laufbelastung durch Entspannung, die sowohl durch Bewegung und Atmung erzeugt werden kann, auszugleichen.

Das Ergebnis ist ein ganzheitlicher Ansatz, um ein leistungsfähiges, gesundes und verletzungsfreies Laufen zu ermöglichen.

An dieser Stelle ist nochmals deutlich anzumerken, dass Yoga über die körperliche Ebene hinaus auch positive Effekte auf den geistigen Zustand hat. Dieser Aspekt wird im Rahmen dieses Buchs immer mal wieder angesprochen, weil Körper und Geist nicht voneinander zu trennen sind, aber nicht als Fokusbereich eingebunden. „Über die Bewegung und die Atmung dringen wir vor zu unserem Geist." Hier setzt der Zustand der Meditation ein.

Im Folgenden gehe ich tiefer auf die Vorteile aus anatomischer Sicht ein, die Yoga für Läufer zu bieten hat.

4.1   Die Laufbewegung optimieren – Yoga als Ergänzung

Yoga soll dir helfen, besser zu laufen. Das bedeutet, dein Laufpotenzial zu steigern und gleichzeitig Laufverletzungen zu vermeiden. Auf die Technik kommt es an.

Wie bei den meisten Sportarten gilt dieser Ansatz auch beim Laufen. Eine gute Lauftechnik ist die Basis für verletzungsfreies, leistungsfähiges und dauerhaftes Fortbewegen. Eine Optimierung der Laufbewegung erfordert dabei eine ausgewogene Stabilitäts- und Mobilitätsbasis unseres Stütz- und Bewegungsapparats.

Genau da setzt Yoga für Läufer an: Ganzheitlich und funktionell bereitet eine regelmäßige Praxis der Übungen den Körper auf die Laufbelastung vor, bietet das Grundgerüst für aufbauende Kraft und Ausdauer und vermindert dadurch das Risiko einer Verletzung. Dabei werden vor allem die läuferspezifischen Schwachstellen berücksichtigt.

4.1.1   Funktionelle Stabilität und Mobilität durch Yoga

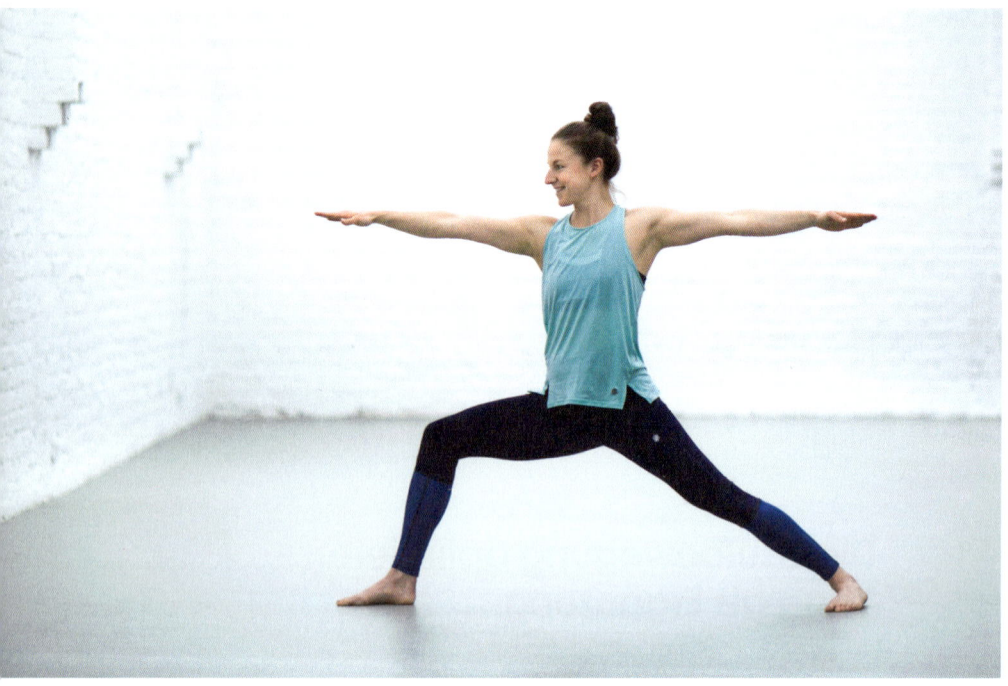

Wer lange gesund und beschwerdefrei laufen und dazu Fortschritte in Tempo und Distanz machen möchte, sollte sich eine gute Grundstruktur „erarbeiten". Denn die Fähigkeiten Kraft und Ausdauer bauen auf Stabilität und Mobilität auf.

Yoga hilft uns, Stabilität und Spannung aufzubauen, um zum einen den Bewegungsapparat zu schützen und zum anderen Kraft zu übertragen. Und Yoga hilft uns, flexibel zu sein und Spannung wieder loszulassen, um zum einen Bewegungen optimal auszuführen und um zum anderen, den Körper zu regenerieren.

4.1.2   Verbesserte Mobilität

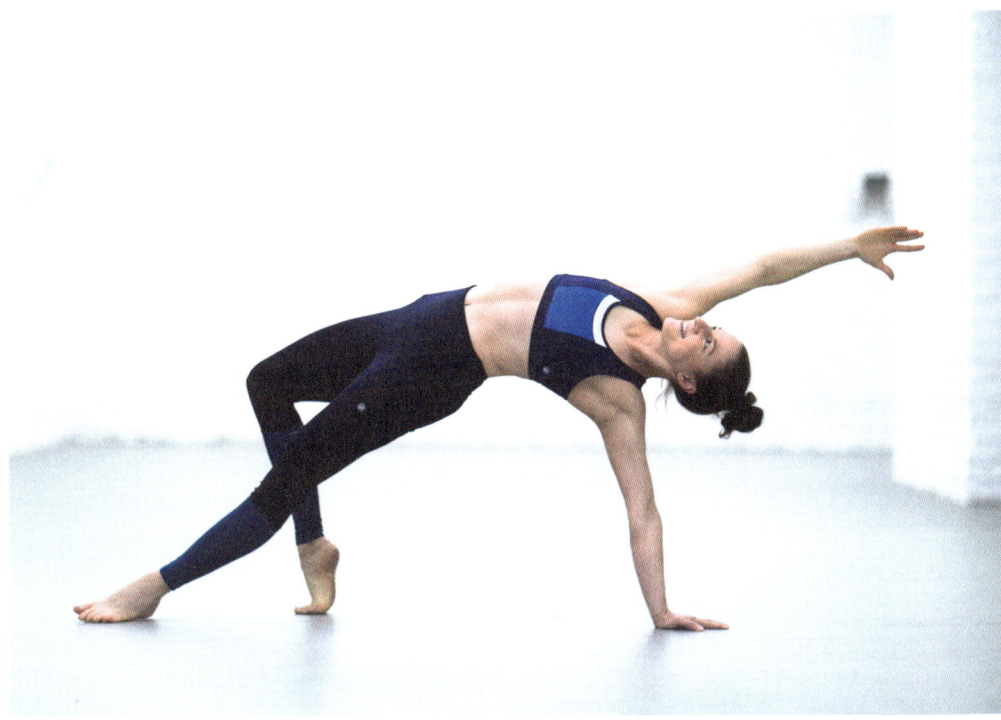

Wie oft habe ich den Satz schon gehört. „Yoga ist nichts für mich, denn ich bin steif wie eine Bahnschiene." Falscher Gedankengang! Denn, ganz im Gegenteil, genau dann solltest du mit Yoga starten. Yoga (für Läufer) ist nicht nur für die Beweglichen, sondern besonders für diejenigen, die es werden sollten. Und noch eine gute Nachricht: Für die steife Bahnschiene ist Yoga noch viel wirkungsvoller. Den Effekt wirst du direkt spüren. Je geübter und geschmeidiger du wirst, desto subtiler werden die Fortschritte. Ich verspreche dir, dein bestes *Savasana* wirst du als Anfänger haben.

„Yoga ist für alle, die atmen können."

T. K. S. Krichnamacharya

Unser Körper ist ein äußerst bewegliches Konstrukt. Eigentlich. Nur haben wir viele Bewegungen schlicht verlernt. Der Grund: Bewegungsmangel. Durch Alltagspositionen, wie langes Sitzen, tägliche Schreibtischarbeit und gestärkt durch einseitige Fortbewegung wie Gehen und regelmäßiges Laufen, schränken wir uns selbst in unserem Bewegungsradius ein.

Babys und Kleinkinder erinnern uns daran. Sie legen die Füße problemlos hinter den Kopf, sitzen kerzengerade mit ausgestreckten Beinen am Boden und spielen am liebsten in tiefer Hockposition. Nicht nur für Läufer kaum vorstellbar. Viele Positionen und Bewegungen sind für uns „ungewohnt", wie der Begriff schon sagt: keine Gewohnheit.

Eine dauerhafte Bewegungseinschränkung führt zu einem Ungleichgewicht und zu einer Veränderung unseres natürlichen Haltungsmusters. Die Folge sind muskuläre Verspannungen und Verkürzungen und fehlerhafte Ausführungen der Bewegung, die sich langfristig zu Dysbalancen – Fehlhaltungen – verstärken. Das Ergebnis sind Überlastungserscheinungen, wie Entzündungen, Rücken- und Gelenkbeschwerden. Verkürzte Muskeln und unbewegliche Gelenke können weniger Leistung erbringen. „Wer rastet, der rostet."

Wir müssen unsere Gelenke in Bewegung halten, um Bewegungsblockaden zu lösen oder im besten Fall gar nicht entstehen zu lassen. Durch die Bewegung werden die Gelenkflächen und der Gelenkknorpel ausreichend mit Nährstoffen und Flüssigkeit versorgt. Das wirkt Mangelerscheinungen entgegen und fördert neben der Funktionalität der Gelenke auch den Spaß an der Bewegung. Denn beschwerdefrei bewegt es sich besser. Eine gute Mobilität verhindert eine fehlerhafte Bewegungsausführung.

Mobilität ist das Zusammenspiel von Muskulatur und Gelenken. Sie dient zum einen als Unterstützung einer kontrollierten Bewegungsausführung und zum anderen als Schutz gegen eine Überlastung der Knochenstruktur. Um den Bewegungsumfang zu erhöhen, müssen wir also sowohl die Gelenkfunktionen als auch die umliegende Muskulatur betrachten.

4.1.3   Verbesserte Stabilität

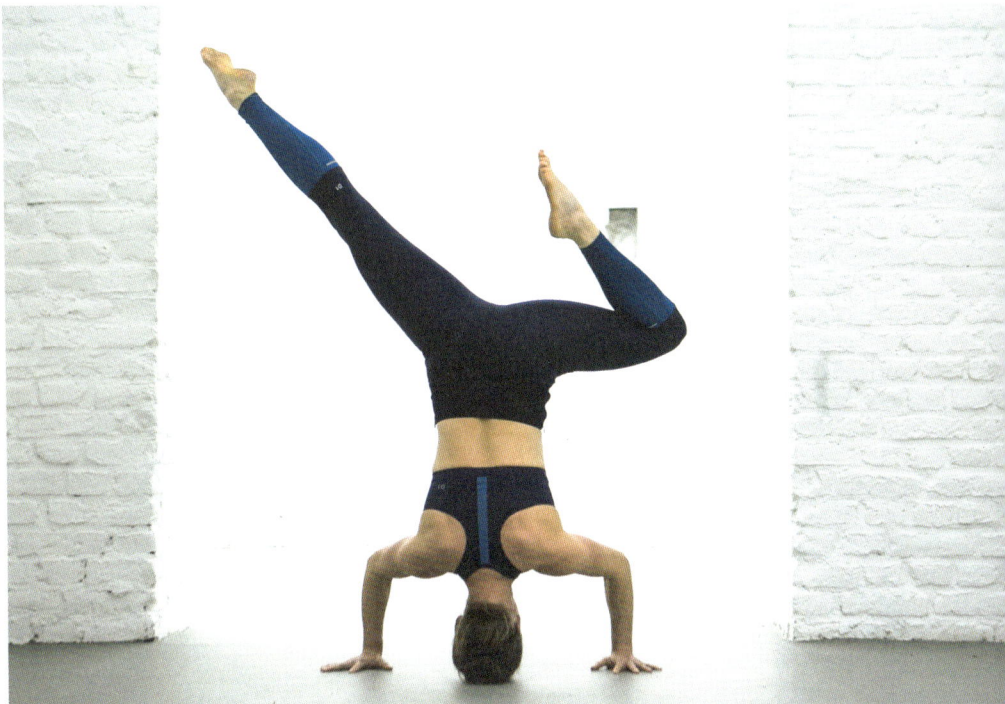

Flexibel, aber stabil – eine Frage der Balance!

Mobilität allein bringt uns beim Laufen nicht weit voran. Geschmeidige Schritte aus der Hüfte in Harmonie mit dynamischen Armschwüngen fordern schon einiges an Beweglichkeit ab, aber erst im Gleichgewicht mit der stabilisierenden Fähigkeit unserer Muskulatur kann der Bewegungsapparat optimal funktionieren. Die Spannung in der Muskulatur dient zum Schutz der Gelenke, um einwirkende Kräfte abzufangen und Bewegungen zu kontrollieren. Die Stabilität ist außerdem verantwortlich für eine effiziente Kraftübertragung.

» Das Zusammenspiel ist der Schlüssel.

» Stabile Mobilität und mobile Stabilität!

4.1.4   Verbesserte Koordinationsfähigkeit

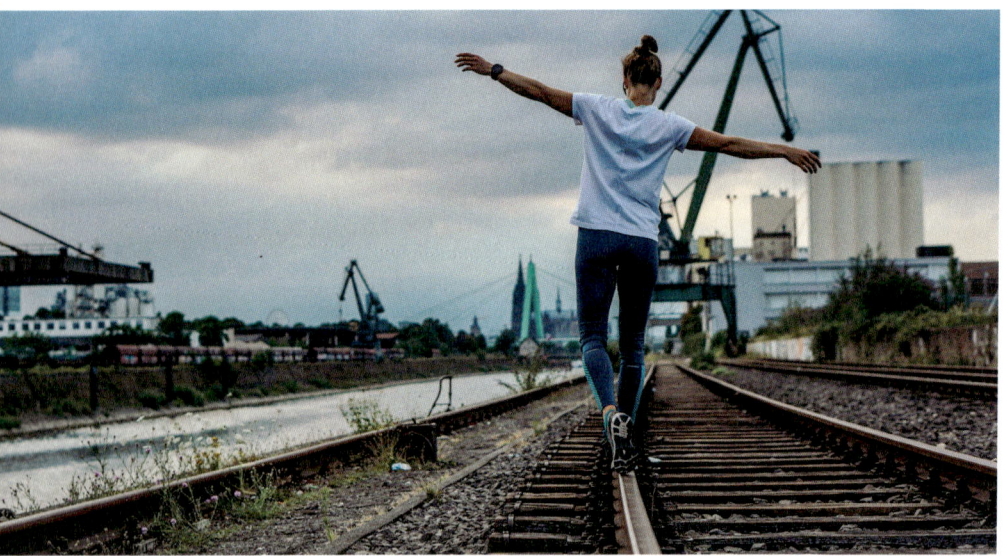

Schließlich müssen Kraft und Beweglichkeit in Verbindung gebracht und koordiniert werden, um die Funktionalität und Effizienz der Laufbewegung zu erhöhen. Die Koordinationsfähigkeit bildet dabei das Verbindungsstück und wird bei der Yogapraxis in diesem Buch ebenso berücksichtigt. Eine verbesserte Koordination wirkt sich insbesondere auf die Kontrolle der Bewegung aus.

Aus anatomischer Sicht ist also ein Gleichgewicht von Beweglichkeit und Kräftigung sowie die Verbindung zur Koordination die Voraussetzung für ein leistungsfähiges, beschwerdefreies Laufen. Das gilt für alle Schlüsselbereiche der Laufbewegung. Dazu zählt in erster Linie die Hüfte, die Wirbelsäule und der Schulterapparat mit umliegender Struktur aus Muskeln, Faszien, Bändern und Sehnen.

Auch im Yoga begegnen uns diese Schlüsselbereiche: Die Praxis von Hüftöffnern, Wirbelsäulentwists, Vorbeugen, Rückbeugen, Brust- und Schulteröffnern spielt eine zentrale Rolle und lässt sich, dem Bewegungsmuster des Läufers angepasst, optimal in das Yogaprogramm für Läufer einbinden. Yoga als funktionelle Bewegungsform berücksichtigt das Gleichgewicht von Mobilität und Stabilität und bietet damit ein optimales Ergänzungstraining für Läufer.

Im Folgenden gehe ich weiter auf die genannten Schlüsselbereiche und vielfältige Wirkungsweisen ein. Dadurch erklärt sich die Fragestellung, warum Yoga so wertvoll für Läufer sein kann und es hilft dir als theoretische Grundlage für spätere Praxis.

Balance steht dabei für das Gleichgewicht von Stabilität und Mobilität.

4.1.5   Balance für die Hüfte mit Yoga

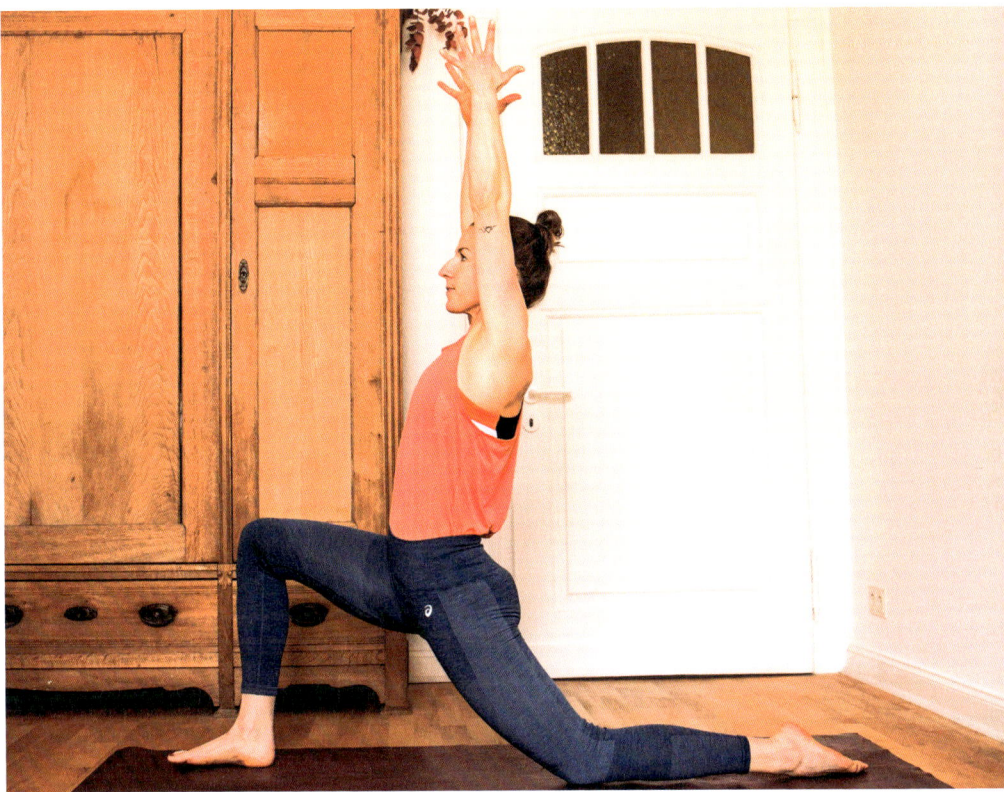

Happy Hips – Happy Running!

Aufgrund der einseitigen Vorwärtsbewegung und Dauerbelastung der Strukturen beim Laufen leiden viele Läufer unter einer Bewegungseinschränkung im Hüftgelenk. Von Verspannung und Verkürzung der Muskulatur im Hüftbereich können die meisten Läufer ein Lied singen. Rückenbeschwerden, Knieschmerzen oder Entzündungen im Schambein- und Leistenbereich zählen dabei zu den häufig auftretenden Überlastungs-erscheinungen als Folge einer „festen Hüfte" aufgrund fehlender Mobilität.

Neben flexiblen Muskeln und Gelenkbeweglichkeit erfordert das Laufen aber auch eine ausreichende Stabilisation des Beckens – dem Dreh- und Angelpunkt der Laufbewegung.

Während das Becken bei optimaler Laufbewegung fixiert ist, findet die Bewegung der Bei-ne aus dem Hüftgelenk – die gelenkige Verbindung von Becken und Beinen – statt. Eine zu schwache Gesäß- und untere Bauchmuskulatur kann das Becken nicht optimal stabilisieren. Als Folge wird die Belastung kompensiert und löst bereits angesprochene Dysbalancen aus.

Durch fehlende Flexibilität der Hüftbeuger und im Lendenbereich wiederum kann die Bewegung im Hüftgelenk nicht optimal ausgeführt werden. Schließlich muss gekräftigte Muskulatur auch wieder entspannt und flexible Strukturen müssen auch auf Spannung gebracht werden. Ein komplexes Konstrukt – und alles eine Frage der Balance.

Fazit: Damit die Laufbewegung optimal funktionieren kann und Fehlhaltungen vermieden werden können, ist das Gleichgewicht von Mobilität und Stabilität der Hüfte essenziell.

Um diese Balance herzustellen, ist es hilfreich, die Funktionsweise zu verstehen. Im späteren Praxisteil lernst du dann die darauf zugeschnittenen Übungen kennen.

Das Hüftgelenk ist ein Kugelgelenk und damit besonders vielfältig in der Bewegungsausrichtung. Die kugelartige Form des Oberschenkelkopfs in der Gelenkpfanne ermöglicht sechs Bewegungsrichtungen: das Beugen und Strecken, das An- und Abspreizen (Adduktion und Abduktion) sowie die Außen- und Innenrotation der Beine. Durch geradlinige Haltungs- und Bewegungsmuster – wie geschlossenes Sitzen, Gehen und Laufen – beschränkt sich das Ausmaß allerdings häufig auf das Beugen und Strecken.

Eine abwechslungsreiche und vielseitige Bewegung in alle möglichen Richtungen versorgt den Gelenkknorpel mit Nährstoffen und Gelenkflüssigkeit und beugt Abnutzungserscheinungen aufgrund einseitiger Bewegungsmuster vor. So wird eine gute Beweglichkeit und die Gesundheit des Gelenks aufrecht gehalten.

Die einseitige Krafteinwirkung und Belastung beim Laufen in Verbindung mit sitzendem Alltagsverhalten hat eine Verkürzung der Hüftmuskulatur zur Folge. Dazu zählen für Läufer vorrangig der Hüftbeuger und der Psoasmuskel (Teil des Hüftbeugers), der Hüftstrecker – die Oberschenkelrückseite, auch Hamstrings genannt – und die Adduktoren, die das Bein am Rumpf halten.

Durch die Verkürzung dieser Muskelgruppen gerät der Läufer in eine sogenannte *sitzende Laufhaltung*. Die Lendenwirbelsäule muss die Einschränkung kompensieren und wird dadurch verstärkt belastet und verspannt. Das kann unter anderem zu Beschwerden bzw. Schmerzen im unteren Rücken führen. Die sitzende Haltung wirkt einer aufrechten Körperhaltung und vollständigen Hüftstreckung entgegen, die für die Ökonomie der Laufbewegung wesentlich ist.

Aus den genannten Gründen sollte eine regelmäßige Dehnung der Hüftmuskulatur besonders berücksichtigt werden. Ausgewählte Übungen findest du im YOGA-ABC und in der abschließenden REGENERATIONSROUTINE. Dafür bietet sich die Yoga Asana – Familie der Hüftöffner – an, weil sie neben Muskeldehnung und Gelenkbeweglichkeit auch die Kräftigung der laufspezifischen Muskulatur unterstützt.

Hüftöffner spielen im Yoga eine bedeutende Rolle und können neben den anatomischen Aspekten und Vorteilen noch viel mehr. Die Wirkungsweise ist auch für Läufer nicht uninteressant.

Hüftöffner im Yoga

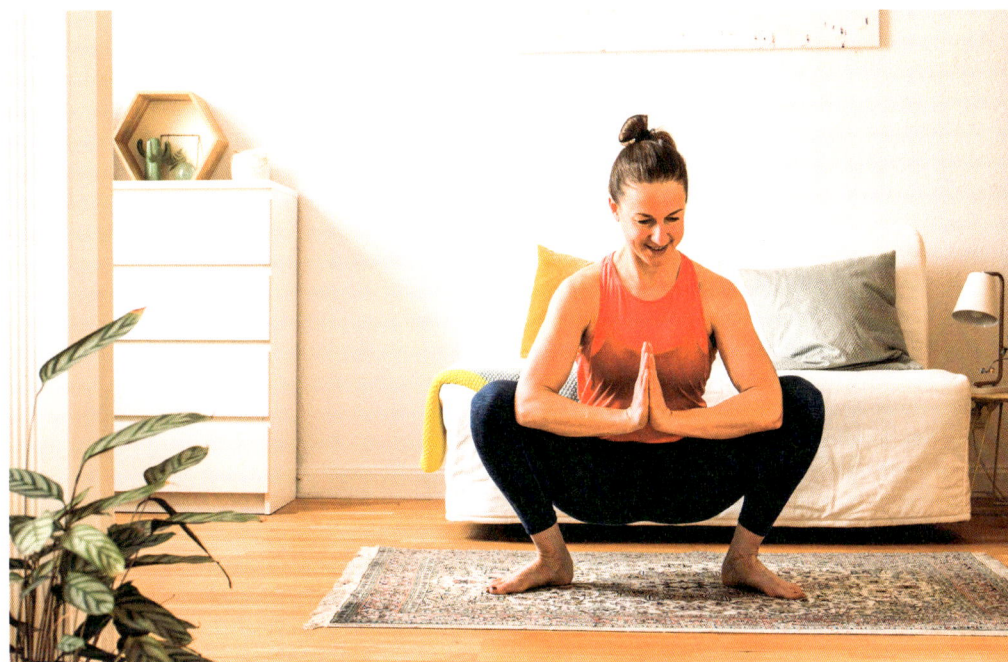

„Öffne deine Hüfte" – hört man in der Yogastunde regelmäßig.

» Aber was genau ist damit gemeint?
» Und wie funktioniert das eigentlich?

Muskulär betrachtet, bezieht sich das Öffnen der Hüfte auf die umliegenden großen Muskelgruppen: Hüftbeuger und -strecker, Gesäßmuskulatur und Adduktoren! Durch das Dehnen, „Öffnen", der Muskeln entsteht mehr Platz und Bewegungsfreiraum für das umschlossene Hüftgelenk. Entspannt sich die Muskulatur, kann auch das Gelenk wieder besser in Bewegung kommen.

Hüftöffner sind also Positionen, bei denen wir zum einen die Muskulatur dehnen und das Gelenk in Rotation, Beugung und Streckung sowie Ab- und Adduktion bewegen.

Während wir sitzen, stehen, gehen oder laufen, ist die Hüfte „geschlossen", und es findet verhältnismäßig wenig Bewegung im Gelenk statt. Beim Sitzen wird die Hüftmuskulatur – insbesondere der Hüftbeuger bzw. Psoas (dazu später mehr) – stark eingeengt. Zusätzlich verstärkt Stress diese Verspannung. Das Ergebnis ist ein funktionsunfähiger, verkümmerter Muskel, der neben aufrechter Fortbewegung auch noch wesentlich für den Energiefluss in unserem Körper verantwortlich ist.

Neben körperlicher Spannung setzt sich in der Hüfte vor allem auch emotionale Spannung fest. Um die Spannung aufzulösen und den gespeicherten Emotionen wieder Raum zu geben, helfen die hüftöffnenden Positionen. Dabei können sich Gefühle wie Angst, Trauer, Freude freimachen und an die Oberfläche kommen. Hüftöffner erfordern Hingabe und das Zulassen und die Akzeptanz von Emotionen.

Es kann überwältigend sein, wenn sich tief sitzende Emotionen lösen und die Energie ins Fließen kommt. Hüftöffner wirken befreiend und geben ein Gefühl von Leichtigkeit und Freiraum im gesamten Körper. Wenn du also Hüftöffner praktizierst, tust du neben dem körperlichen Aspekt auch immer etwas Gutes für deine Seele. **Keep Your Hips Open!**

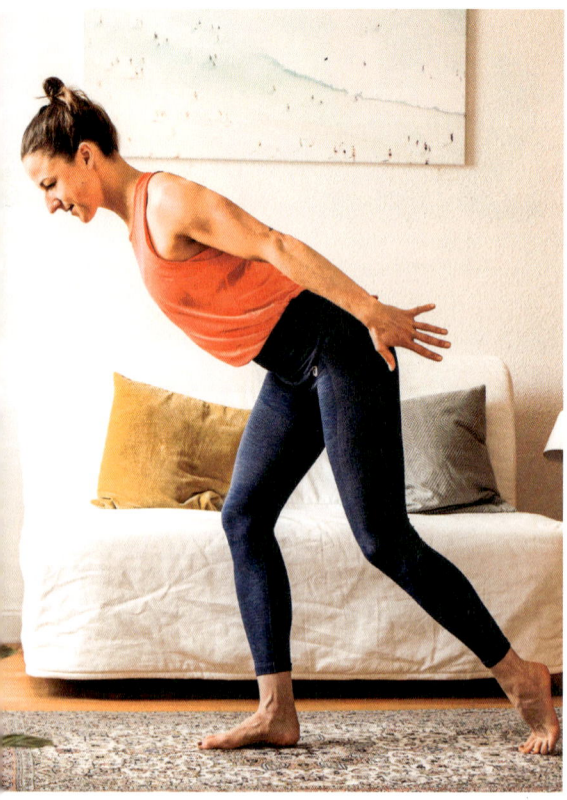

Abschließend möchte ich noch einmal auf den Aspekt der Stabilisation der Hüftmuskulatur eingehen, die Yoga mit einer Vielzahl an Möglichkeiten – wie z. B. Standpositionen und Core-Übungen – ebenso abdeckt. Die Kräftigung dient dem Schutz des Gelenks auf der einen Seite und einer aufrechten Haltung sowie einer effizienten Kraftübertragung auf der anderen Seite.

Ein ergänzendes Aufbautraining ist Voraussetzung für ein leistungsfähiges und gesundes Laufen. Denn nach dem Prinzip **„Use It or Loose It"** können sich Muskelstrukturen und damit ihre Funktionen auch zurückbilden und eine Veränderung des Haltungsmusters verursachen.

Einer der wichtigsten Muskeln der Hüfte ist der **Psoas**. Der Balanceakt zwischen Anspannung und Entspannung oder Mobilität und Stabilität wird besonders deutlich, wenn wir uns einmal näher mit dem „Wundermuskel" beschäftigen.

Psoas – der Muskel der Seele

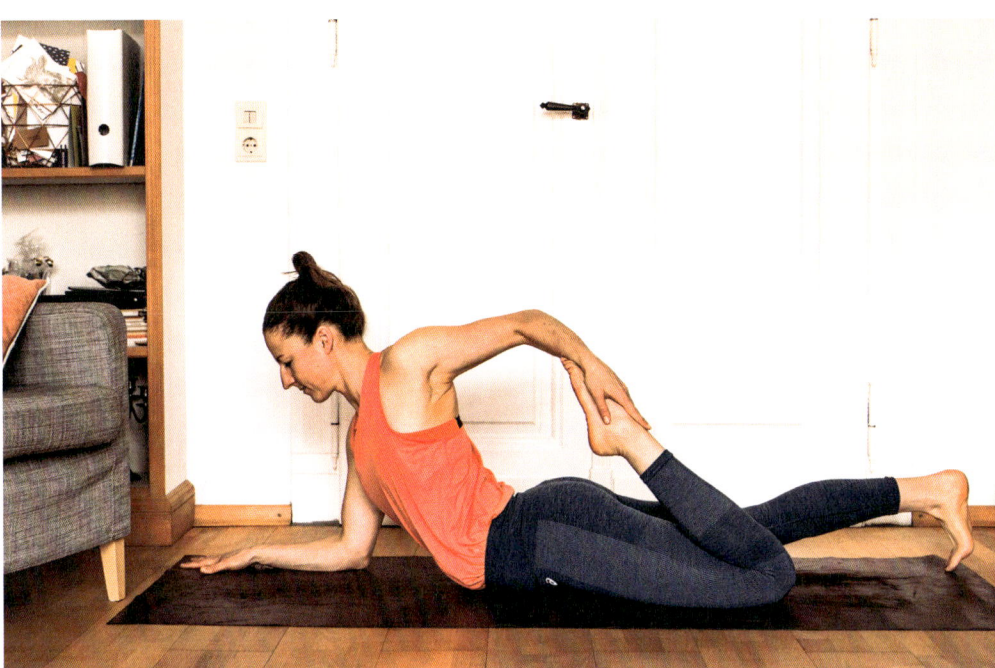

Der Iliopsoas ist unser Hüftbeuger und gehört zur Gruppe der inneren Hüftmuskeln. Der Psoasmuskel ist der kräftigste Teil des Iliopsoas und übernimmt eine essenzielle Funktion. Er ist der tiefliegendste Muskel in unserem Körper, und der einzige Muskel, der Ober- und Unterkörper – die Wirbelsäule mit den Beinen – verbindet. Eine außerordentlich bedeutende Tatsache, denn nur mithilfe dieser muskulären Brücke sind wir in der Lage, aufrecht zu stehen, uns fortzubewegen und schließlich zu laufen.

Es lohnt sich also, dem Psoas mehr Aufmerksamkeit zu widmen. Der Psoasmuskel setzt, vereinfacht gesagt, am unteren Teil der Wirbelsäule an, verläuft durch das Becken und endet am oberen Teil des Oberschenkelknochens. Zu seinen Funktionen gehört das Heben der Beine und das Beugen in der Hüfte sowie das Stabilisieren der Wirbelsäule.

Wenn wir laufen, steht der Psoasmuskel in einem ständigen Balanceakt. Er sorgt für die Aufrichtung des Rumpfs und passt sich den ständig wechselnden Bewegungen an. Das Bild einer eleganten, starken Frau, die einen randvoll gefüllten Wassertrog auf dem Kopf elegant mit Leichtigkeit und Stärke balanciert – visualisiert die Funktionsweise des Psoas sehr treffend. Er muss kraftvoll und beweglich zugleich sein.

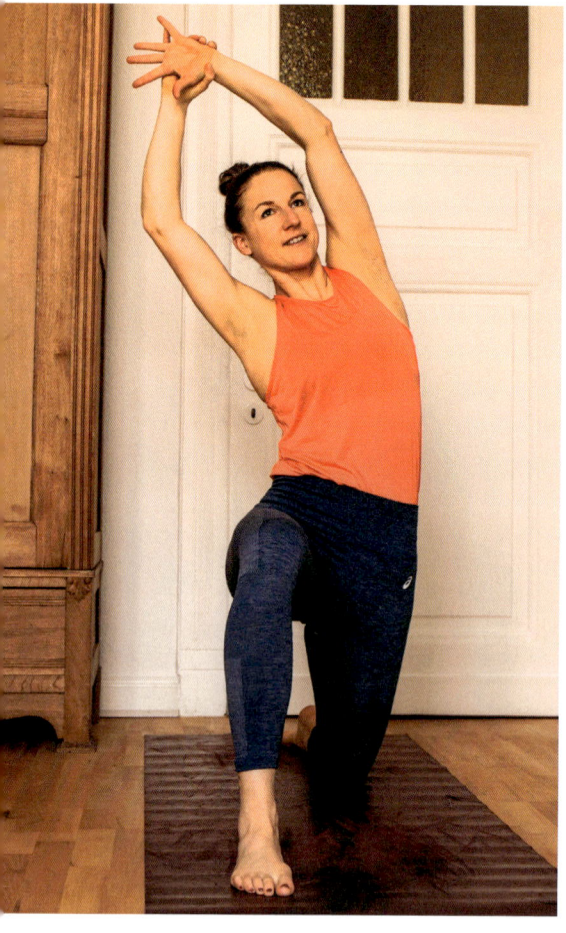

Die Lage des Psoas ist für eine gesunde Entfaltung in unserem Alltag eher ungünstig. Häufiges Sitzen und Stress zählen zu seinen größten Feinden. Für einen gesunden, ausgeprägten Psoas müssen wir die Balance zwischen Kräftigung und Dehnung im Blick halten. In der Yogapraxis nimmt der Psoasmuskel eine besondere Rolle ein. Mit gezielt kräftigenden als auch öffnenden Positionen gelangen wir an den tief liegenden Muskel.

Das YOGA-ABC und die REGENERATIONS-ROUTINE bieten dir dafür eine umfassende Übungsauswahl. Die Bedeutung des Psoas geht im Yoga noch tiefer. Da der Psoasmuskel über das Bindegewebe mit dem Zwerchfell – dem wichtigsten Atemmuskel – und Organen im Unterbauch verbunden ist, hat der Zustand des Muskels sowohl Auswirkungen auf die Atmung als auch auf weitere Körperfunktionen – wie z. B. auf die Verdauung.

Ist der Muskel verspannt, überträgt sich die Spannung auf das Zwerchfell und beeinflusst dadurch unsere Atmung. Wie wir bereits erfahren haben, steht die Atmung in direktem Zusammenhang mit dem Nervensystem. Die körperliche Anspannung aktiviert den Sympathikus und versetzt ihn in Fluchtmodus. Die Entspannung des Muskels wiederum stimuliert den Parasympathikus und sorgt für Stressreduktion und Erholung. Wobei wir wieder bei der Verbindung von Körper und Geist angekommen sind. Daher hat der Psoas auch seine Bezeichnung „Muskel der Seele".

Wenn du das nächste Mal laufen gehst, schenke dem Psoas Aufmerksamkeit und erinnere dich an das Bild einer eleganten, starken Frau. Dann wirst du eine bessere Vorstellung von Wundermuskel bekommen. Durch ein regelmäßiges Kräftigen und Dehnen des Muskels schaffen wir Gleichgewicht, das für den Psoas und damit für unser allgemeines Wohlbefinden wesentlich ist.

4.1.6   Balance für die Wirbelsäule mit Yoga

Biegen, ohne zu brechen

Die Wirbelsäule verbindet den Oberkörper mit dem Unterkörper und bildet das „Rückgrat" unseres Haltungsapparats. Sie hält uns aufrecht. Und gleichzeitig muss sie sich ständig ändernden Bewegungen anpassen. Sie muss also stabil und beweglich zugleich sein, um den Anforderungen des Läufers standzuhalten.

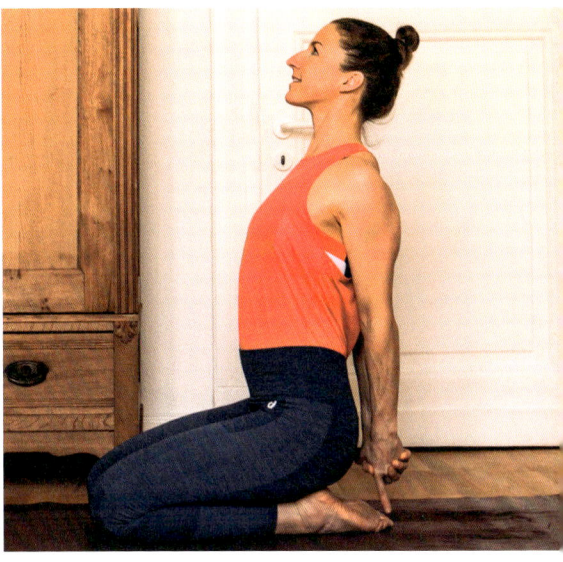

Ähnlich wie das Hüftgelenk leidet auch die Wirbelsäule häufig unter Bewegungsmangel, wodurch ihre Funktion und Gesundheit beeinträchtigt wird. Dabei ist sie für Bewegung gemacht, denn sie kann sich beugen und strecken, seitlich neigen und rotieren. Es gilt, möglichst alle Bewegungsrichtungen auszunutzen. Die Bewegung fördert die Durchblutung und Nährstoffversorgung der Wirbelkörper und schafft Platz für die Entfaltung der einzelnen Wirbel, was zu einer Entlastung der gesamten Kette führt. Abfallprodukte können gleichzeitig abtransportiert werden. Dabei wirkt die Rotationsbewegung der Wirbelsäule am effektivsten.

Da wir im Alltag die Wirbelsäule hauptsächlich beugen (insbesondere beim Sitzen in „Schreibtischhaltung" oder beim Laufen, sobald die Ermüdung einsetzt), sind vor allem das Strecken, Seitbeugen und Rotationsbewegungen empfehlenswert. Diese Bewegungen arbeiten der vorgeneigten Haltung entgegen, entlasten die Wirbelsäule, schaffen Platz für die Atmung und stärken die Rumpfmuskulatur. Bewusst ausgeführte *Vorbeugen* im Yoga sind ebenso zu empfehlen, weil sie Schultern und Nacken entspannen und den Rücken dehnen.

Da die Wirbelkette ständiger Belastung ausgesetzt ist, muss sie durch die umliegende Muskulatur geschützt und gestützt werden. Kräftigungsübungen für Hüft-, Rumpf- und Schultermuskulatur sorgen dafür. Die Aufmerksamkeit auf die Wirbelsäule nimmt in der Yogapraxis einen hohen Stellenwert ein.

Neben der Rolle als anatomisches Grundgerüst sitzen an der Wirbelsäule auch die Hauptenergiezentren – die **Chakren**. Auch die Hauptenergiekanäle, durch die das Prana – die Lebensenergie – fließt, verlaufen entlang der Wirbelsäule. Die Form und Bewegung der Wirbelsäule reguliert den Energiefluss.

Mobilisation und Stabilisation der Wirbelsäule zieht sich durch das gesamte Yogaprogramm für Läufer. Vom YOGA-ABC, MIKRO FLOWS, BASIC und SPECIAL FLOWS sowie schließlich in der REGENERATIONSROUTINE. Zu Beginn der Praxis sollte immer eine Mobilitätsübung der Wirbelsäule – wie z. B. die *Katze-Kuh*-Bewegung – geübt werden. Das löst Muskelverspannungen vom Steißbein bis zum Nacken, öffnet den Brustraum für eine tiefere Atmung und wirkt aktivierend. Eine gute Voraussetzung für alles, was folgt.

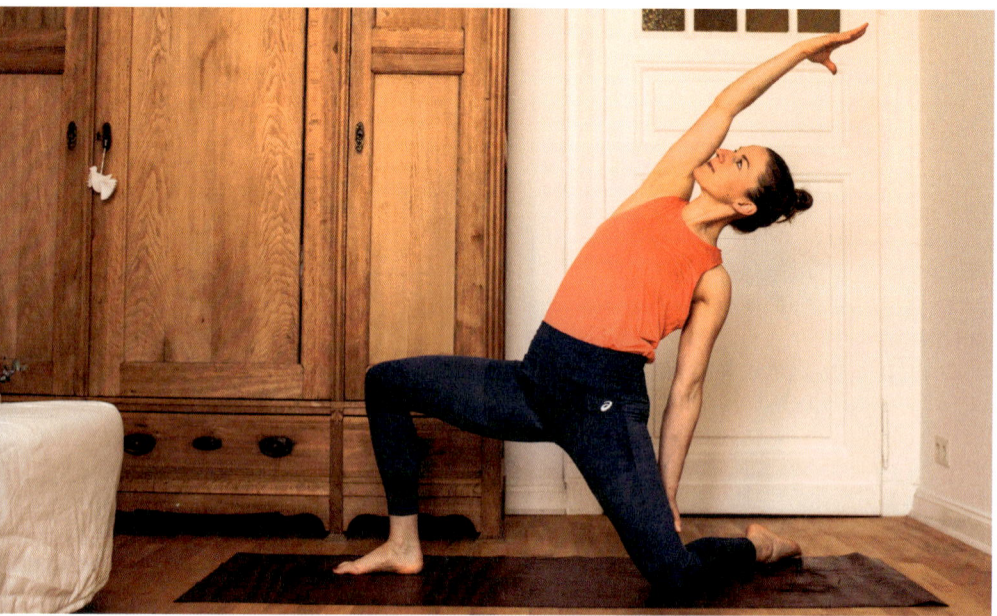

Als Läufer profitierst du erheblich, wenn du die Wirbelsäule regelmäßig – möglichst täglich – kräftigst und dehnst. Das sorgt für eine Verlängerung und Aufrichtung des Oberkörpers und für eine Entlastung im unteren Rücken und in der Hüfte. Außerdem wird die Rumpfmuskulatur trainiert, die als Stütze und kraftübertragende Komponente beim Laufen dient. Dabei ist zu beachten, dass es sich bei der Rumpfstabilisation nicht nur um die Bauchmuskulatur, sondern gleichermaßen um die (untere) Rückenmuskulatur und seitliche Rumpfmuskulatur handelt. Eine Übungsauswahl speziell zur Rumpfkräftigung findest du in Kap. 5.4.4.

Neben der anatomischen Sichtweise kann die Bewegung der Wirbelsäule auf energetischer Ebene noch mehr bewirken. Auch für Läufer kann das Wissen um die yogische Wirkungsweise sehr interessant und hilfreich für den Alltag sein.

Rückbeuge im Yoga – Heart Opener

Eine *Rückbeuge* ist eine Überstreckung der Wirbelsäule. Sie dehnt die Körpervorderseite – insbesondere die Brustmuskulatur – und kräftigt die Rückseite. Das sorgt für eine aufrechte Körperhaltung. Durch die intensive Öffnung des Oberkörpers wird das Selbstbewusstsein gestärkt und Bereitschaft und Mut gestärkt.

Rückbeugen haben eine direkte und intensive Wirkung. Die Atmung wird automatisch vertieft und gekräftigt, wodurch sich der Kreislauf aktiviert, mehr Sauerstoff aufgenommen wird und Körper und Geist wacher werden. Die Praxis von *Rückbeugen* eignet sich insbesondere, wenn du dich energielos, unsicher oder ängstlich fühlst.

Rückbeugen werden im Yoga als „Herzöffner" bezeichnet, weil sie den Brustraum weiten, Spannungen lösen und dem Herz mehr Freiraum schaffen. Mehr Platz ums Herz bedeutet auch mehr Raum für Emotionen, die sich lösen und entfalten können. „Öffne dein Herz", Emotionen loszulassen, statt an einer verschlossenen Haltung festzuhalten, kann sehr befreiend sein und mit einem Gefühl von Leichtigkeit und Zuversicht belohnt werden.

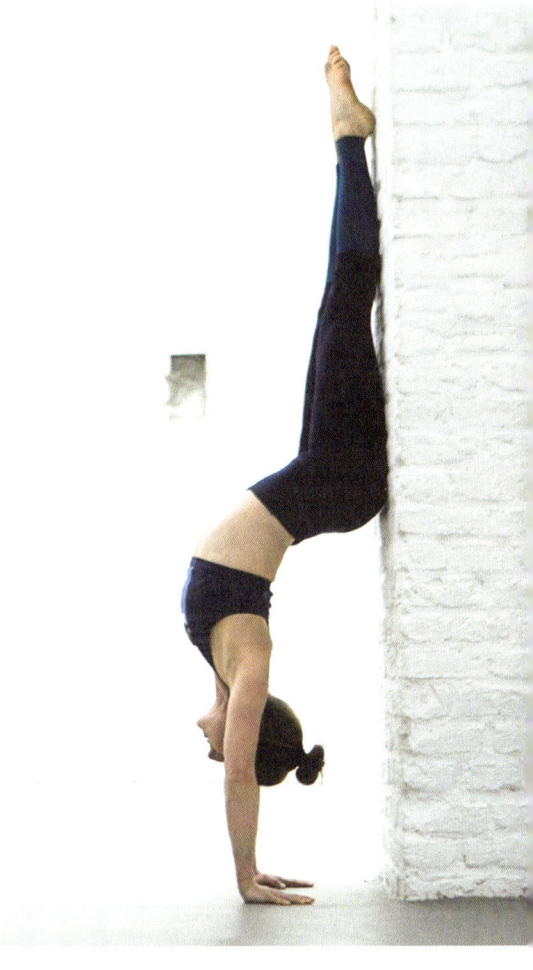

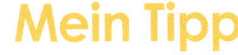

Mein Tipp

Vor dem Laufen: Nimm dir kurz Zeit für die geschlossene Bergposition (S. 111). So öffnest du deinen Brustkorb, verlängerst dich und aktivierst deine Rückenmuskulatur für ein aufrechteres Laufen.

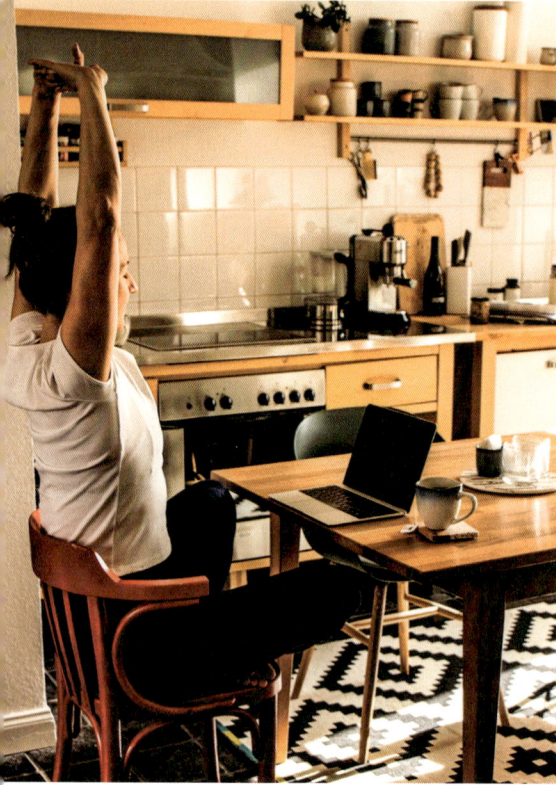

Für den Alltag: Eine dauerhaft vorgeneigte Schreibtischhaltung solltest du vermeiden, indem du sie immer wieder durch ein Langstrecken der Wirbelsäule aufbrichst und lockerst. Das beugt nicht nur Rückenschmerzen, sondern auch Energietiefs vor.

Vorbeuge im Yoga – Forward Bend

— 66 —

„Vorbeugen ist besser als heilen."

Hippokrates

— 99 —

Stehend oder sitzend – bei *Vorbeugen* wird der Oberkörper über die Beine gefaltet bzw. vorgebeugt. Dadurch entsteht eine Dehnung der gesamten hinteren Körperhälfte, insbesondere spürbar im Nacken, in den Schultern, im unteren Rücken und im Gesäß und in der Oberschenkelrückseite. Nicht selten schießt in der *Vorbeuge* ein Stich bis in den Scheitel oder unter die Fußsohle. Das liegt daran, dass über myofasziales Gewebe alles miteinander verbunden ist.

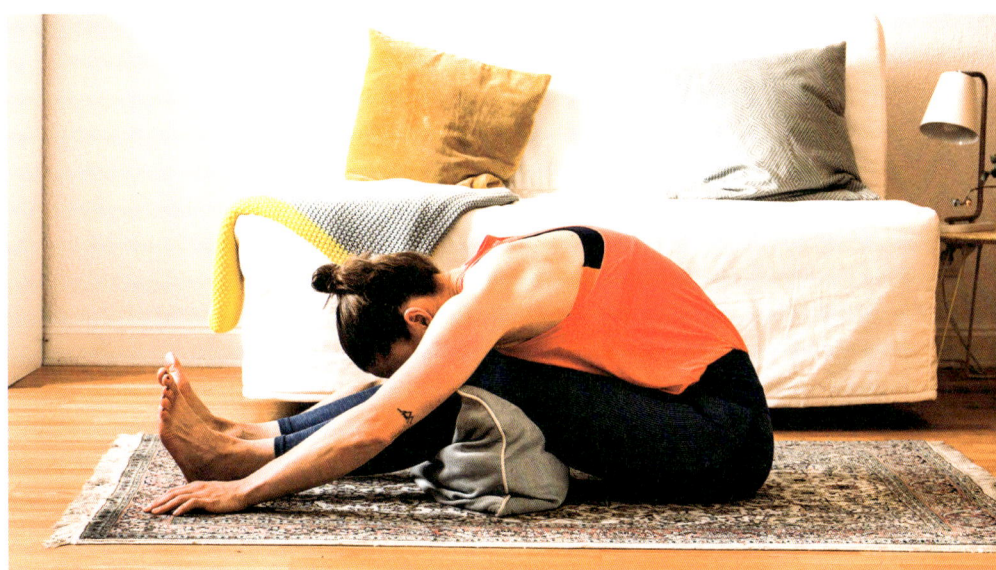

Läufer + *Vorbeugen* = Hass-Liebe. Muskelverspannungen und -verhärtungen der Rückseite, die für Läufer sehr typisch sind – lassen *Vorbeugen* zu einer echten Herausforderung werden. Sie üben dich in Geduld, Achtsamkeit und Durchhaltevermögen. Mit der Zeit wird es dir leichter fallen, den aufkommenden Widerständen nicht so schnell nachzugeben und die Position länger zu halten.

Und es lohnt sich. Die *Vorbeugen* wirken nämlich Wunder. Sie ziehen die Wirbel auseinander und entlasten die gesamte Wirbelkette. Die Bauchregion wird in der *Vorbeuge* komprimiert, das massiert die Organe und fördert die Verdauung.

Durch das *Vorbeugen* gelingt es, die Sinne nach innen zu kehren und die Gedanken zu zentrieren. Nichts drum herum kann jetzt noch ablenken oder irritieren. Durch die introvertierte Haltung gelingt es, bei sich zu bleiben und Körper und Geist zu beruhigen. Das Herz wird umschlossen und vor äußeren Einflüssen geschützt, was eine zusätzlich beruhigende und entspannende Wirkung hat.

Mein Tipp

Vorbeugen am Abend wirken beruhigend auf Körper und Geist und helfen dabei, überschüssige Energien loszulassen. Das hat eine positive Auswirkung auf deinen Schlaf und den Regenerationsprozess.

Rotation im Yoga – Twists

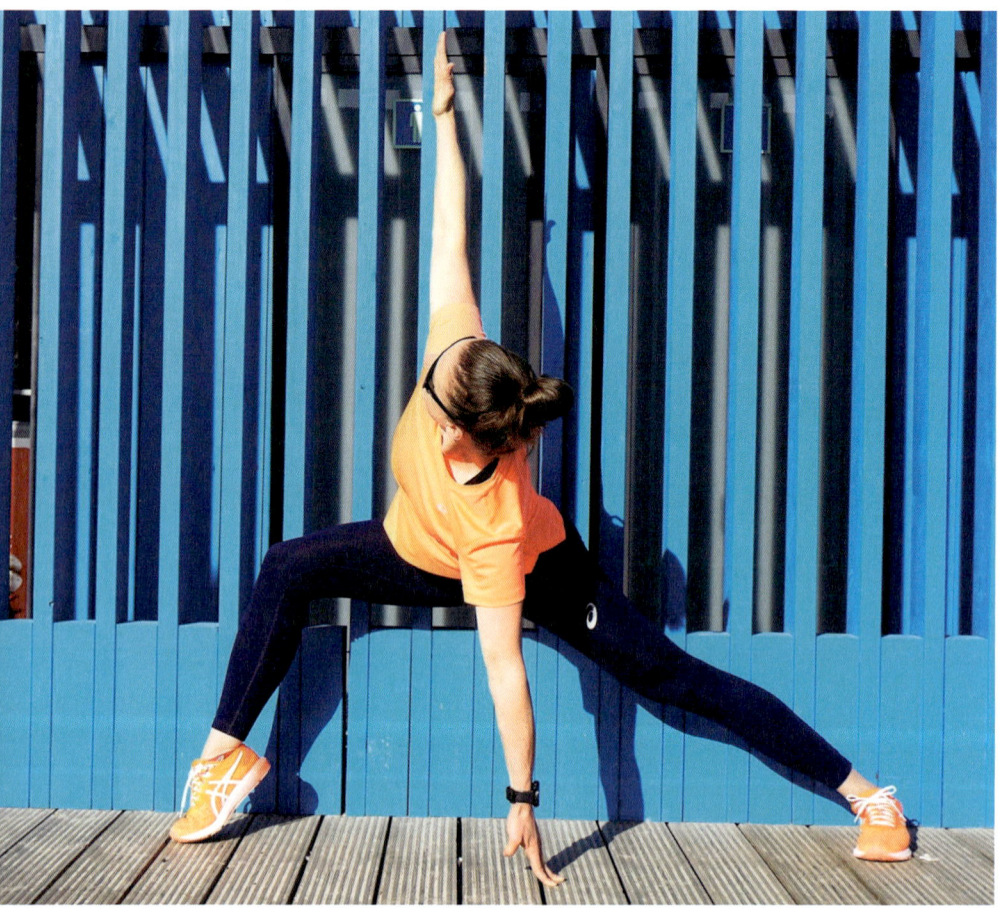

Als **Rotation** oder **Twist** wird im Yoga die Drehung der Wirbelsäule bezeichnet. Damit wird der obere Teil – Hals- und Brustwirbel – dem unteren Teil – Lendenwirbel – entgegengedreht, mit dem Drehpunkt etwa auf Bauchnabelhöhe. Sie werden stehend, sitzend oder auch liegend ausgeübt und sind sehr effektiv. Sie stärken die Körpermitte und neutralisieren die Wirbelsäule. D. h., sie bringen sie zurück in ihre neutrale Position.

Das kann vor allem nach dem Laufen sehr hilfreich und entlastend sein. Rotationen wirken außerdem auch auf energetischer Ebene neutralisierend, weil sie die Energien gleichmäßig ins Fließen bringen. Durch die Drehung werden Leber und Nieren massiert und ihre entgiftende Funktion wird angeregt. Mit gutem Grund wird den Übungen eine „Detox"-Wirkung nachgesagt.

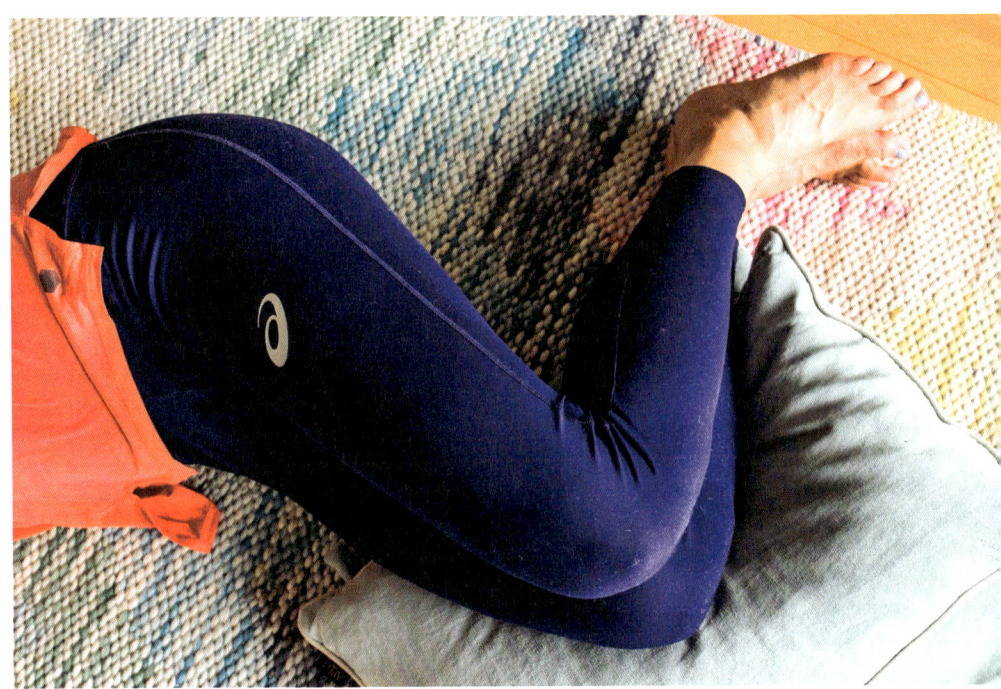

Mein Tipp

Mit einer liegenden, gedrehten Position kannst du deinem Körper besonders nach dem Training etwas Gutes tun. Verspannungen im unteren Rücken können sich lösen, und du fühlst dich wieder freier und leichter. Der neutralisierende Aspekt schafft Gleichgewicht für innere Ruhe und Entspannung.

Alle drei Asana-Gruppen „Rückbeugen, Vorbeugen und Rotationen" schaffen Raum und sorgen dafür, dass sich die Wirbelsäule in ihrer natürlichen Form aufrichten kann. Das sorgt für Wohlbefinden, positive Energie und eine beschwerdefreie Bewegung.

4.1.7   Balance für die Schulter mit Yoga

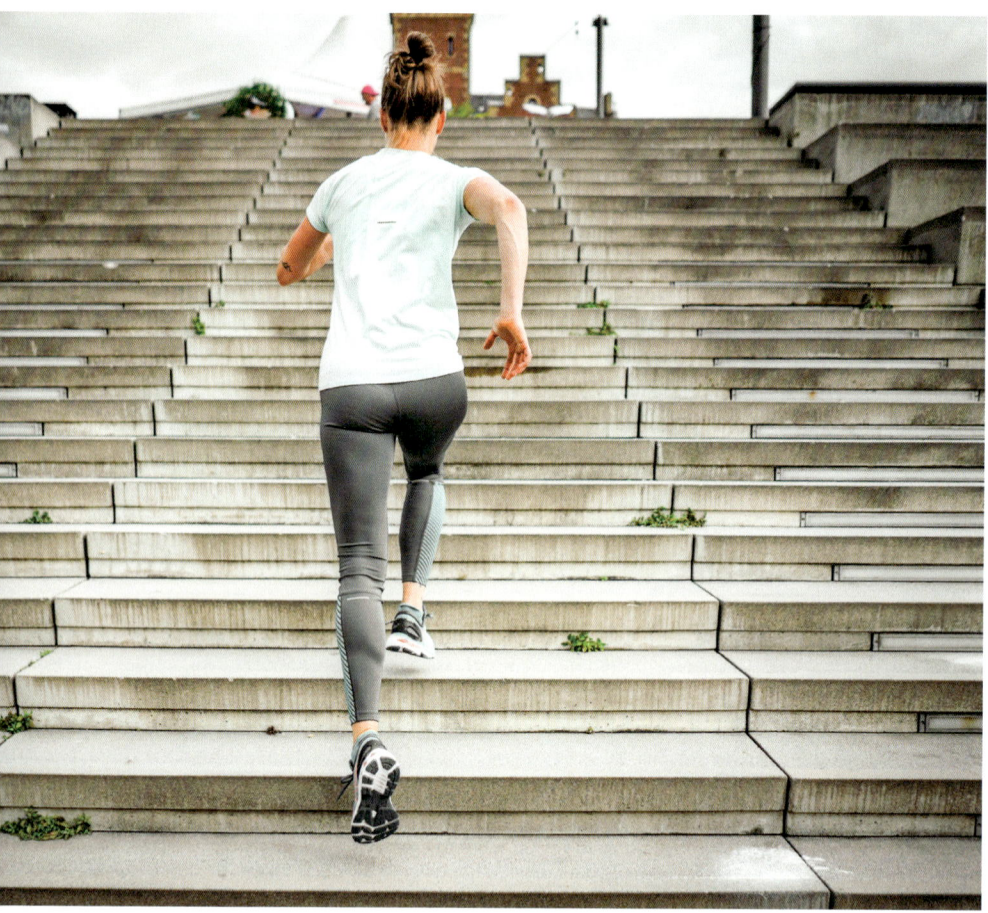

— 66 —

„Wir laufen nicht nur mit den Beinen,
sondern mit dem ganzen Körper."

— 99 —

Neben der Arbeit der Beine ist unser Rumpf und Schulterapparat wesentlich an der Laufbewegung beteiligt. Die Körpermitte stabilisiert die Wirbelsäule, trägt den Brustkorb und überträgt die Kraft in Unter- und Oberkörper. Der Schulterapparat hält den Oberkörper aufrecht und ermöglicht den Pendelschwung der Arme, der wesentlich für den Vortrieb ist.

Der Armeinsatz wird beim Laufen allerdings häufig vernachlässigt, dadurch wird kostbare Energie verschenkt. Die Voraussetzung für einen vollständigen Bewegungsradius der Pendelbewegung ist eine gute Mobilität im Schultergelenk und im Schultergürtel – bestehend aus Schulterblatt und Schlüsselbein.

Das Schultergelenk arbeitet in der Bewegung direkt mit dem Schultergürtel zusammen. Das Schultergelenk gehört wie das Hüftgelenk zu den Kugelgelenken und ist das beweglichste Gelenk dieser Art im ganzen Körper. Allerdings ist es im Vergleich zum Hüftgelenk die schwächere Verbindung und daher besonders verletzungsanfällig.

Für eine beschwerdefreie Funktionalität gilt das Prinzip „stabile Mobilität und mobile Stabilität" auch für den Schulterapparat: Das Gelenk muss vielseitig bewegt werden und der umschließende Muskelmantel muss sowohl gekräftigt als auch gedehnt werden. Das Zusammenspiel wirkt kollabierenden Schultern entgegen. Wenn die Schulterblätter auf der Rückseite gehalten werden und sich die Brustmuskulatur auf der Vorderseite öffnet, kann die Armbewegung optimal eingesetzt werden.

Eine Kombination der Asana-Gruppen Schulter- und Brustöffner (dazu zählen u. a. auch die *Rückbeugen*) sowie Stützpositionen erfüllt die Voraussetzungen für einen gesunden, funktionsfähigen Schulterapparat, der für die Laufbewegung essenzieller Bestandteil ist.

Mein Tipp

Laufe mit deinen Armen! Starte vor deinem nächsten Lauf mit einer Schultermobilisation. Achte anschließend beim Laufen auf einen aufrechten Oberkörper mit zurückgezogenen Schulterblättern, einen 90°-Winkel von Ober- und Unterarm sowie auf den aktiven Einsatz der Pendelbewegung. Nebenbei ist das ein hilfreicher Trick, wenn die Beine mal schwach und schwer sind.

4.1.8   Fazit – die Laufbewegung optimieren mit Yoga

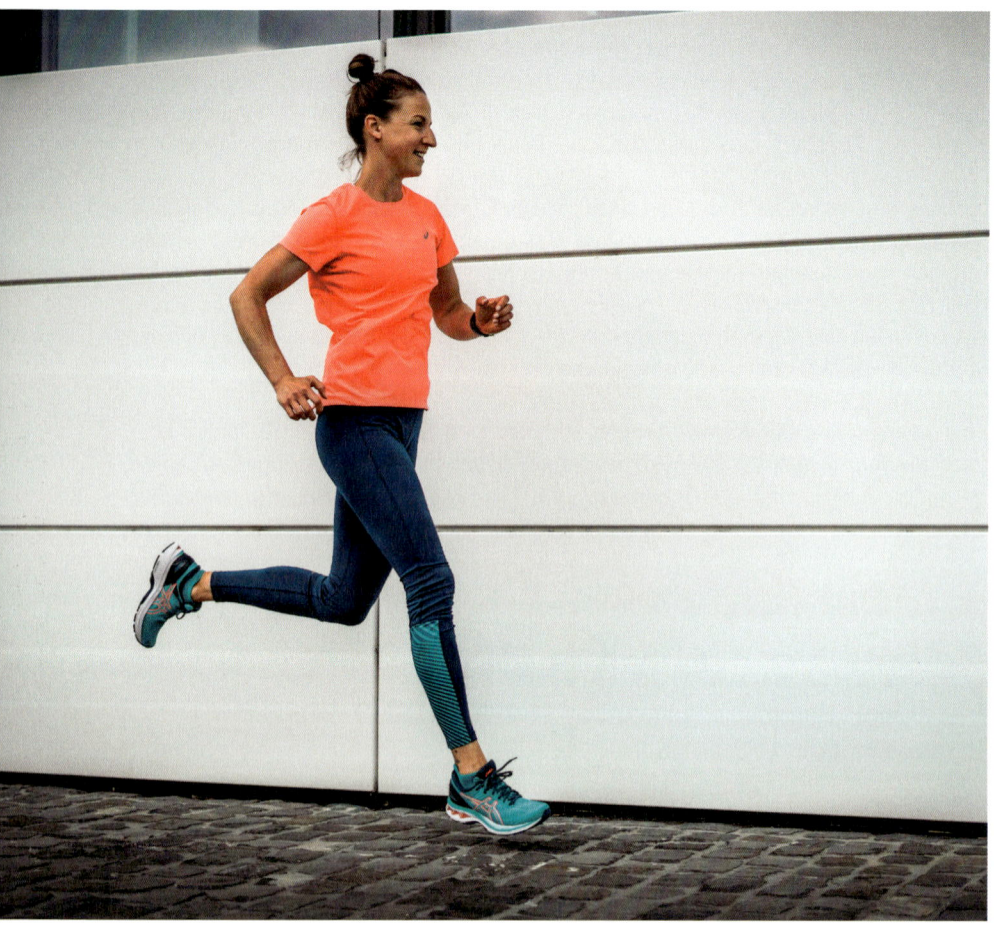

Yoga ist eine Bewegungsform, die den Körper funktional – ganzheitlich – in Mobilität und Stabilität fordert. Yoga für Läufer setzt an den Schlüsselbereichen der Laufbewegung an, um diese zu optimieren und zu fördern. Schwachstellen können dadurch besser erkannt und behoben werden.

Eine Auswahl an *Hüftöffnern, Rückbeugen, Vorbeugen* und *Rotationen* sowie *Schulteröffnern* und *Stützhaltungen* bietet genau die Art von Training, die Läufer als Ergänzung für ein verbessertes Laufen benötigen. Dazu bedienen wir uns Elementen aus unterschiedlichen Yogastilen und bilden eine Kombination aus kraftvollen, dynamischen, sowie statischen und öffnenden Positionen. Das Ergebnis ist ein auf die Bedürfnisse des Läufers zugeschnittenes Yogaprogramm.

Yoga lehrt uns außerdem, den Körper in seinem Aufbau und seiner Funktionalität besser zu verstehen. Nicht allein durch theoretisches Wissen um Muskeln, Gelenke und all die Verbindungen, sondern auch durch das Spüren des Körpers, was sich durch Wissen und Praxis entwickelt und vertieft. Meiner Erfahrung nach ist die Verbindung von Verständnis und Körpergefühl die wesentliche Voraussetzung und Grundlage für einen gesunden, leistungsfähigen und effizient eingesetzten Körper.

Das YOGA-ABC und die FLOWS aus dem Programm *Yoga für Läufer* basieren auf dem Gleichgewicht von Mobilität und Stabilität der Schlüsselbereiche Hüfte, Wirbelsäule und Schulter und bieten Läufern aus anatomischer Sicht folgende Vorteile:

» Eine aufrechte Körperhaltung.

» Einen effizienten Armeinsatz.

» Eine effektive Hüftstreckung.

» Eine verlängerte Schrittlänge.

» Eine effiziente Kraftübertragung.

» Eine verbesserte Koordination.

» Mehr Kontrolle über die Bewegung.

4.2   Von der Laufbelastung regenerieren – Yoga als Ausgleich

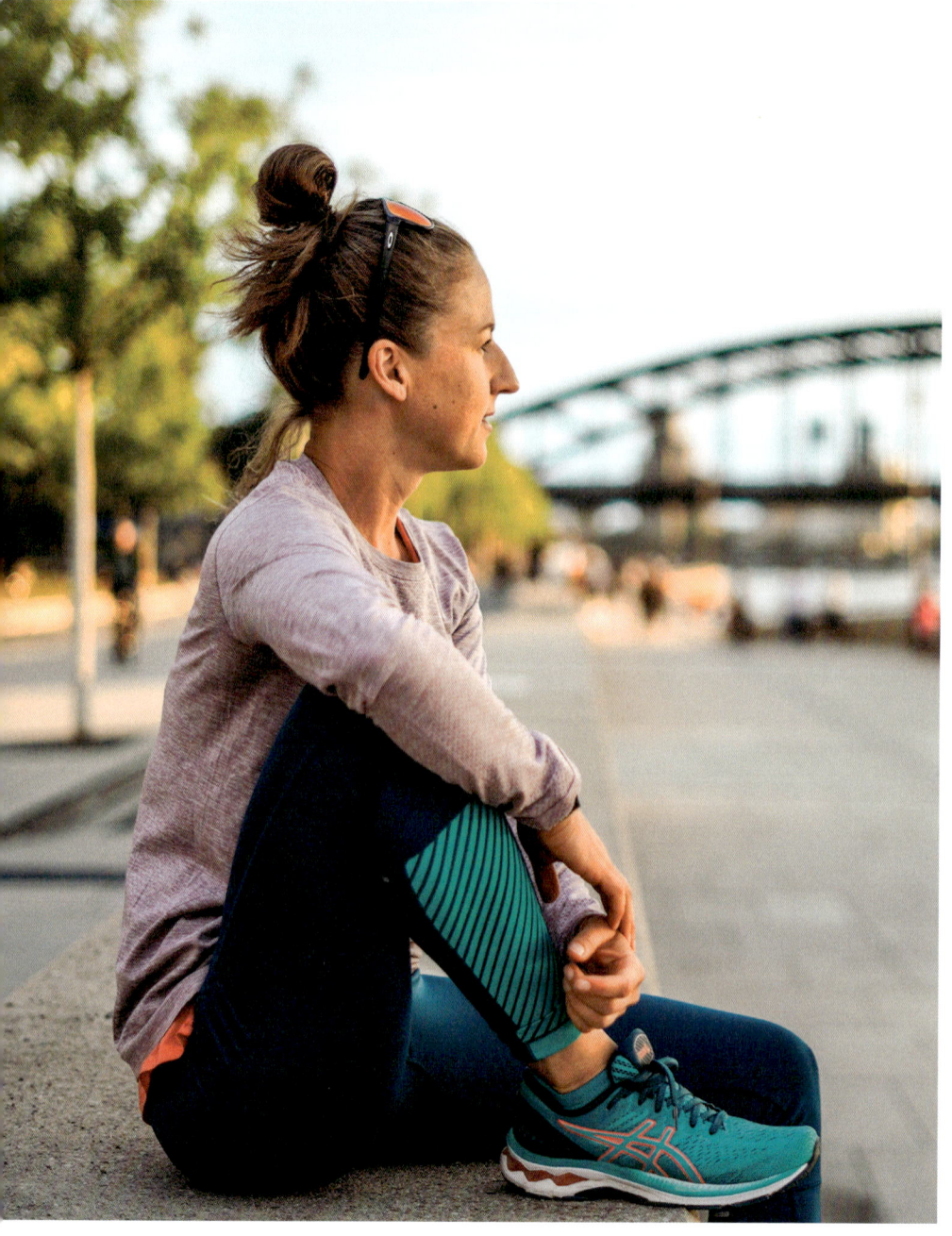

Fest steht: Yoga hält beweglich und stabil. Neben Stärke, Leichtigkeit und Wohlbefinden im Alltag bereichert Yoga damit dein Laufen wesentlich und setzt gezielt an deinen Bedürfnissen an. Yoga macht einen Unterschied, das wirst du schnell spüren. Neben den körperlich aufbauenden Aspekten, die dein Lauftraining ergänzen, kann dir Yoga aber noch mehr bieten: Ausgleich!

Für die Leistung, die der Körper ständig aufbringen muss. Laufen macht Spaß, entfacht Energie, motiviert und stimmt glücklich und zufrieden. Dabei dürfen wir nicht vergessen, dass Laufen auch Belastung, Stress und Anstrengung für den Körper bedeutet. Laufen fordert dem Körper einiges ab. Und dafür sollten wir ihm die notwendige Erholung bieten.

Stichwort Balance! Und wenn Yoga eins besonders gut kann, dann ist es Gleichgewicht zu schaffen: Kraft und Geschmeidigkeit, Herausforderung und Routine, Fortschritt und Stillstand, Anspannung und ENTSPANNUNG! Der Zustand von Entspannung sorgt dafür, die Laufbelastung auszugleichen und zu regenerieren. Und wie dir jetzt vielleicht bekannt vorkommen mag, ist das eine der größten Herausforderungen. Das liegt wohl in der Natur des Läufers: sich anstrengen ist leichter als ausruhen.

Ein dauerhaftes Ungleichgewicht kann allerdings zu Überlastungen, Verletzungen sowie Leistungseinbußen und Motivationstiefs führen. Wenn Auszeiten, Entspannung und Schlaf nicht mehr mit Training, Anstrengung und Herausforderung ins Gleichgewicht kommen, wird sich das früher oder später körperlich bemerkbar machen.

4.2.1   In der Ruhe wirst du stärker!

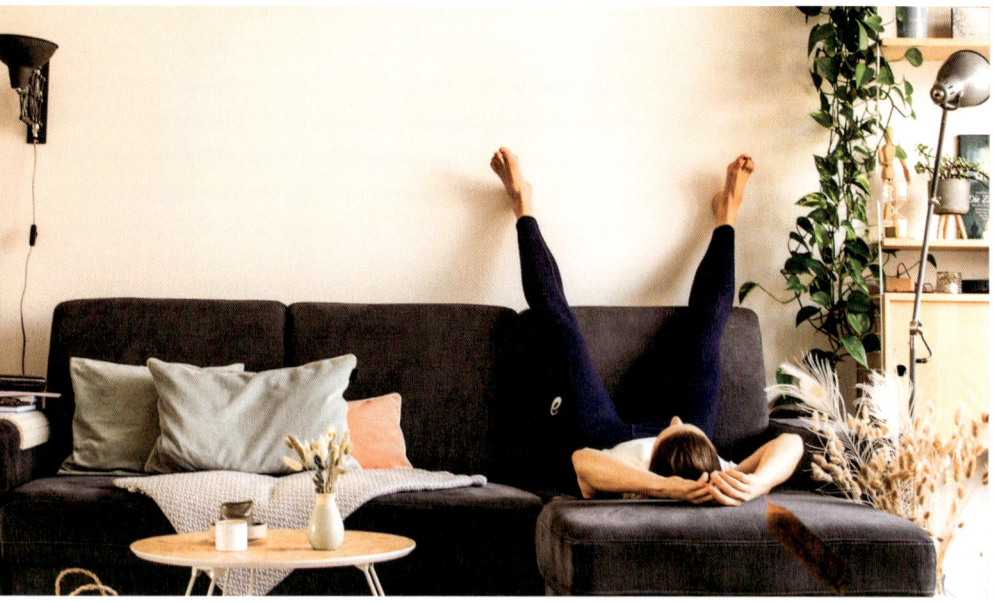

Regeneration bedeutet Gleichgewicht herstellen! Regenerative und entspannende Maßnahmen bilden den Gegenpol zur körperlichen Belastung und nehmen sowohl im Yoga als auch aus trainingswissenschaftlicher Sicht einen hohen Stellenwert ein. Der Regenerationsprozess ist Teil der Leistungsfähigkeit und -steigerung.

Durch die Entlastung im Anschluss an die Belastung kann sich der Muskeltonus des Körpers senken. So haben die Gefäße die Gelegenheit, sich zu weiten, sodass Abfallprodukte abtransportiert und ausreichend Nährstoffe aufgenommen werden können. Die Strukturen können sich dem Trainingsreiz anpassen und aufbauen. Das Ergebnis ist eine Leistungsanpassung und eine optimale Voraussetzung für die nächste Belastungseinheit.

Ein Teil von Yoga kann an dieser Stelle als Werkzeug dienen, um das notwendige Gleichgewicht herzustellen. Mit ruhigen Yogapositionen und dem Einsatz einer bewussten Atmung lässt sich dieser Prozess sogar beschleunigen. Die Durchblutung wird angeregt und die Sauerstoffaufnahme erhöht, was sich „heilend" auf den Erholungsprozess auswirkt.

Bei der regenerativen Yogapraxis sollte dabei beachtet werden, dass die ausgewählten Übungen eine beruhigende Wirkung haben und keine Muskelkraft erfordern. Die REGE-NERATIONSROUTINE im Rahmen von *Yoga für Läufer* ist genau darauf ausgerichtet und erfüllt den Entspannungsanteil. Der Part bedient sich zu einem großen Teil der Yin-Yoga-Methode, die ich zu einem späteren Zeitpunkt noch einmal genauer vorstellen werde.

Ich nenne es REGENERATIONSROUTINE, denn Regeneration soll zur Routine werden. Das Ziel ist die vollständige Entlastung von Muskeln und Strukturen, die beim Laufen stark beansprucht werden. Dazu zählt insbesondere der Hüftbereich und die Wirbelsäule. Eine wichtige Rolle spielt in dem Zusammenhang das Thema Faszien. Durch langes Halten von Positionen können sich die Faszien lösen und entspannen. Das überträgt sich auf die Muskeln und Organe und ist die Voraussetzung für vollständige Entspannung. Auf diese Weise gelingt es, Muskelverspannungen und Blockaden zu lösen und Organfunktionen zu unterstützen.

Die Entspannung der Faszien und Muskeln wirkt sich auch auf den Stresszustand aus. So, wie Stress Auswirkungen auf unseren Körper hat, können wir umgekehrt auch über den Körper Stress regulieren. Das Lösen der Faszien und die Entspannung der Muskeln beruhigt das Nervensystem und lindert Stress. Und weniger Stress fördert wiederum die Regeneration.

Ein kurzes Stretching und dynamische Bewegungsabfolgen – Flows – lösen diese Art von tiefer Entspannung nicht aus. Daher setzt sich das Yogaprogramm für Läufer aus mehreren Komponenten zusammen.

4.2.2   Achtsamkeit auf den eigenen Körper

Ein zusätzlicher Aspekt, den Yoga fordert und fördert, ist die Aufmerksamkeit und **Achtsamkeit** auf den eigenen Körper. Körpersignale zu übergehen, kann sich fatal auf unsere Gesundheit auswirken, aber häufig ist das der Regelfall. Yoga sensibilisiert uns für eine intensivere Körperwahrnehmung und ein geschärftes Körpergefühl.

Diese enge Verbindung zu unserem Körper hilft uns, ihn besser in seiner Funktion zu verstehen. So sind wir in der Lage, ihn effizient einzusetzen und auf Signale wie Erschöpfung oder Überlastung schneller zu reagieren. Wir lernen, uns besser um unseren Körper zu kümmern und mindern dadurch das Verletzungsrisiko erheblich.

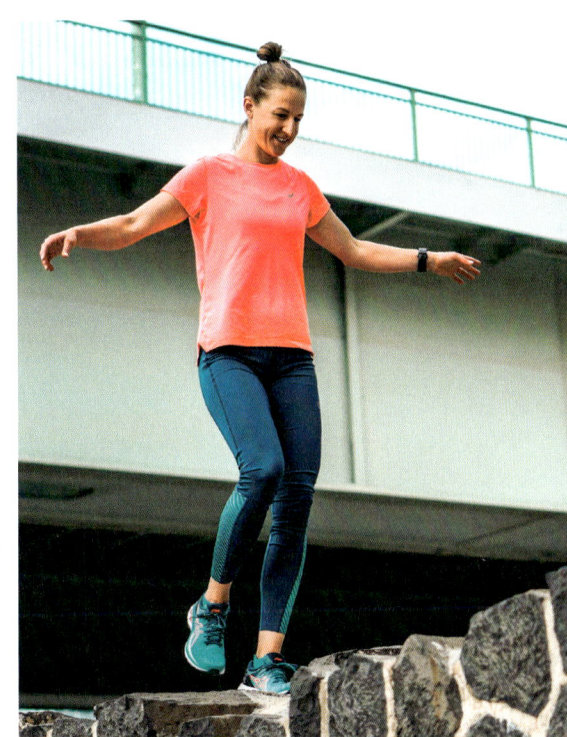

Im Fokus der REGENERATIONSROUTINE steht die Entspannung als Ausgleich zur Lauf-belastung. Die Praxis geht wie das gesamte Programm auf die Fokusbereiche des Läufers ein. Durch die Praxis wirst du von folgenden Effekten profitieren:

» Sie hilft beim Lösen von Faszien und Muskelverspan-nungen.

» Die Entlastung von Hüfte und unterem Rücken ist wichtig.

» Eine schnellere Regeneration spielt eine große Rolle.

» Ein verbesserter Schlaf entspannt.

» Ein reduziertes Stresslevel führt zu mehr Entspannung.

» Eine erhöhte Sauerstoffaufnahme ist wichtig.

Yoga hilft uns, eine Pause zu nehmen und abzuschalten. Im wahrsten Sinne können wir hier mal „durchatmen" und zur Ruhe kommen. Neben den regenerierenden Aspekten schaffen wir es dadurch, auch Gedanken zu beruhigen und Klarheit zu schaffen. Es gelingt uns dann wieder, uns auf das Wesentliche – unsere Ziele und Bedürfnisse, auf uns – zu fokussieren.

Das Ergebnis: ein ruhiger Geist in einem ruhigen Körper. Dieser Aspekt kann im Leis-tungssport und in Wettkampfsituationen eine wesentliche Rolle spielen. Die Weiter-führung an dieser Stelle wäre die Methode der Meditation, die tiefer an die geistigen Prozesse anknüpft.

Yoga für Läufer zielt sowohl auf die Optimierung der Laufbewegung als auch auf die Regeneration durch Entspannung ab. Ausgleich und Ergänzung zugleich. Eine Einheit, die alles miteinander verbindet und in Einklang bringt. Das ist Yoga. Schließlich ist es ein Balanceakt von Anspannung und Entspannung. Wenn es gelingt, das Gleichgewicht nicht aus den Augen zu verlieren, profitieren wir langfristig von:

» einem erhöhtem Bewegungspotenzial,
» einer verbesserten Funktionalität,
» einer Leistungssteigerung,
» einer Vermeidung von Überlastungsbeschwerden und Verletzungen sowie
» von einem besseren Gefühl!

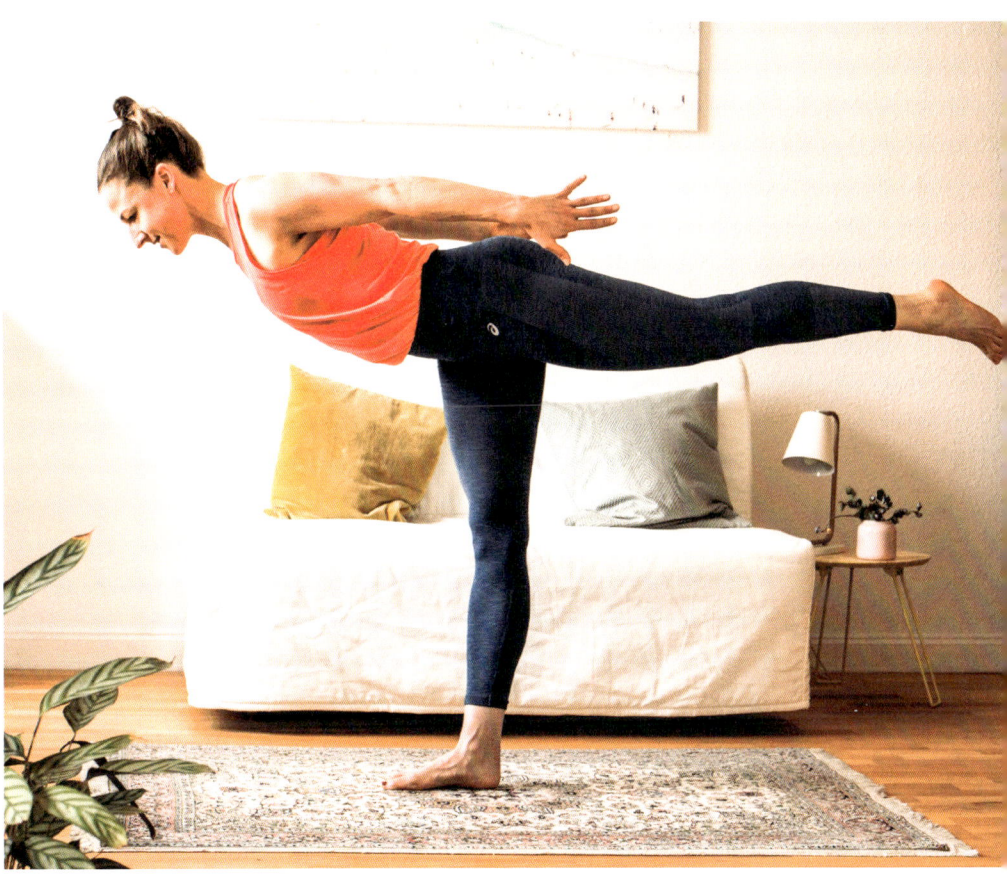

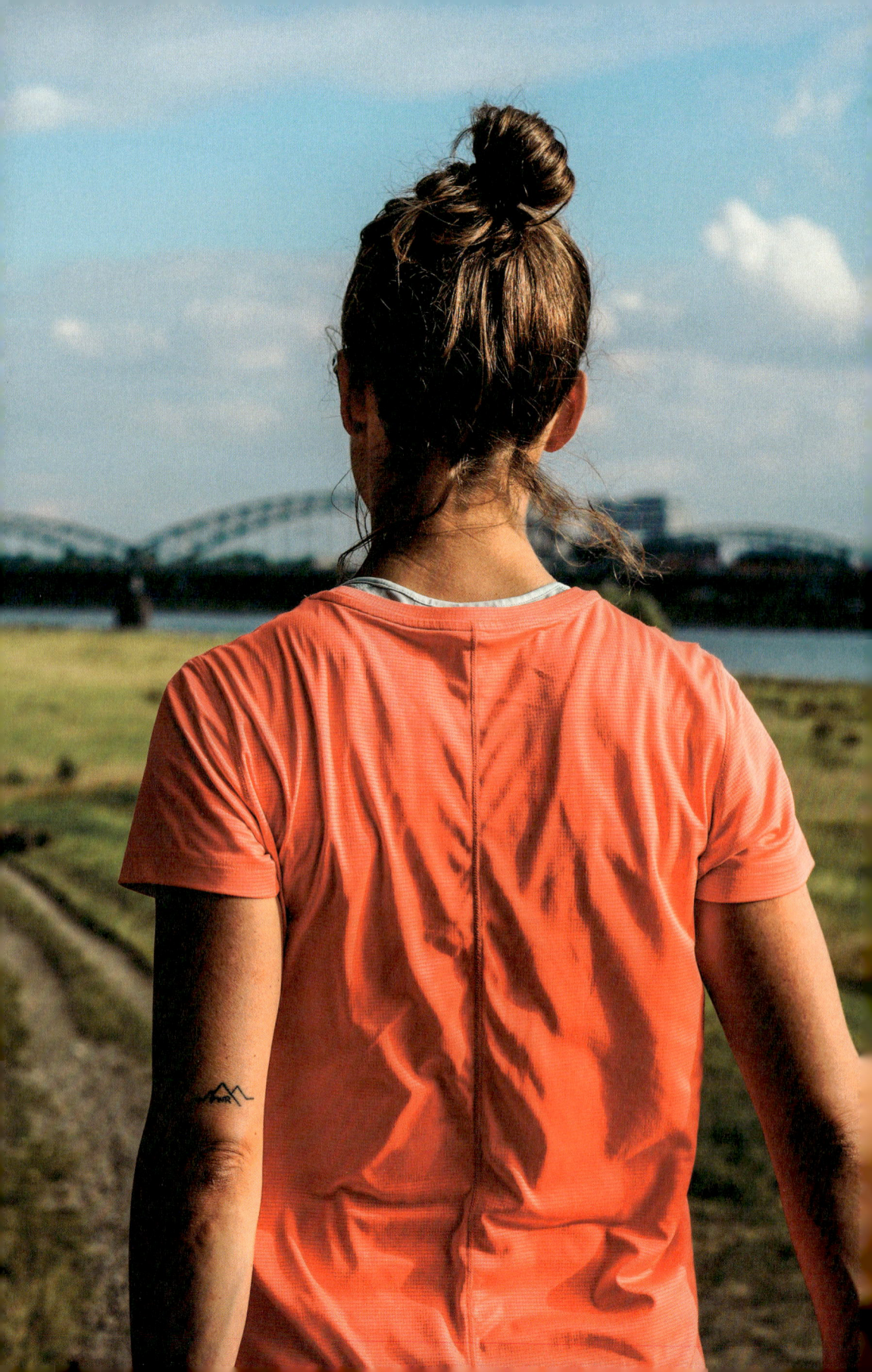

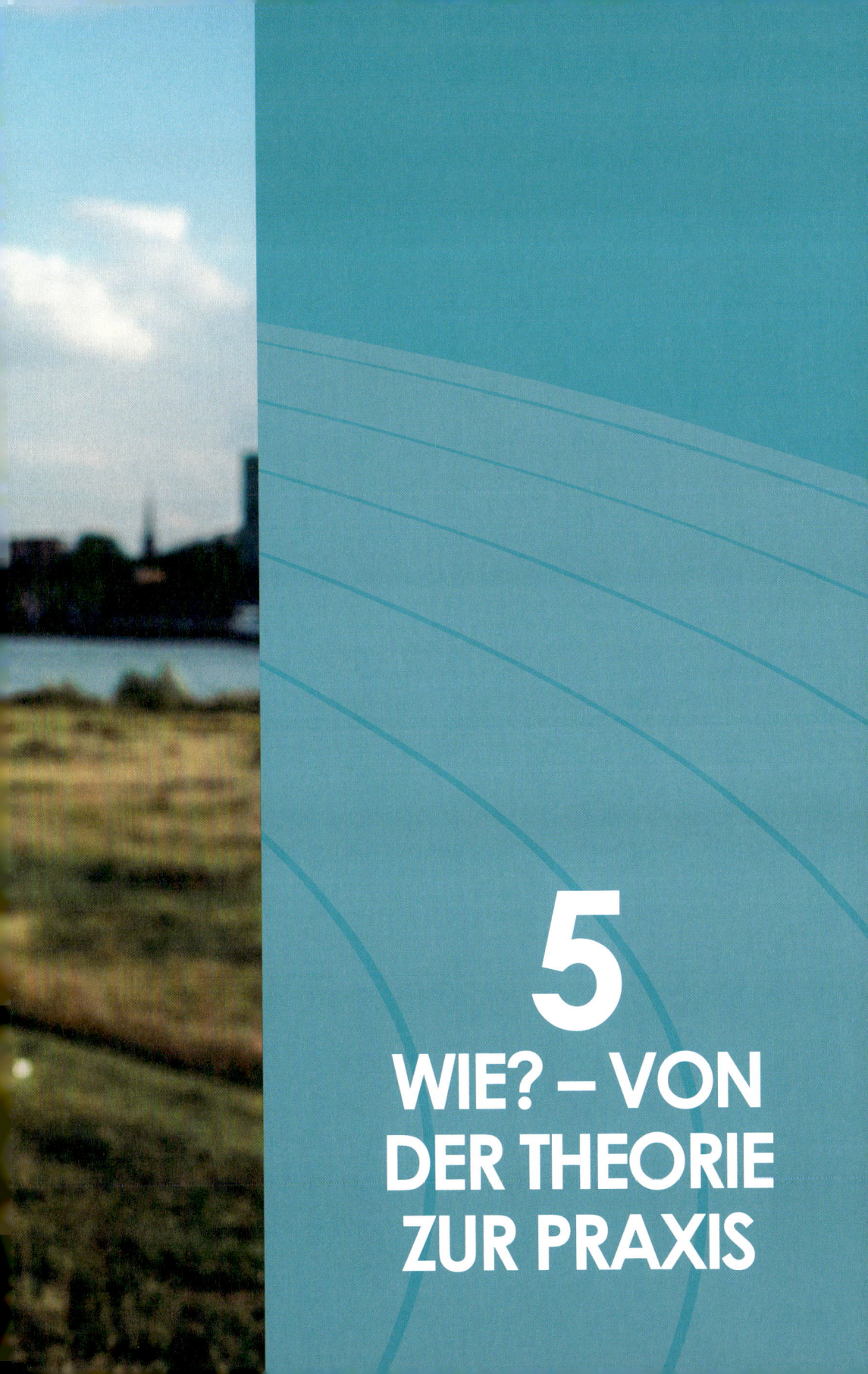

5
WIE? – VON DER THEORIE ZUR PRAXIS

WIE? – VON DER THEORIE ZUR PRAXIS

Nun hast du erfahren, WARUM es sinnvoll ist, Yoga in den Laufalltag einzubinden. Nur die Theorie allein reicht nicht aus. Jetzt ist es Zeit, neue Erkenntnisse und Motivation in die Tat umzusetzen. Der Schweinehund ist mächtig, wenn Neues oder Ungewohntes in den Alltag integriert werden soll. Es fordert Geduld und Kontinuität, bis es sich eingefügt hat. So schwer dir die Vorstellung vielleicht gerade fällt, so überrascht wirst du sein, wie schnell Yoga eine Selbstverständlichkeit in deinem Laufalltag und in deiner Einstellung wird.

Auch wenn ich nicht jeden Tag auf der Yogamatte praktiziere, gibt es doch täglich eine „yogische Tätigkeit", die meinen Tag bereichert. Ich besuche gerne Yogaklassen und genieße das gemeinsame Üben, die Inspiration und die Energie, die ich als Schüler mitnehme. Aber genauso wertvoll sind die Kleinigkeiten, die sich fest in den Tag verankert haben. Damit meine ich Routinen, die ich zwar bewusst einsetze, die sich aber so verinnerlicht haben und die einfach dazugehören.

Eine kurze Bewegungsroutine am Morgen, während der Kaffee durchläuft, eine kurze Mobilisation der Wirbelsäule und der Hüfte nach dem Morning Run noch vor der Haustür oder ein paar Minuten bewusst in den Bauch atmen (mehr dazu in Kap. 2).

Auch das ist Yoga. Die Mischung und die Summe macht es aus. Das ist wie beim Lauftraining: lange Dauerläufe, Tempoläufe, Sprints, Techniktraining, Regenerationsläufe. Jeder nach seinem eigenen Plan. So kannst du es auch mit Yoga schaffen!

Aus meiner eigenen Erfahrung sind drei Aspekte wesentlich, die das Einbinden von Yoga in den Läuferalltag erleichtern. Zum Ende des Buchs stelle ich dir dazu meinen eigenen Ablaufplan vor, der es mir nicht erlaubt, Yoga vom Tagesplan zu streichen.

5.1   Mindset – es ist deine Entscheidung!

Der erste Schritt ist immer die Entscheidung. Wenn du dieses Buch liest, hast du viel-leicht schon länger darüber nachgedacht, mit Yoga zu starten, mal einen Versuch zu wagen. Vielleicht gab es auch schon den einen oder anderen Probelauf, aber so richtig warm bist du noch nicht geworden. Es weckt noch ein fremdes Gefühl, statt ein inneres Bedürfnis und Vertrautheit. Das liegt daran, dass du dich noch nicht entschieden hast. Dein Kopf hat noch nicht „Ja" gesagt.

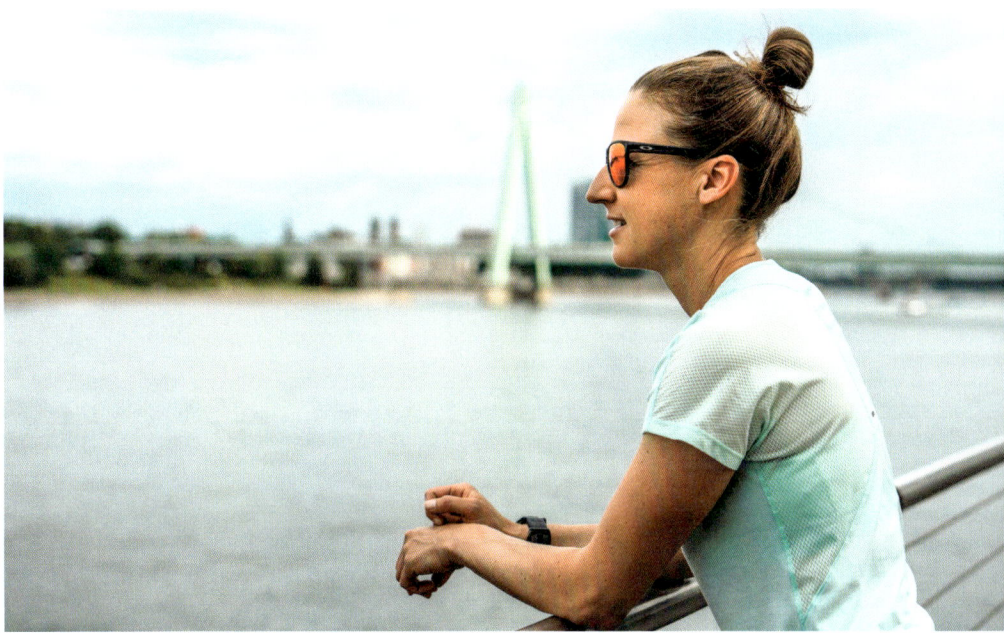

Wenn du dich dafür entscheidest, wird es zum Laufen „dazugehören" wie das Schnüren deiner Laufschuhe. An dieser Stelle möchte ich dir helfen und dich dort abholen, wo du gerade stehst. Ich möchte dir eine Orientierung geben, welche Yogarichtung, Übungen und Herangehensweisen sinnvoll für Läufer sind.

Denn genau, wie ich den Zugang zu Yoga entdeckt und mir aus der Fülle der Yogawelt die passenden Instrumente herausgesucht habe, so möchte ich dir zeigen, dass, wenn wir an der richtigen Stelle ansetzen, den Sinn verstehen, Fortschritte und Erfolge er-leben, neugierig und motiviert sind, sich das „Ja" und die anfängliche Überwindung auszahlt.

Mir ist es sehr wichtig, dass du selbst herausfindest, was Yoga für dich bedeutet. Für jeden kann das etwas anderes sein. Ich gebe dir den Leitfaden, aber du musst es mit deinen Erfahrungen füllen.

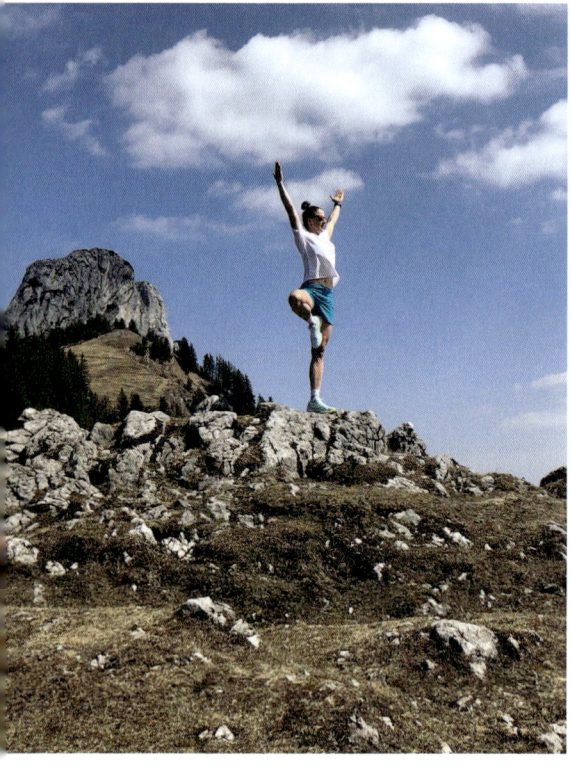

Versuche nicht, „gut" in Yoga, in den Haltungen, in der Atmung zu sein. Das Ziel ist nicht die perfekte Haltung oder Ausrichtung, sondern ein beständiges Üben. Der Weg ist das Ziel. Spüren und entdecken, wie dein Körper funktioniert, wonach er verlangt, was ihm guttut. Denn was dem Körper guttut, wird auch der Seele guttun. Das haben wir zum größten Teil im Alltag und auch im Training verlernt.

Wir übergehen Signale und Bedürfnisse, spüre sie oft gar nicht mehr, haben es uns quasi abgewöhnt, in unseren eigenen Körper hineinzuhören. Doch hier liegt der Schlüssel. Was wir brauchen, ist ein stetiger Ausgleich – für mehr Ausgeglichenheit. Hier liegt unsere Mitte. Ein Zustand, in dem wir uns zufrieden, ruhig und stark fühlen. Weder erschöpft und ausgelaugt noch unausgelastet und unruhig. Wie ein ständiger Balanceakt – der mit ein paar Denkanstößen und praktischen Übungen alltagstauglich wird.

Vielleicht bist du skeptisch, dass Yoga „das Richtige für dich ist". Gut, dann geht es dir genauso wie mir, bevor meine Yogareise begann. Ich hatte damals noch nicht den Willen, etwas zu verändern. Eine Verletzung weckte in mir das Bedürfnis und den Wunsch, es mit Yoga zu probieren. So gab ich Yoga eine Chance. Dazu musste ich verstehen, was Yoga für mich bedeuten kann und welche Rolle Yoga für mich spielt.

Und als ich einmal angefangen hatte, war es geschafft: Laufen und Yoga gehören seitdem zusammen. Ich verspreche dir, wenn der Kopf erst mal Ja gesagt hat, wird der Körper folgen. Yoga tut gut, wenn es Spaß macht – und umgekehrt. Die Voraussetzung ist die Offenheit und Hingabe für das, was Yoga geben kann.

Bleibt es ein Muss oder eine Pflicht, wirst du von den positiven Effekten, die Yoga zu bieten hat, nicht langfristig profitieren. Vielleicht kann ich den Willen und die Motivation in dir wecken. Die Chance – dass Yoga eine wesentliche Veränderung bewirken und eine große Bereicherung für dein Laufen sein kann.

5.2   Die Kraft der Routinen

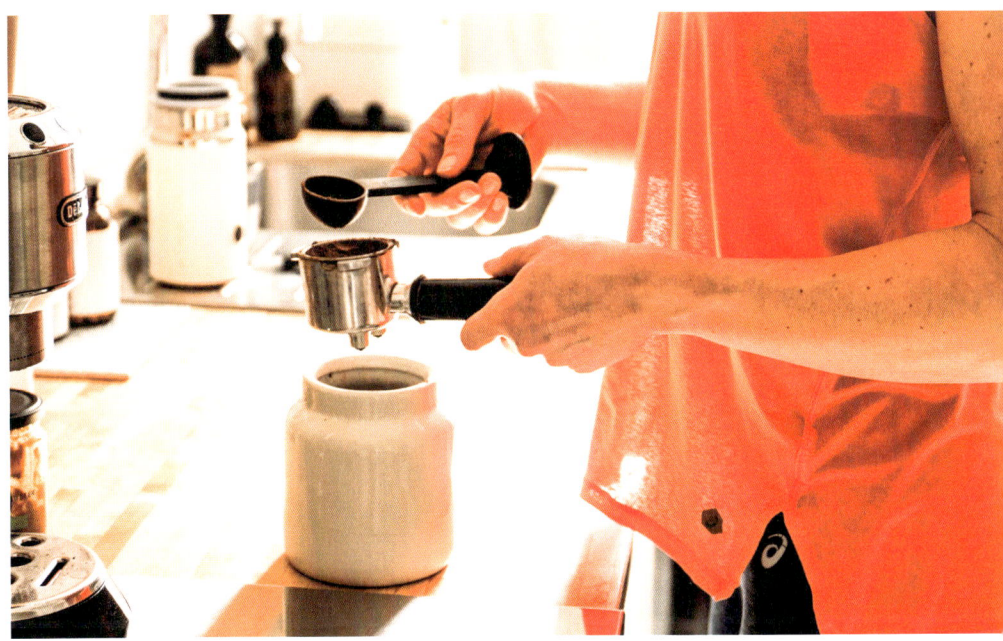

— 66 —

*„Yoga sollte viel mehr Teil
unserer Alltagsbewegungen sein."*

— 99 —

Gewohnheiten – ob gute oder schlechte – laufen im Alltag mechanisch ab, sie passieren von ganz allein, ohne überhaupt darüber nachzudenken. Eine Gewohnheit ist ein vertrautes Verhalten (z. B. zur Begrüßung die Hände schütteln oder sich umarmen . . .), Routinen hingegen laufen bewusster ab und benötigen Aufmerksamkeit bzw. erzeugen mehr Aufmerksamkeit.

Laufen z. B. zählt zu unseren Routinen. Wir entscheiden uns bewusst, das Laufen in unseren Alltag einzubinden. Als regelmäßige Betätigung, die unser Leben bereichert. Routinen sind ein Anker, geben Sicherheit und Struktur.

Neue Routinen erfordern erst einmal Energie und Zeit. Wir müssen Durchhaltevermögen und Beständigkeit zeigen, damit aus einer Herausforderung eine Routine werden kann.

Yoga kann zu deiner neuen Routine werden!

5.2.1   Von der Herausforderung zur Routine – Tipps für deine Yogaroutine

Step by Step

Sei geduldig und fange mit kleinen Schritten an. Wenn du mit Yoga starten möchtest, nehme dir nicht gleich vor, dreimal in der Woche eine 90-minütige Yogaklasse zu besuchen. Erinnere dich an deine Laufanfänge. Du bist sicher auch nicht mit dem Marathon gestartet. Die Frustrationsgefahr ist viel zu groß.

Schenke den kleinen Dingen Aufmerksamkeit und freue dich über die Erfolge. Das motiviert für mehr. 10 Minuten am Tag können schon einen großen Effekt haben. Stelle dir kleine, aber effektive „Aufgaben" zum Start in den Tag. Sie sind simpel und überall machbar und nehmen keine zusätzliche Zeit in Anspruch.

Mein Tipp

Für zwei Miniroutinen am Morgen.

Routine Nr. 1: Wirbelsäule

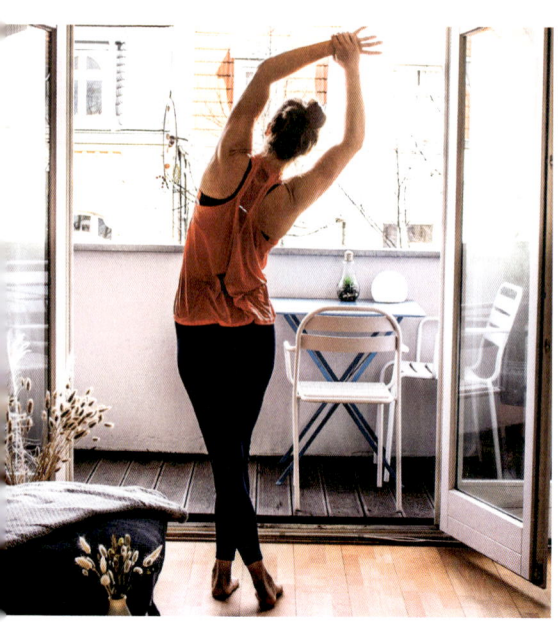

Bewege deine Wirbelsäule, denn sie ist dafür gemacht. Ein sicheres Mittel gegen steifen Rücken und Energielosigkeit. Aktiviere deine Wirbelsäule – sie ist dein Zentrum und deine Basis.

Stelle dir vor: Wenn sich die Wirbelkette beweglich, geschmeidig und gleichzeitig stabil anfühlt, überträgt sich das in den gesamten Körper. Durch die Bewegung schaffen wir Platz für eine aufrechte Haltung und die Atmung.

Das „Vergrößern" hat auch einen mentalen Effekt: Wir fühlen uns wacher und bereit für den Tag. Da entlang der Wirbelsäule die Hauptenergiekanäle verlaufen, werden diese durch Bewegung aktiviert. Einfache Wirbelsäulenbewegungen eignen sich daher nicht nur am Morgen, sondern auch über den Tag, wenn sich Müdigkeit und Trägheit bemerkbar machen.

Katze-Kuh: Neige den Oberkörper vor und lege die Hände auf die Oberschenkel. Strecke den Rücken lang, während du einatmest und runde ihn klein mit der Ausatmung. Wiederhole die Abfolge 10-15-mal und steigere das Bewegungsausmaß. Starte mit kleinen Bewegungen und steigere dich gleichmäßig bis zur letzten Wiederholung.

Flankenstretch: Verlängere dich mit den Armen nach oben. Ziehe dich in die Länge und neige dich dann abwechselnd nach rechts und links, ohne die Länge im Oberkörper zu verlieren. Auch das seitliche Beugen unterstützt das Aktivieren der Energielaufbahnen und das Verlängern der Wirbelsäule. Außerdem werden die einzelnen Wirbel abwechselnd gequetscht und entlastet. Das mag die Wirbelsäule, denn so wird sie mit Nährstoffen versorgt.

Routine Nr. 2: Fokus auf der Atmung

Mache dir jeden Morgen die Kraft der Atmung bewusst. Sauerstoffdusche zum Start in den Tag! Öffne nach dem Aufstehen ein Fenster oder, wenn du die Möglichkeit hast, gehe raus. Schließe die Augen und atme durch tiefe Atemübung frische Luft ein. Über die Einatmung nimmst du Sauerstoff auf, der die Zellen für den Stoffwechsel versorgt. Über die lange Ausatmung entgiftest du.

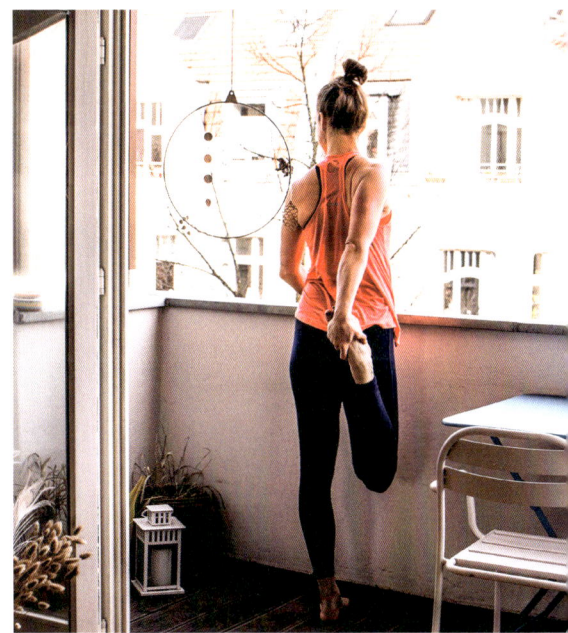

Stelle dir vor, dass du mit der Einatmung nur Gutes, Kraft, Energie aufsaugst und über die Ausatmung das Negative loslässt. Die tiefe Atmung hebt deinen Brustkorb und richtet die Wirbelsäule auf. Es spielt keine Rolle, ob du danach deinen Morning Run startest oder zur Arbeit musst, das System Körper und Geist ist jetzt bereit, gestärkt und entschlossen loszulegen.

Setze dir feste Zeiten

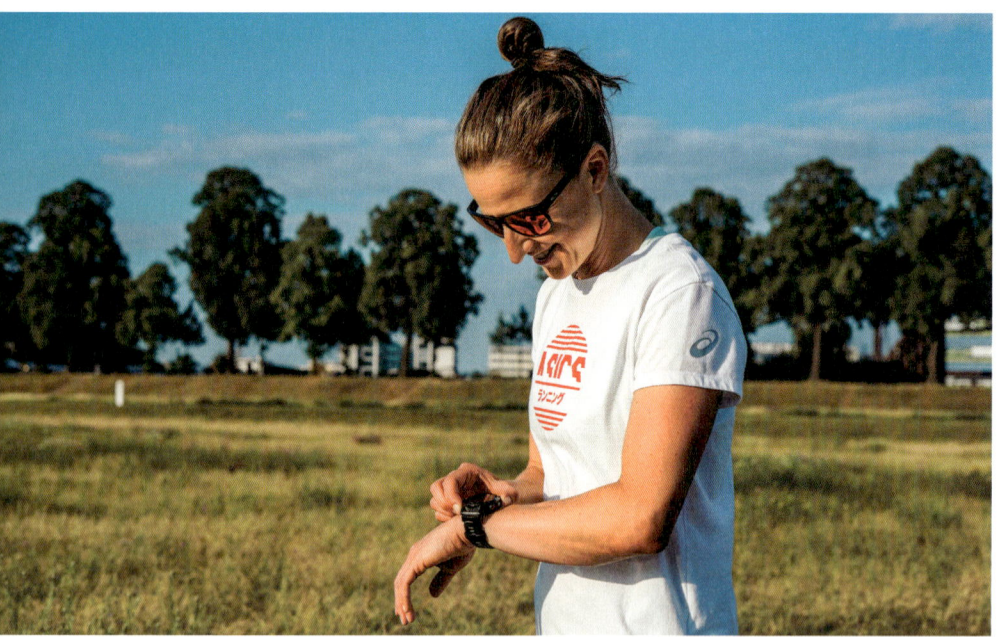

Plane deine Yogapraxis wie einen festen Termin gezielt und sinnvoll in deinen Alltag ein. Das Yogaprogramm für Läufer ist dein Leitfaden, und du musst es für dich so gestalten und formen, dass es sich in deine individuelle Situation wie ein Puzzleteil einfügt.

Mein Tipp

Falls der Morning Run bereits zu deiner Routine gehört, hänge 5-10 Minuten Yoga dran. Falls nicht, wähle dir zwei feste Tage, an denen du deine Übungen in deinen Tag einplanst. Markiere es dir wie einen wichtigen Termin im Kalender oder stelle dir eine Erinnerung im Handy. Verbindlichkeit ist wichtig, bis sich die Routine einstellt.

Die REGENERATIONSROUTINE (S. 228ff.) mache ich z. B. nach jedem langen Lauf oder einer härteren Einheit, ganz fix, ohne Ausrede. Achtung: Plane so, dass kein zusätzlicher Stress entsteht. Nimm dir Zeit, probiere aus und plane bewusst.

Richte dir einen Yogaplatz ein

So, wie neue Laufschuhe für einen Motivationsschub sorgen, kannst du diesen Trick auch für deine Yogapraxis nutzen. Richte dir eine kleine Yogaecke ein. Eine Yogamatte und ein Kissen sollten hier immer bereitliegen.

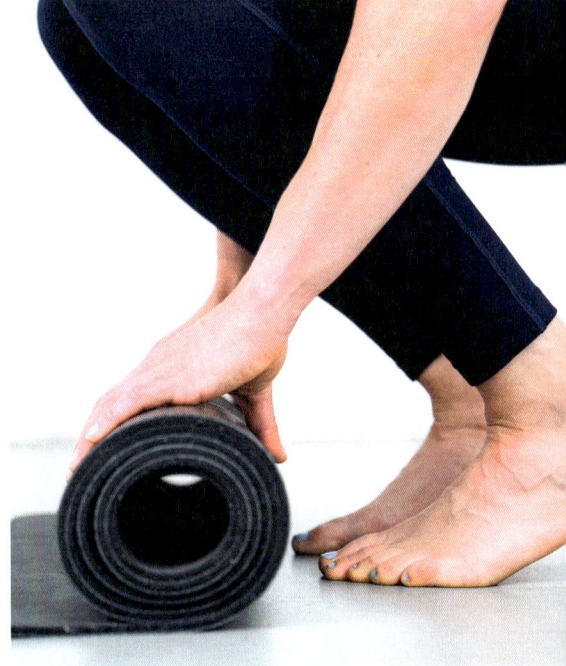

⌐ Mein Tipp ¬

Wenn du am Morgen praktizieren möchtest, rolle dir am Abend schon die Matte aus. Und wähle einen Ort, an dem du möglichst nicht vorbeigehen kannst, ohne über die Matte zu stolpern, z. B. direkt vor dem Bett oder in der Küche.

So wird die Herausforderung ganz schnell zur Routine. So schwer es zu Beginn ist, sich eine Routine zu erarbeiten und diese zu festigen, genauso kraftvoll ist ihre Wirkung. Routinen beeinflussen unser Wohlbefinden und unser Selbstbewusstsein. Durch ständige Wiederholung fühlt es sich vertraut und sicher an. Durch Beständigkeit verbessern wir uns und machen Fortschritte. Das gibt uns ein gutes Gefühl.

Routinen eignen sich deshalb besonders am Morgen, um mit einem gestärkten Gefühl in den Tag zu starten. Dennoch empfehle ich auch ein routiniertes Tagesende, um Geschehenes abzuschließen, Gedanken zu beruhigen und „abzuschalten". Das unterstützt einen besseren Schlaf und fördert dadurch die Regeneration. Dazu empfehle ich dir eine beruhigende Atemübung (s. Kap. 3.3.2) und Übungen aus der REGENERATIONSROUTINE (s. S. 228ff., Kap. 5).

5.3   Keep-It-Simple-Prinzip – alltagstauglich und für jeden Läufer

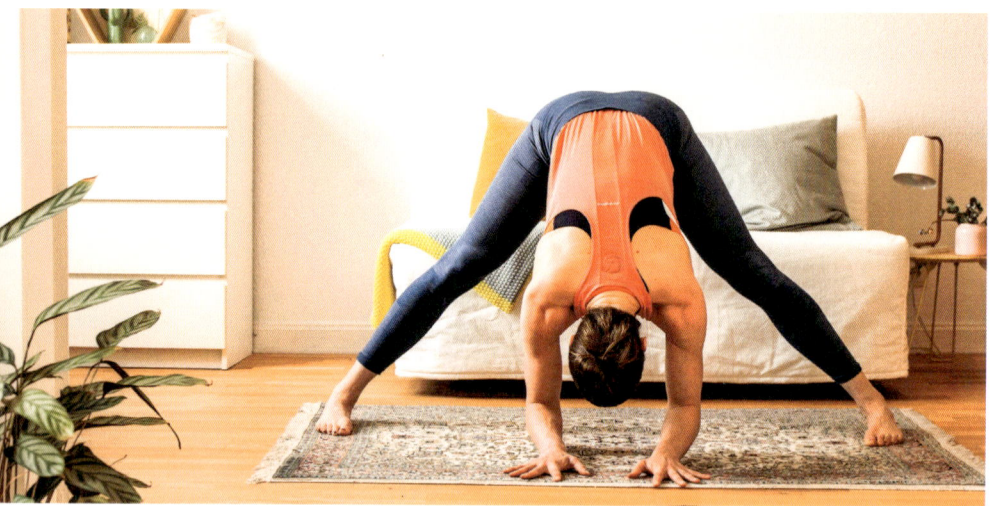

Nicht nur deine Einstellung und die Kunst, Yoga in deinen Alltag einzubinden, sind ausschlaggebend für den Erfolg der Zusammenführung von Laufen und Yoga. Genauso, wie du dich anpasst, muss auch die Yogarichtung auf deine Bedürfnisse zugeschnitten sein.

Wenn Yoga Bestandteil des Laufalltags werden soll, müssen meiner Meinung und Erfahrung nach drei wesentliche Aspekte beachtet werden:

1. Die Praxis muss einfach statt komplex gestaltet sein. Um die Hürde des ersten Schritts zu meistern, sollten keine Stolpersteine wie schwierige und unverständliche Positionen im Weg liegen. Außerdem sollten Übungen gewählt werden, die leicht einzuprägen sind. Eine Hilfestellung geben die Kategorien, denen die Übungen zugeordnet sind (s. Kap. 5.4.4).

2. Wie das Laufen sollte Yoga überall und jederzeit machbar sein. Man muss weder einen bestimmten Ort dafür aufsuchen noch benötigt man spezielles Equipment. Das ist ähnlich wie beim Laufen, Schuhe an und los geht es. Keine Hindernisse, die das Üben aufhalten können.

3. Aus der Vielfalt der Yogaübungen sollten die Übungen dem Laufmuster sinnvoll angemessen sein. Die Praxis soll dazu dienen, die Laufbewegung zu optimieren und die Laufbelastung auszugleichen und zu regenerieren. Mit dem Ziel, leistungsfähig, gesund und verletzungsfrei zu laufen. Letztlich sind die Übungen und Bewegungsabfolgen in diesem Buch so gewählt, dass sie für 90 % aller Läufer geeignet sind. Problembereiche von Läufern sind dabei berücksichtigt und können in der Regel immer mit Optionen oder Hilfsmitteln angepasst werden.

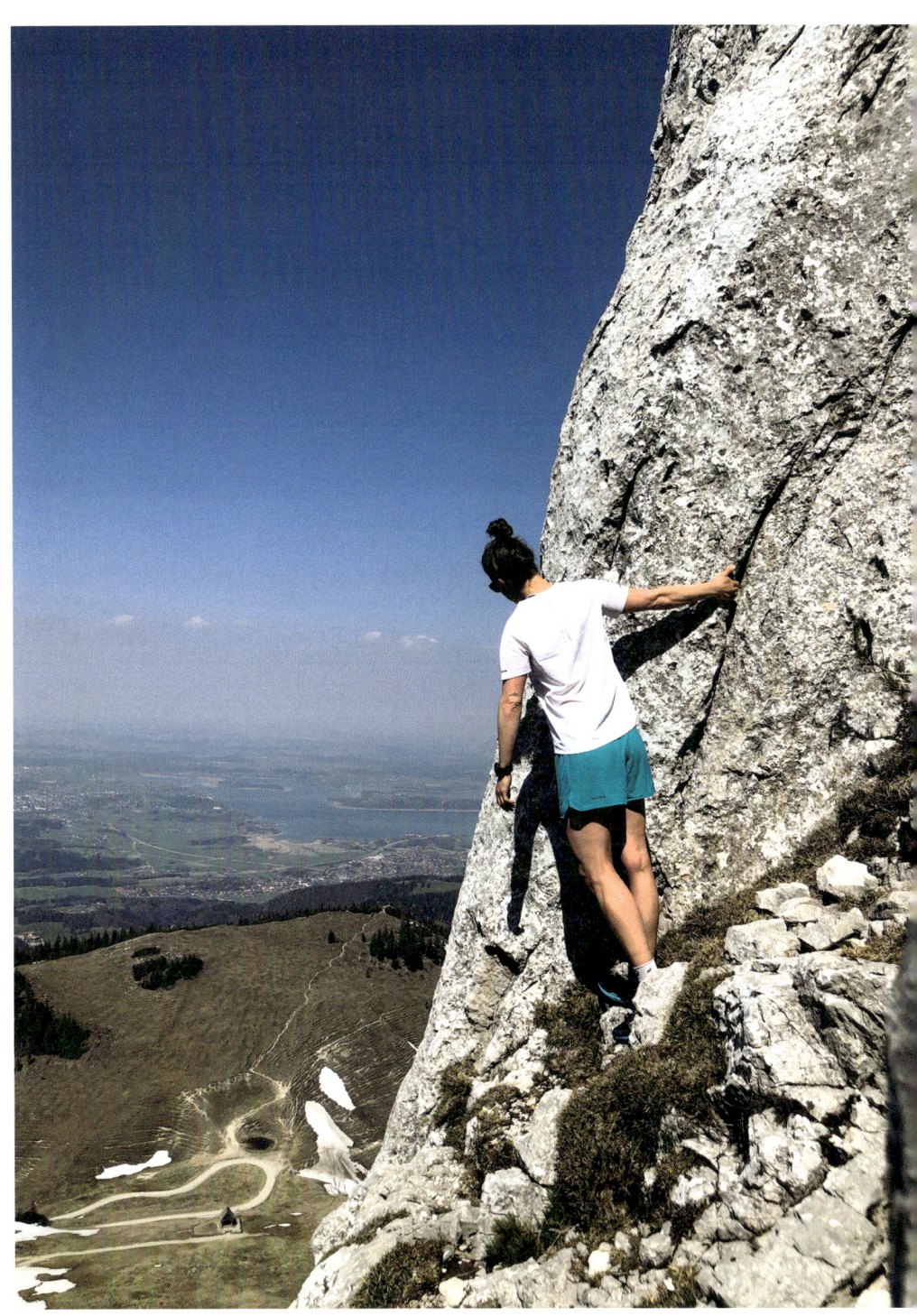

Was sind ASANAS?

Die einzelnen Körperhaltungen im Yoga

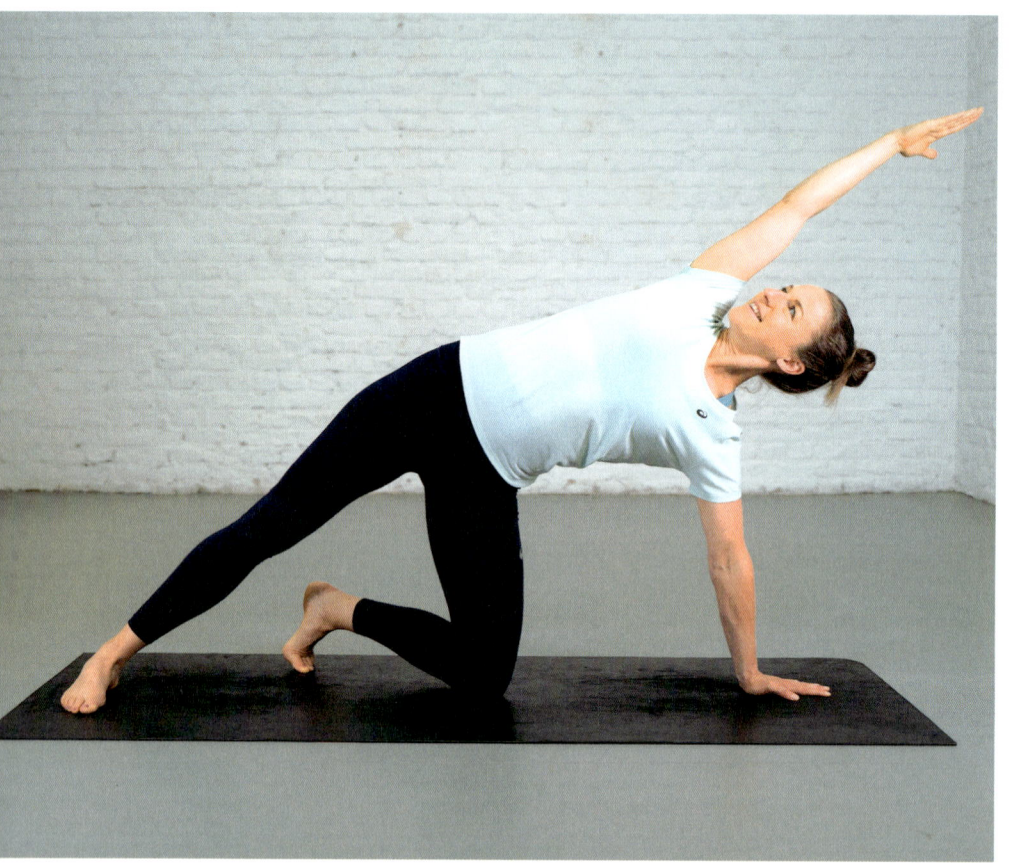

Was ist ein FLOW?

Bewegungsabfolgen, bei denen die einzelnen Asanas aneinandergereiht und mit der Atmung verbunden werden. Die Atmung führt dabei den Bewegungsfluss an.

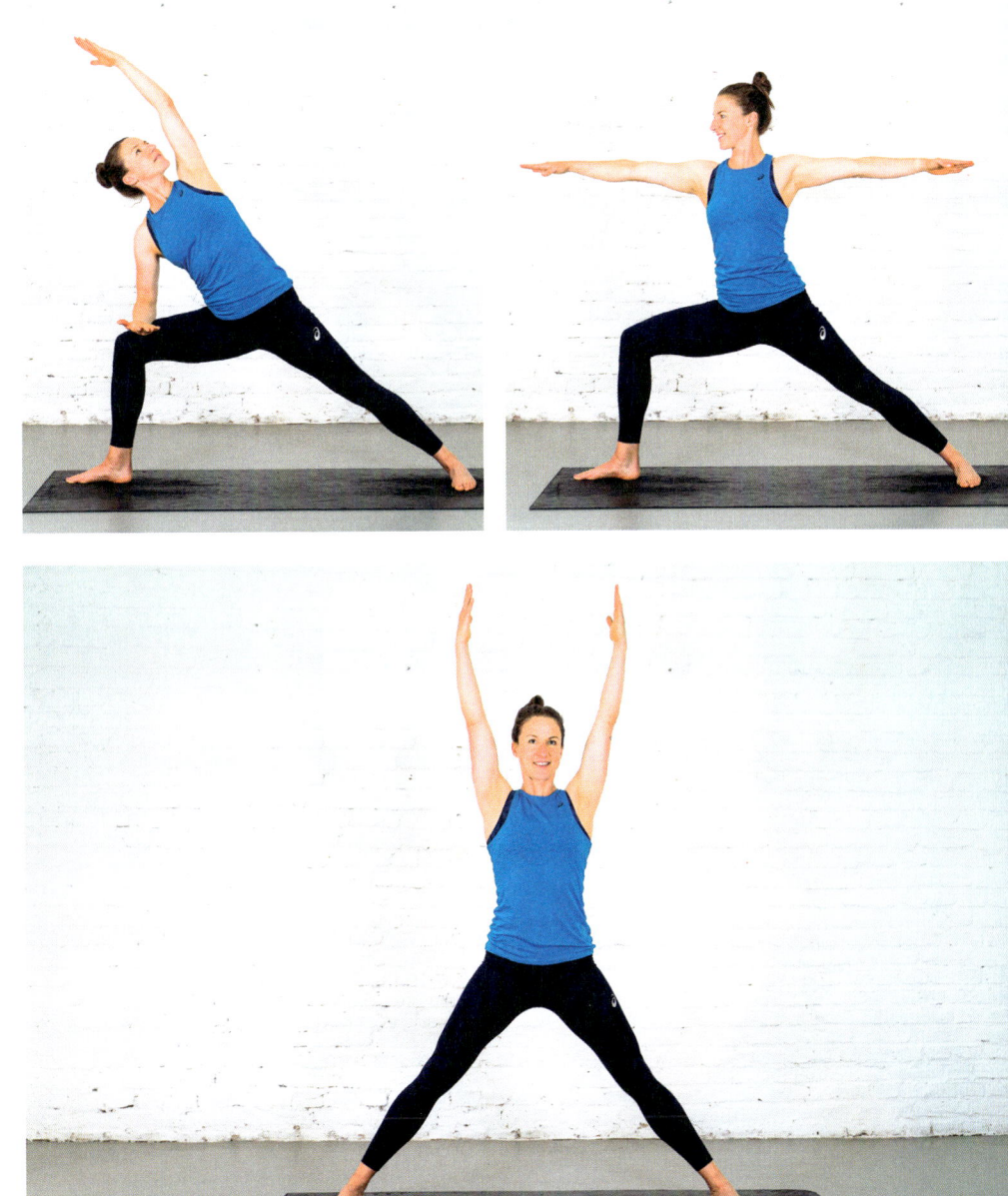

5.4   Yogaprogramm für Läufer – Aufbau und Praxisgestaltung

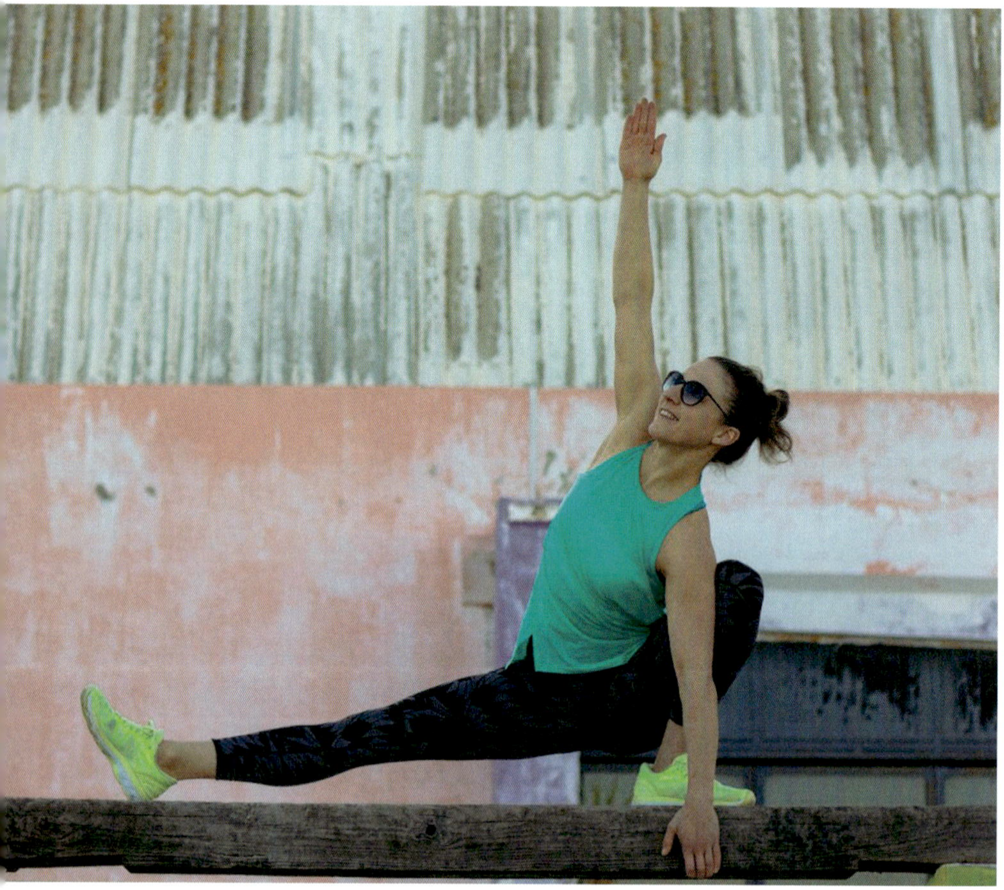

Das gesamte Programm ist nach einem methodischen Leitfaden aufgebaut, der auf folgenden Prinzipien basiert:

> Angelehnt an den Leitsatz „Keep-It-Simple – alltagstaug-lich und für jeden Läufer". Dabei sind häufige Läuferbe-schwerden berücksichtigt, wie Rückenscherzen, Knie- und Hüftbeschwerden.

Eingehend auf die „Key Areas" der Laufbewegung, mit dem Ziel, diese zu optimieren und die Laufbelastung auszugleichen.

Ausgewählte Übungen nach meiner persönlichen Erfahrung als Yogalehrerin und aus dem Läuferalltag.

Mit dem Ziel, „besser zu laufen": Leistungsfähig, verletzungsfrei und mit Spaß!

Der methodische Verlauf gleicht dem roten Faden meiner Unterrichtsstunden, der sich bewährt und neben fundiertem Know-how vor allem auf Erfahrung, Selbstpraxis und Feedback zahlreicher Athleten stützt.

Im Folgenden stelle ich dir die Inhalte einer ganzheitlich gestalteten Yogaeinheit auf Läufer zugeschnitten vor. Der Ablauf dient als Orientierung. Du kannst nach dem Baukastensystem vorgehen und dir Übungen und Abläufe nach deinen Bedürfnissen und zeitlichen Plänen auswählen. Es bleibt dir überlassen, ob du das ganze Programm oder nur Bausteine für dein individuelles Programm wählst.

Da das YOGA-ABC und die darauf aufbauenden FLOWS darauf ausgerichtet sind, die Laufbewegung zu optimieren, gehe ich vorweg noch einmal auf die Lauftechnik ein, an die sich das Yogaprogramm anlehnt.

5.4.1   Der Bewegungsablauf beim Laufen

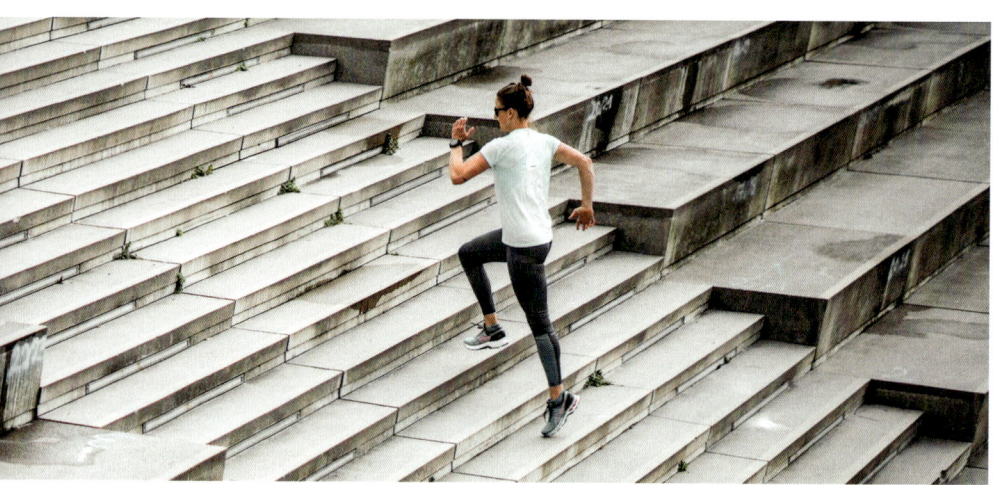

Die richtige Lauftechnik besteht aus einem leichten, fließenden Bewegungsablauf. Wichtig ist, stets den richtigen Wechsel zwischen Anspannung und Entspannung zu finden. Der Fuß setzt im Idealfall – in neutraler Position unter dem Körperschwerpunkt – auf dem Boden auf.

Beim Aufsetzen nehmen die Faszien, Muskeln und Sehnen der Füße und Beine Energie aus dem Boden auf und speichern sie. Diese Energie wird in der Abdruckphase wieder freigesetzt und beschleunigt den Läufer wie eine Feder nach vorne. Dabei kommt vor allem der großen Faszienzugbahn, die von der Plantarfaszie über die Achillessehne zur großen Lendenfaszie bis zum Kopf nach oben zieht, große Bedeutung zu.

Ebenfalls für die Laufbewegung von großer Bedeutung ist die Gesäßmuskulatur. Nicht nur für die Erzeugung des Vortriebs, sondern auch für die Streckung der Hüfte, um eine „sitzende Haltung" zu vermeiden, sowie für die seitliche Stabilisierung des Beckens in der Stützphase ist die Gesäßmuskulatur verantwortlich.

Einen guten Läufer zeichnet außerdem ein ruhiger, aufgerichteter, leicht nach vorne geneigter Oberkörper aus. Die Schulterblätter werden dabei am Rücken leicht zueinandergezogen. Das hebt den Brustkorb und ermöglicht ein freies Atmen. Der Schultergürtel ist entspannt, und die Arme schwingen frei. Dabei sollte im Ellbogengelenk etwa ein rechter Winkel eingehalten werden, um ein kurzes Pendel zu gewährleisten.

Durch die diagonal zum Schwungbein gerichtete Armbewegung entsteht eine entgegengesetzte Rotationsbewegung zwischen Schultergürtel und Becken, welche von der Körpermitte stabilisiert werden muss. Dies erfordert ein antirotatorisches Arbeiten der Rumpfmuskulatur. Eine aufrechte Körperhaltung unter diesen Voraussetzungen über einen längeren Zeitraum beizubehalten, erfordert Kraft, die durch das Laufen selbst in der Regel nicht ausreichend entwickelt bzw. erhalten werden kann. Hierfür ist ein zusätzliches Training erforderlich. *Yoga für Läufer* berücksichtigt die Kräftigung der Körpermitte.

Mögliche Dysfunktionen im Bereich der Faszienbahnen, eine falsche Ansteuerung bzw. falsche intermuskuläre Koordinationsmuster, muskuläre Dysbalancen, fehlende Beweglichkeit z. B. des Hüftgelenks oder der Wirbelsäule sowie eine schwache Rumpfmuskulatur führen nicht nur zu einer ineffizienten Laufbewegung, sondern stellen zudem ein großes Überlastungs- und Verletzungsrisiko für den Läufer dar. Auch hierbei kann Yoga als Präventivmaßnahme dem Läufer von hohem Nutzen sein.

Ein verbessertes Koordinationsvermögen vermeidet überflüssige Ausgleichsbewegungen und ermöglicht dadurch einen ökonomischeren Schritt. Dadurch kann eine höhere Laufgeschwindigkeit bzw. eine Verbesserung der Ausdauer gewonnen werden.

5.4.2   Yogaprogramm für Läufer – eine Übersicht

YOGA-ABC

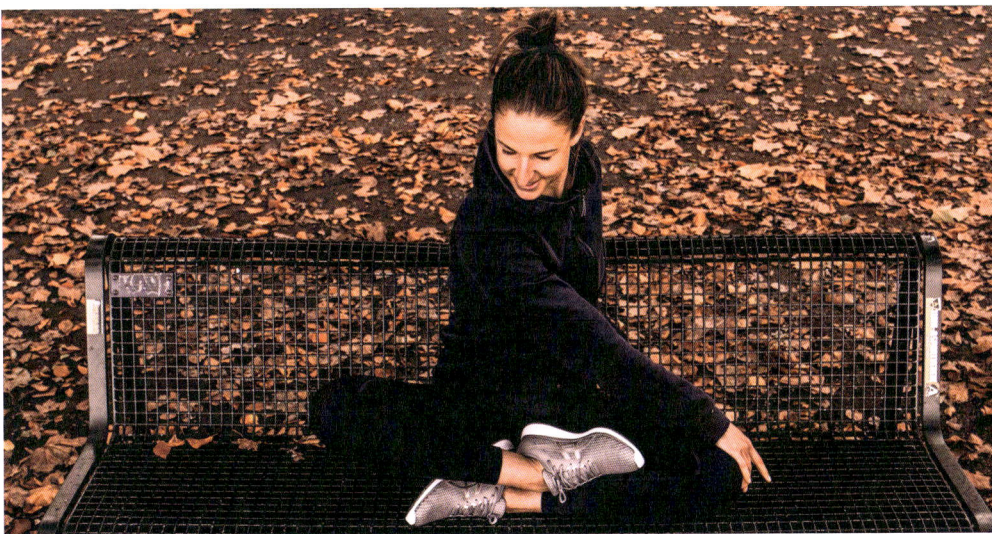

Als Läufer weißt du, wie essenziell die Basis ist. Das Lauf-ABC gilt für alle Läufer, bevor sie auf die Bahn, ins Gelände oder auf die Straße gehen. Genauso ist auch das YOGA-ABC dein „Grundlagentraining": eine Zusammenstellung ausgewählter Asanas, die sich besonders für Läufer eignen.

Die Kategorisierung ist an die zuvor beschriebene Laufbewegung angelehnt und dient als Orientierung. Verwendete Begrifflichkeiten und Funktionsweisen sind dem Läufer bekannt und erleichtern somit den Einstieg in die Yogapraxis. Bei der Auswahl ist sowohl die Mobilisation als auch die Stabilisation von Gelenken und Muskulatur berücksichtigt, dabei bleibt der Fokus stets laufspezifisch.

Sobald du mit dem YOGA-ABC vertraut bist, werden dir anschließend die Bewegungsabfolgen – „die FLOWS" – leichter fallen.

MIKRO FLOWS

Die MIKRO FLOWS aktivieren die Körperspannung, kurbeln den Kreislauf an und bringen mehr Geschmeidigkeit in Position und Bewegung. Eine kurze, immer wiederkehrende Abfolge von drei Asanas eignet sich optimal, um die Verbindung von Bewegung und Atmung zu finden und zu verinnerlichen. Es entsteht ein wellenartiges Fließen, das Energie aktiviert und den Körper aufwärmt.

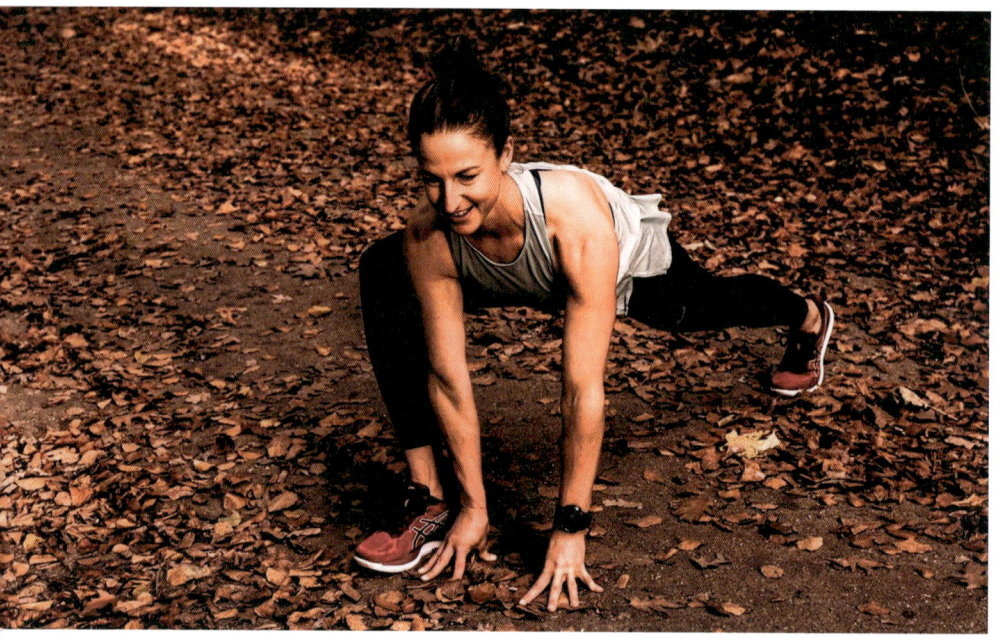

„Die Belohnung der Wiederholung": Je häufiger du durch den Flow gehst, desto leichter wird es sich anfühlen. Wiederholung ist etwas Gutes und bringt dich voran. Wähle lieber öfter dieselbe Abfolge, statt immer für Abwechslung zu sorgen, damit sie sich verinnerlichen und die beanspruchten Strukturen trainieren kann. Die MIKRO FLOWS eignen sich besonders vor dem Training als Warm-up.

BASIC FLOW

Der BASIC FLOW ist der „Kern" der Praxis, wie der Name schon sagt: die Basis.

Die Abfolge ist quasi deine Grundausstattung. Die Verbindung von Bewegung und Atmung wird vertieft. Dadurch kann Energie erzeugt und gesteigert werden. Durch den Flow fühlt sich der Körper leichter an, Spannungen werden ausgeglichen. Die Bewegungsabfolge funktioniert ohne konkreten Fokus auf bestimmte Körperbereiche, sondern allgemein aktivierend.

Von hier aus kannst du deinen Bedürfnissen nach aufbauen und variieren: Dazu dienen die SPECIAL FLOWS. Der BASIC FLOW ist so konzipiert, dass er immer und überall passt: zur Aktivierung vor dem Laufen oder zum Start in den Tag, als Energiespender zwischendurch oder als Abschluss einer Laufeinheit. Er ist leicht einprägsam, ohne Equipment durchführbar und ein sicheres Instrument für deine Bewegungsroutine.

SPECIAL FLOW

Auf dem BASIC FLOW aufbauend, entstehen die SPECIAL FLOWS. Der BASIC FLOW bleibt dabei in seinem Ursprung als roter Faden bestehen. Zusätzlich werden einzelne Elemente mit spezifischem Fokus hinzugefügt. Jeder SPECIAL FLOW fokussiert einen bestimmten Schwerpunkt der Laufbewegung, wie z. B. das Strecken der Hüfte oder die aufrechte Haltung.

Das Prinzip der Flows und deren Aufbau ist an den Vinyasa-Yoga-Stil angelehnt. Die dynamische Art der Yogapraxis war mein Eintritt in die Yogawelt. Auch meinen Yogalehrer-Ausbildungsweg habe ich im Vinyasa Yoga begonnen. Jeder praktiziert und unterrichtet auf seine eigene Art und Weise. Mir bot der *Sonnengruß* immer die Basis und gleichzeitig den roten Faden, sowohl für die Selbstpraxis als auch beim Unterrichten. Darauf aufbauend, sind die kreativsten Flows entstanden, immer wieder zurück zur Basis kehrend. Denn hier beginnt und endet alles.

Der BASIC FLOW steht in unserem Programm für den *Sonnengruß*. Er gibt Sicherheit und holt dich dort ab, wo du gerade stehst. Bist du gestresst, schüttelt er deine überschüssige Energie ab. Bist du müde und erschöpft, wirbelt er Energie auf.

Die SPECIAL FLOWS sind erst dann an der Reihe, wenn sich deine Energie eingependelt hat. Dann ist dein Körper und der Kopf bereit, einen Schritt weiterzugehen, um zu „arbeiten".

Die Flows geben dir Orientierung, einen Zugang zu deiner Yogapraxis. Mit der Zeit wirst du intuitiv eigene Abfolgen entwickeln. Dann kannst du sicher sein, dass du deinen Körper ein ganzes Stück besser kennengelernt hast. „Weniger denken, mehr fühlen." Dein Körpergefühl wird dich durch die Bewegung leiten.

REGENERATIONSROUTINE – das Beste kommt zum Schluss

Erst die Arbeit, dann das Vergnügen. Einer meiner Yogalehrer erinnert mich immer wieder: „Je mehr du dich der Yogapraxis heute hingibst und je mehr du arbeitest und schwitzt, desto *besser* wird dein *Savasana*."

Savasana ist die Endentspannung und sollte weder am Ende der Yogapraxis noch nach einer Laufeinheit fehlen. Gib dem Körper die Gelegenheit, auszuruhen, sich abzulegen und nachzuspüren. Das Gefühl, die Spannung bewusst aus dem Körper gehen zu lassen, ist unbezahlbar, und dazu wertvoll für deine Regeneration.

Dazu eignen sich eben *Savasana*-Positionen mit beruhigender Wirkung und ohne muskuläre Anstrengung. Wenn dich bis hierher Yoga ins Schwitzen gebracht hat, dann verspreche ich dir nun Ruhe und Entspannung zum Genießen.

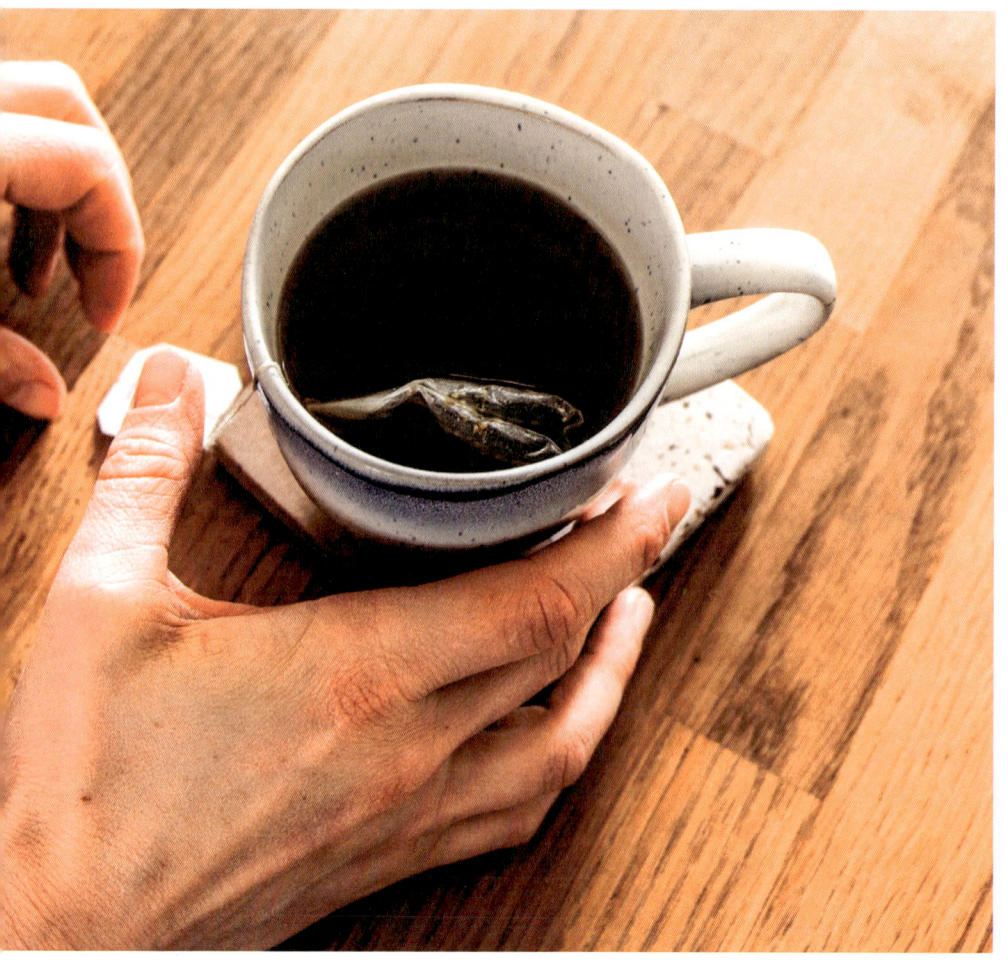

5.4.3   Hinweise für die Yogapraxis

Bevor wir in die Praxis starten, gibt es ein paar wesentliche Dinge zu beachten, die für das gesamte Programm gelten:

1. Falls dir einzelne Positionen auf den ersten Blick simpel und daher nicht übenswert erscheinen, übergehe sie nicht. Dann liegt es an dir, etwas Besonderes daraus zu machen. Durch bewusste Ausführung und das Verändern von Details kannst du die Wirkung jeder Position verstärken. Jede Haltung und jeder Übergang sollte mit Aufmerksamkeit ausgeführt werden.

2. „In der Ruhe liegt die Kraft", findet hier Bedeutung. Sei geduldig und nicht streng mit dir. Durchhaltevermögen und Geduld, statt Tempo und Ehrgeiz, bringen dich ans Ziel.

   Gehst du beim Praktizieren zu hastig vor, versetzt sich die Muskulatur in Schutzhaltung und verhindert eine tiefere Dehnung. Die Verletzungsgefahr steigt. Weniger ist mehr!

3. **Atmung:** Lenke die Atmung in den Positionen in diejenigen Stellen, die du am deutlichsten spürst. Versuche, die Atmung nie anzuhalten, sondern stetig tief und ruhig fließen zu lassen.

   Grundsätzlich gilt: In öffnenden, expandierenden Positionen gehst du mit der Einatmung tiefer und versuchst, mit der Ausatmung die Position zu halten. Bei schließenden, vorgebeugten Haltungen wird die Ausatmung genutzt, um tiefer in die Positionen zu gehen. Die Ausatmung hilft dir, Spannung loszulassen.

4. **Dauer der Praxis**

   YOGA-ABC: Lasse dir Zeit für die Ausrichtung der Position. Halte jede Position des YOGA-ABCs mindestens fünf tiefe Atemzüge. **Tipp:** Zähle deine Atemzüge, das unterstützt den Fokus.

   MIKRO FLOWS: Ich empfehle 8-10 Durchgänge der kleinen Flows. So hast du Gelegenheit, die Bewegung mit der Atmung zu verbinden und ins Fließen zu kommen. Der Körper kann so aufgewärmt und Energie aktiviert werden.

   BASIC und SPECIAL FLOWS: Position vor Bewegung! Starte immer mit einer langsamen Runde, um den Körper auf die einzelnen Positionen vorzubereiten und die Positionen optimal auszurichten. Dabei hältst du jede Position drei Atemzüge, bevor du weitergehst. Die Abfolge kann sich dann besser abspeichern. Auch die Übergänge bekommen durch die Ruhe mehr Aufmerksamkeit und Sicherheit. Bewegung und Atmung können sich verbinden.

   Anschließend praktiziere so viele fließende Runden, wie du möchtest.

REGENERATIONSROUTINE: Angelehnt an die Yin-Yoga-Methode, sollte jede Position 3-5 Minuten gehalten werden.

5. Hilfsmittel

Hilfsmittel sind in der Yogapraxis Gold wert und sind kein Indikator für das Level. Auch fortgeschrittene Yogis verwenden Blöcke und Gurte. Verstehe ein Hilfsmittel immer als Unterstützung, nie als Anfängervariante. Es ist sehr smart, unterstützt zu praktizieren, denn das Ergebnis ist eine tiefere Position und eine effektivere Wirkung.

Zu den hilfreichen und am häufigsten verwendeten Mitteln im Yoga zählen eine rutschfeste Yogamatte, ein Yogablock, ein Yogakissen oder/und -decke. Ich empfehle die rutschfeste Matte für eine angenehme und kraftsparende Praxis, denn Rutschen und fehlender Halt verursachen schnell Frustration.

Der Yogablock sollte immer dabei sein, aber diesen kannst du problemlos durch ein Buch/mehrere Bücher ersetzen. Auch für das typische Yogakissen oder Polster reicht ein normales Kissen oder eine eingerollte Decke völlig aus.

Für manche Positionen eignet sich auch die Wand zur Unterstützung. Wie du siehst, brauchst du nicht viel und kannst direkt loslegen.

6. Begriffserläuterung

Option bedeutet eine erhöhte Schwierigkeit bei der Ausführung der Übung bzw. eine zusätzliche Komponente, die Mobilität oder Kraft erfordert.

Variante bezeichnet eine Abwandlung bzw. Ableitung der Basisübung, ohne zwingend die Schwierigkeit zu erhöhen.

Dynamische Variante ist eine kombinierte Version.

5.4.4   YOGA-ABC

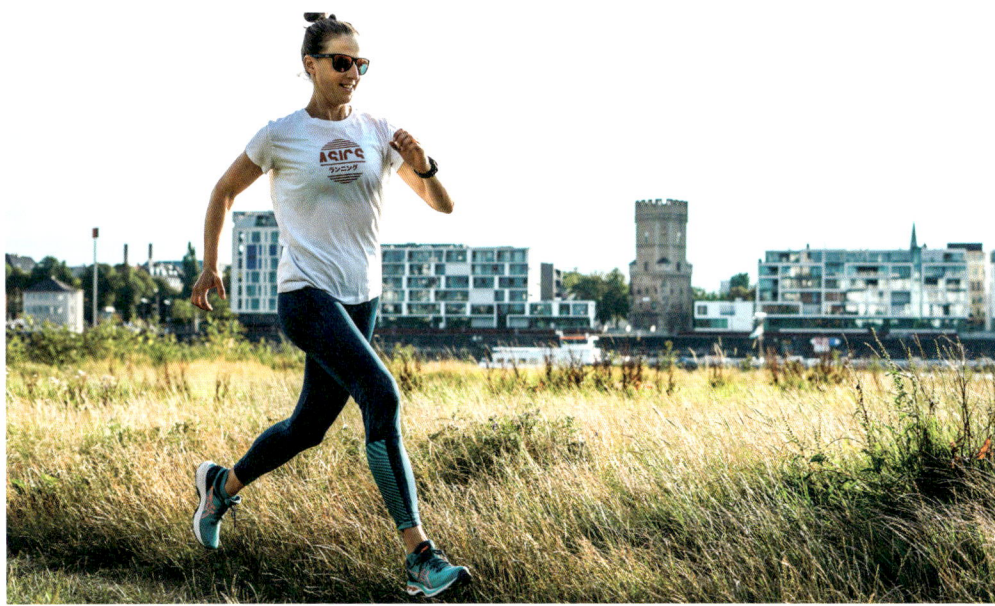

Der Läufer steht im Fokus. Das Programm orientiert sich an den Schlüsselbereichen der Laufbewegung und ist daher laufspezifisch zugeschnitten. Dabei ist zu beachten, dass Yoga eine funktionale Bewegungsform ist und damit Körperbereiche und Muskelgruppen nicht isoliert beansprucht. Das ist eine Besonderheit und ein großer Vorteil von Yoga.

Durch die vielseitige Funktionsweise einzelner Übungen bedienen wir bei der Praxis gleich mehrere Bedürfnisse, wie z. B. die Rumpfstabilität und Beweglichkeit in der Wirbelsäule bei den Drehhaltungen. Einige Asanas können auch mehreren Kategorien zugeordnet werden.

Die Zuordnung der Übungen in diesem Rahmen entspricht dem Schwerpunkt der Wirkung und dient als Orientierung und roter Faden.

Yoga für eine aufrechte Laufhaltung und einen effizienten Armeinsatz

Eine aufrechte Laufhaltung erfordert eine gestützte, stabile und gleichzeitig bewegliche Wirbelsäule, die sich der Laufbewegung anpassen und Krafteinwirkungen abfangen kann. Der Fokus der Übungen liegt dazu auf der Öffnung der Oberkörpervorderseite und auf der Kräftigung der Rumpf- und Rückenmuskulatur. Für den Pendelschwung der Arme ist außerdem die Stabilität und Beweglichkeit der Schulter berücksichtigt.

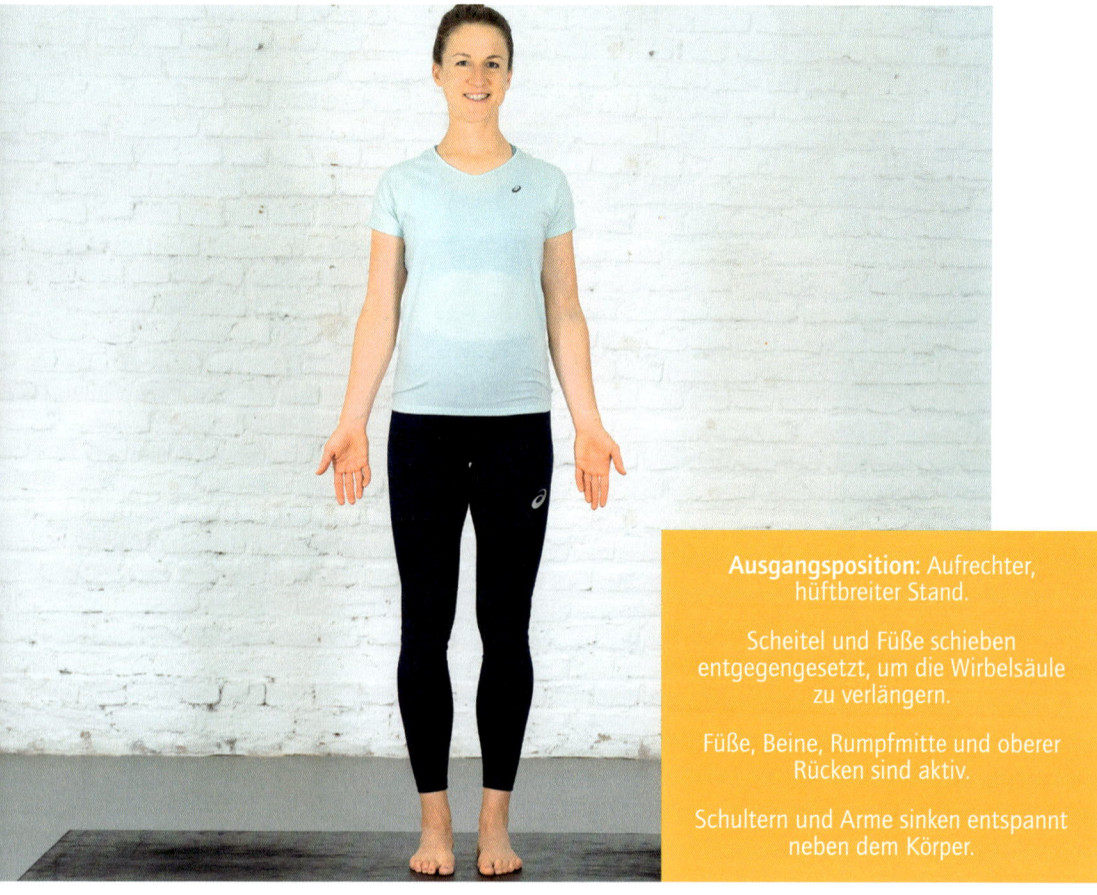

Ausgangsposition: Aufrechter, hüftbreiter Stand.

Scheitel und Füße schieben entgegengesetzt, um die Wirbelsäule zu verlängern.

Füße, Beine, Rumpfmitte und oberer Rücken sind aktiv.

Schultern und Arme sinken entspannt neben dem Körper.

Der Berg

Die *Berghaltung* ist eine Basisposition! Nicht nur für die Laufbewegung, sondern auch für unsere nachfolgenden BASIC und SPECIAL FLOWS. Sie mag simpel aussehen, verlangt aber besondere Aufmerksamkeit und Ganzkörpereinsatz. Die *Bergposition* dient außerdem zur Kontrolle deiner Körperhaltung. In dieser Position kannst du Fehlstellungen schnell erkennen und korrigieren.

Ausführung:

Stelle deine Füße hüftbreit und parallel. Sie bilden dein Fundament. Aktiviere dein Fußgewölbe, indem du die Ferse, Groß- und Kleinzehballen in den Boden schiebst. Dein Körpergewicht ist gleichmäßig auf die drei Punkte verteilt, deine Hüfte steht zentriert über den Füßen. Verlängere deine Wirbelsäule, indem du den Scheitel nach oben schiebst, während deine Füße den Druck in den Boden halten. Dein Bauchnabel zieht in Richtung Wirbelsäule, dein Brustkorb ist groß nach vorne ausgerichtet, und deine Schultern bleiben entspannt, die Arme liegen neben dem Körper an.

Halte die Spannung in Füßen, Beinen, Rumpfmitte und im oberen Rücken zwischen deinen Schulterblättern. So wird dein Oberkörper in stolzer Position aufrecht gehalten.

Variante *gestreckter Berg*:

Ziehe die Arme über die Seite lang über den Kopf.
Die Bewegung erfolgt aus dem Schultergelenk.

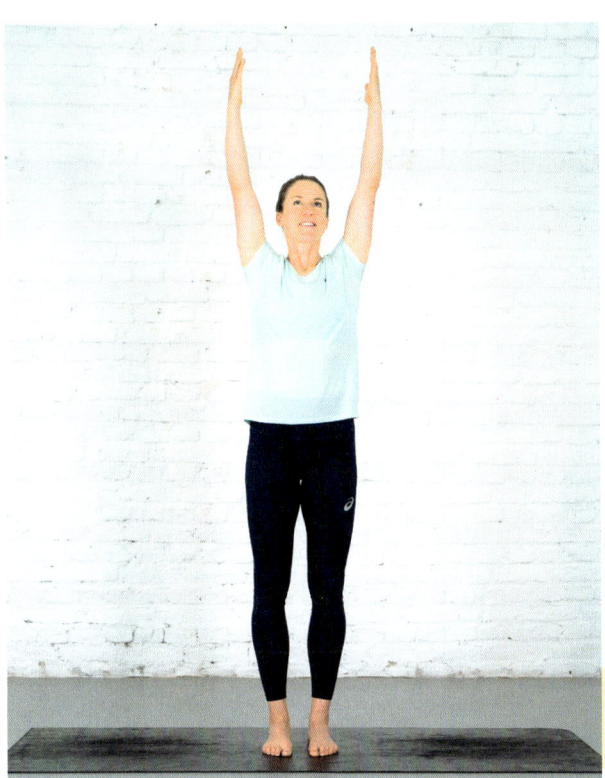

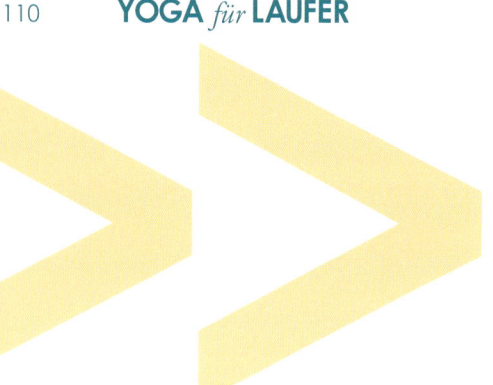

Variante *schiefer Berg*:

Falte die Hände über dem Kopf ineinander, sodass nur die Zeigefinger aufeinanderliegen. Neige den Oberkörper zu einer Seite und schiebe das Becken in die gegengesetzte Richtung. Der Brustkorb bleibt geöffnet.

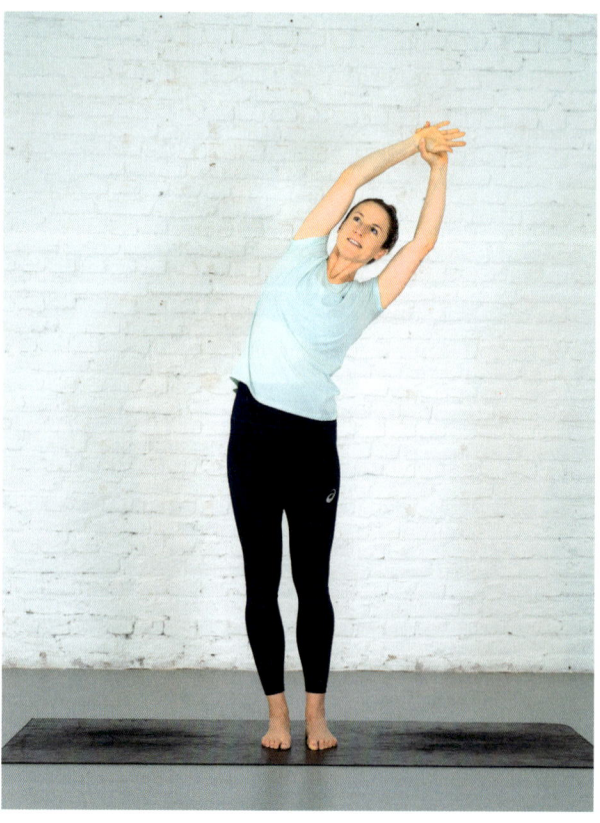

Variante *geschlossener Berg*:

Die Hände schließen im unteren Rücken. Falls dir eine Faust schwerfällt, greife mit einer Hand das andere Handgelenk. Ziehe die Schulterblätter am Rücken eng zueinander. Schiebe die geschlossenen Hände nach hinten unten und hebe gleichzeitig das Brustbein nach vorne oben. Die Bauchdecke bleibt fest, um ein Hohlkreuz zu vermeiden.

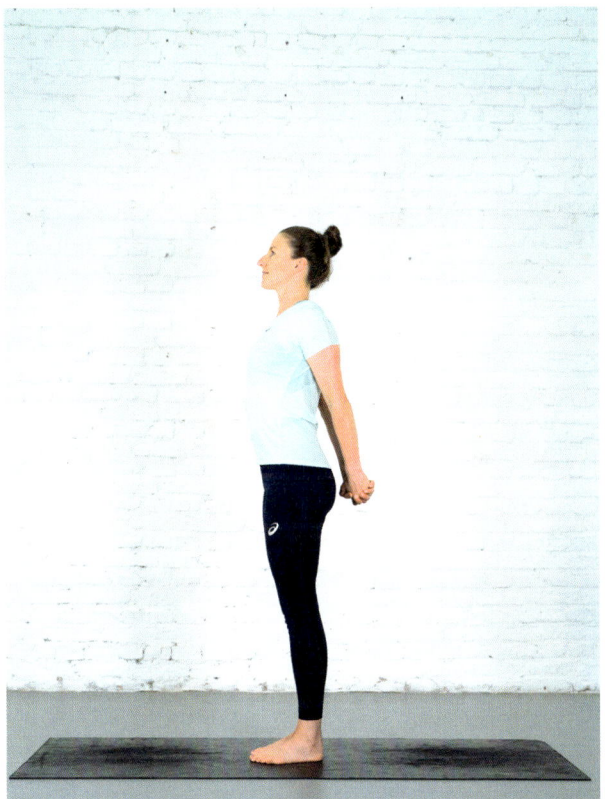

Yogisch:

Ein stabiler, aufrechter Stand erzeugt Sicherheit und signalisiert Bereitschaft. Der feste Kontakt zum Boden erhöht die Energiezufuhr.

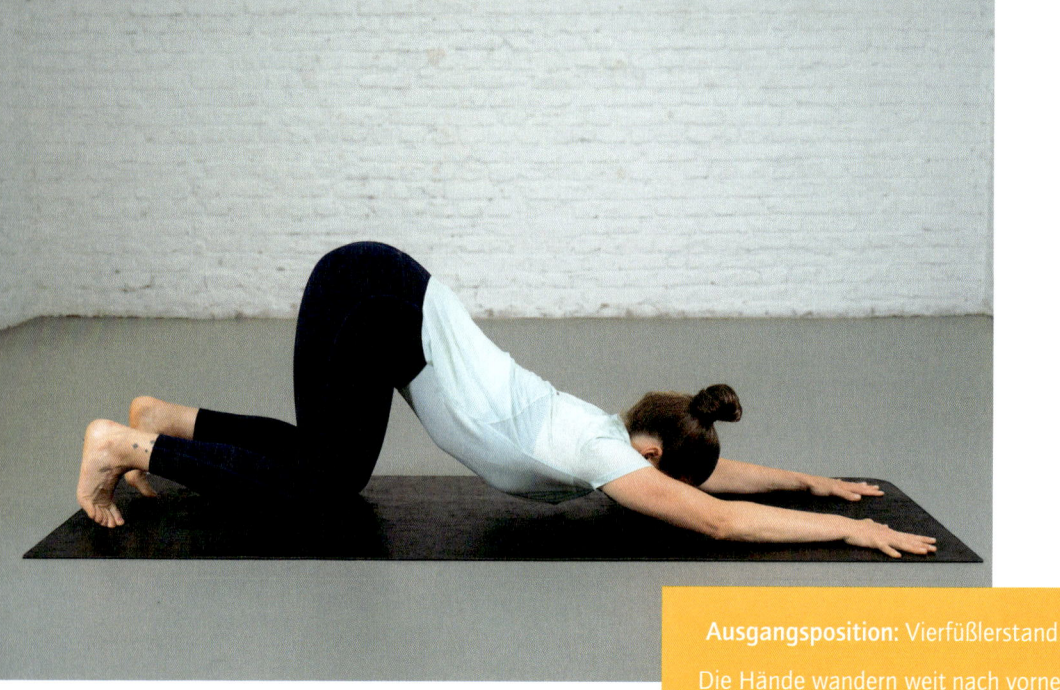

Ausgangsposition: Vierfüßlerstand

Die Hände wandern weit nach vorne.

Das Brustbein sinkt zum Boden.

Die Bauchdecke ist angespannt.

Puppy Pose

Die „Welpenposition" ist die Vorstufe zum Yogaklassiker, dem *herabschauenden Hund* (folgt am Ende des YOGA-ABCs). Durch die passive Rückbeuge (*Rückbeugen*, s. S. 116/117, 127ff.) kann sich der Brustkorb weit öffnen. Die Körpervorderseite wird kontrolliert gedehnt und die Schulter mobilisiert.

Ausführung:

Starte im Vierfüßlerstand. Die Hände stehen unter den Schultern und die Knie unter dem Becken. Wandere die Hände so weit nach vorne, bis der Arm-Rumpf-Winkel vollständig geöffnet und der Rücken lang gestreckt ist. Die Beckenposition verändert sich nicht. Mit der nächsten Ausatmung sinkt dein Brustbein tiefer in Richtung Boden. Achte darauf, dass deine Bauchdecke angespannt bleibt.

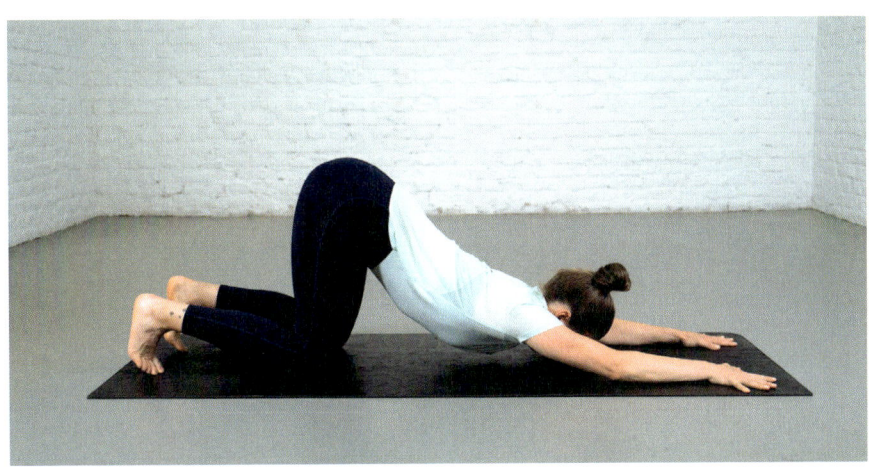

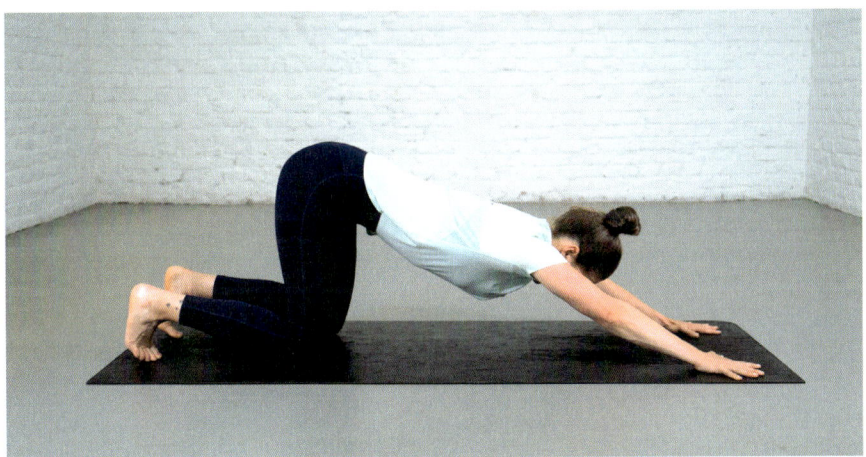

Dynamische Variante:

Hebe den Oberkörper mit der Einatmung in ein festes Brett. Dabei spannst du die Arme und die Rumpfmuskulatur an. Mit der Ausatmung löse die Spannung und sinke mit dem Brustbein zurück in die *Puppy Pose*. Der Wechsel in die stabile Position trainiert die Rumpfmuskulatur.

Yogisch:

Rückbeugen schaffen Raum für das Herz und Platz für die Atmung. Sie lösen emotionale Blockaden und sorgen für ein Gefühl von Leichtigkeit und Stärke.

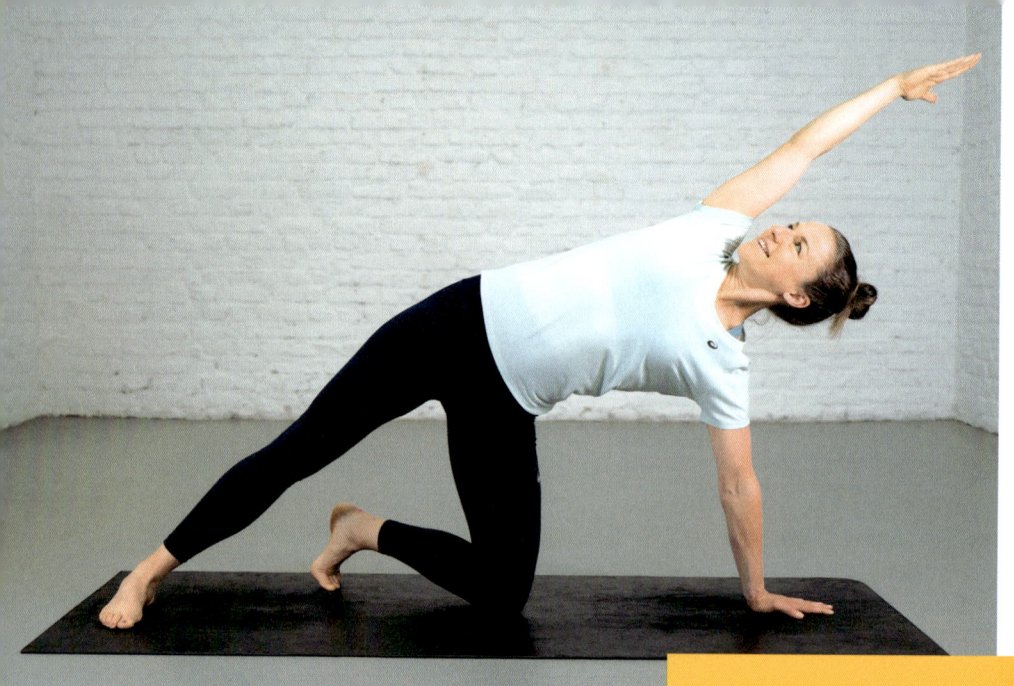

Kleiner Halbmond

An der Aufrichtung der Körperhaltung sind neben Körpervorder- und -rückseite auch die Flanken elementar beteiligt. Durch das Verlängern der Seiten bekommt der Oberkörper mehr Raum für eine vollständige Streckung und gleichzeitig für eine tiefe Atmung in den gesamten Brustkorb. Die Streckung der seitlichen Rumpfmuskulatur erreicht auch den tief liegenden Psoasmuskel und schafft dadurch mehr Länge zwischen Brustkorb und Becken.

Ausführung:

Aus dem Vierfüßlerstand strecke ein Bein gestreckt nach hinten und setze zuerst die Fußspitze, gefolgt von Ferse, auf. Während du den gesamten Fuß aktiv in den Boden schiebst, löse kontrolliert die Hand auf derselben Seite. Drehe durch das Zurückziehen der Schulter den Brustkorb seitlich auf und vergrößere die Position schließlich durch die Streckung des Arms.

Halte den Fußdruck am Boden und ziehe nun den gestreckten Arm am Ohr vorbei in die Verlängerung deiner Flanke. Ziehe die Fingerspitzen und die Fußaußenkanten auseinander. Der Kontakt zum Boden bleibt durch die aktive Schulter, die Spannung von Rumpf und Gesäß stabil verwurzelt. Die geöffnete Seite wird frei und gedehnt.

Yogisch:

Die Position des *Halbmonds* verbindet Standfestigkeit am Boden mit Weite und Leichtigkeit nach oben.

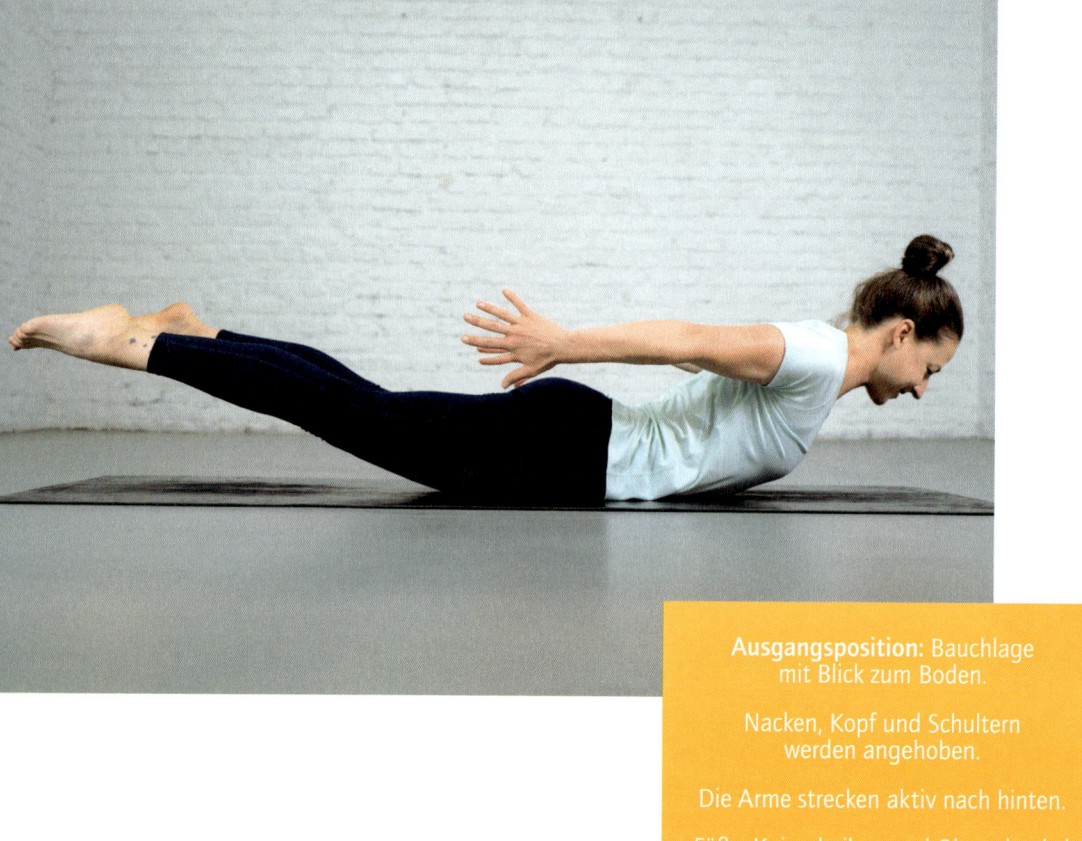

Die Heuschrecke

Ein aufrechter Oberkörper entsteht durch die Weite im Brustkorb, während der Rücken die Haltung stabilisiert. Die *Heuschrecke* verbindet genau diese beiden Elemente.

Ausführung:

Lege dich bäuchlings auf den Boden. Der Blick ist zum Boden gerichtet. Aktiviere deine hintere Körperhälfte von der Bein- über die Gesäß- bis zur oberen Rückenmuskulatur. Hebe kontrolliert deinen Nacken und den Kopf. Gefolgt von den Schultern durch das Zusammenziehen der Schulterblätter am Rücken.

Schließlich löse die Füße, Knieschieben und gegebenenfalls die Oberschenkel vom Boden. Das Anheben geschieht ausschließlich aus der muskulären Anspannung deiner gesamten Körperrückseite. Löse deine Arme und strecke die Fingerspitzen aktiv nach hinten oben. Die Schultern ziehen dabei weg von den Ohren.

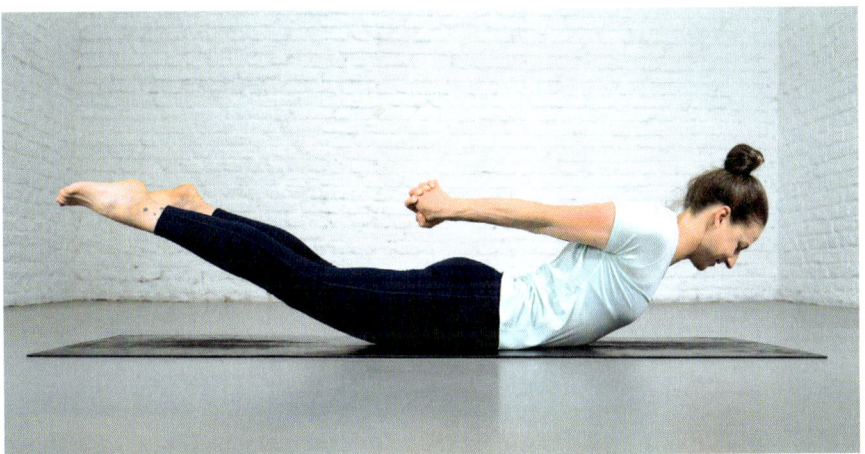

Option *geschlossene Heuschrecke*:

Greife eine Faust im unteren Rücken. Aktiviere wieder die Arme in der Streckung, verkleinere den Spalt zwischen den Schulterblättern und nutze die Faust, um den Oberkörper höher abzuheben. Die Option fördert die Außenrotation im Schultergelenk.

Yogisch:

Die aktive *Rückbeuge* hat eine energetisierende Wirkung. Durch den Druck auf den Bauch wird die Verdauung angeregt und die Organe werden massiert. Der Psoas wird gestreckt und entspannt, was die Stresslinderung fördert.

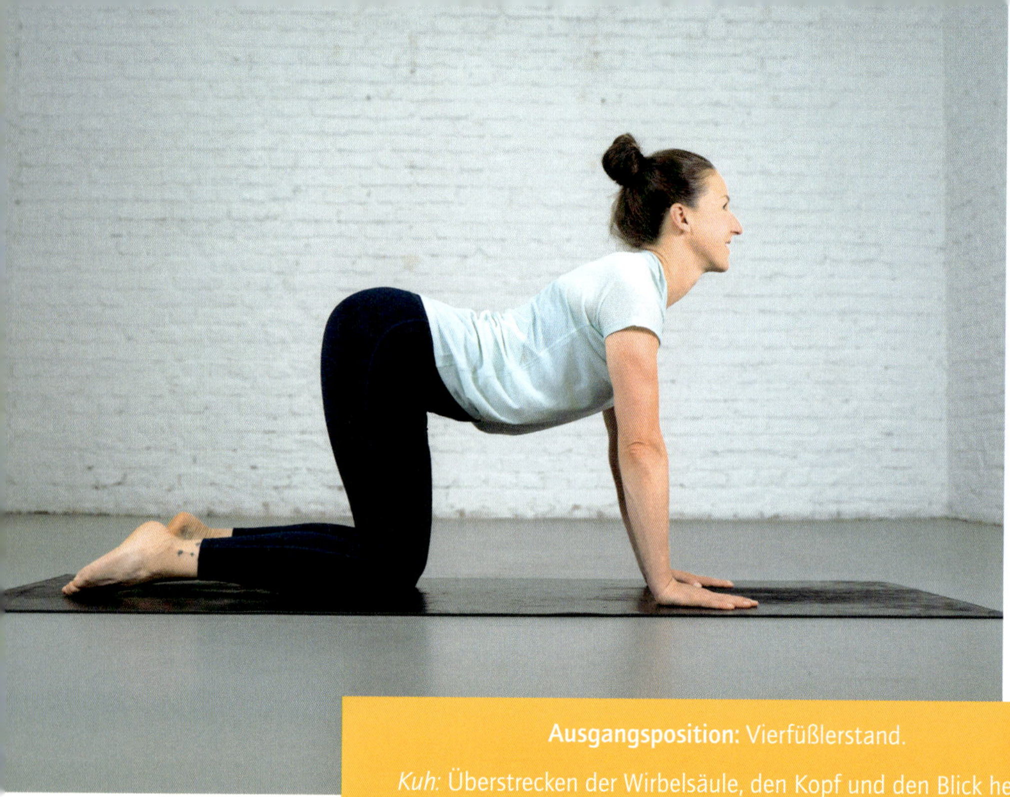

Ausgangsposition: Vierfüßlerstand.

Kuh: Überstrecken der Wirbelsäule, den Kopf und den Blick heben, das Steißbein schiebt nach hinten oben, enge Schulterblätter.

Katze: Runde die Wirbelsäule, das Kinn wird in Richtung Brustbein abgesenkt, das Steißbein zieht unter das Becken, breite Schulterblätter.

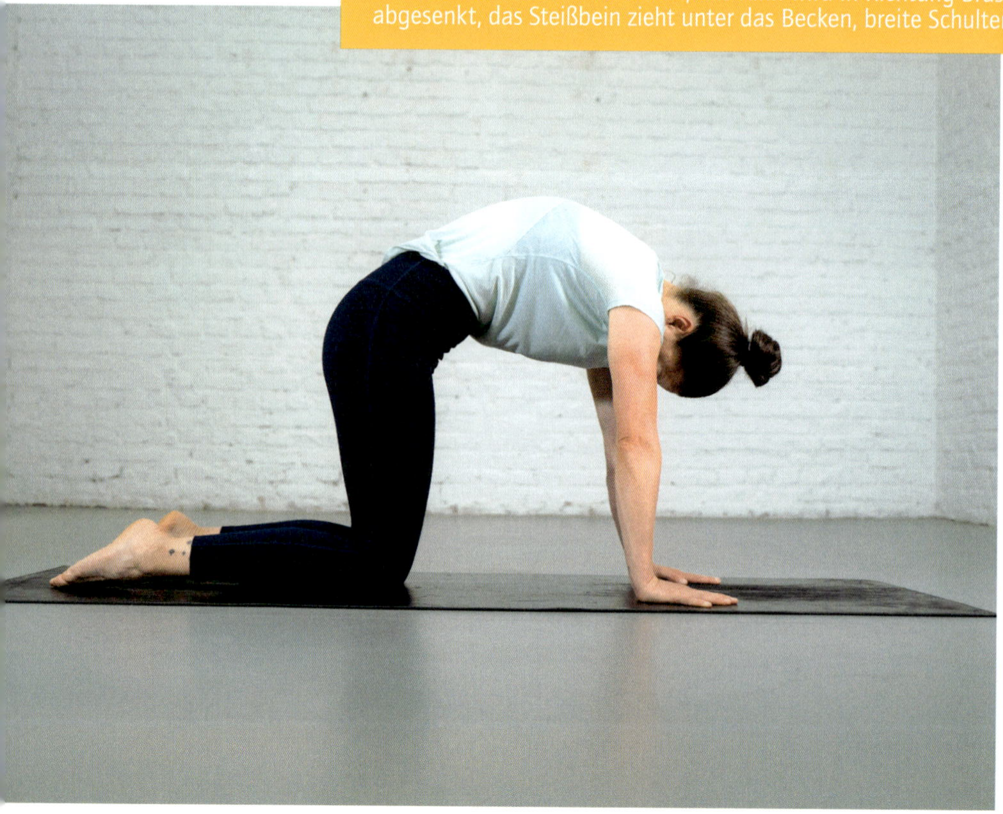

Kuh-Katze

Das Beugen und Strecken der Wirbelsäule im Wechsel mobilisiert die Wirbelsäule und löst Spannungen vom Steißbein bis zum Nacken. Während sich eine Seite weitet, wird die gegenüberliegende Seite gekräftigt. Vorgeneigte Haltungen werden so neutralisiert und wieder zentriert. Die Übung eignet sich, um die Verbindung von Atmung und Bewegung zu üben.

Ausführung:

Starte im Vierfüßlerstand. Für die *Kuh*position schiebe deinen Nacken nach oben, gefolgt vom Anheben des Kopfs. Das Kinn entfernt sich vom Brustbein, der Blick hebt sich. Gleichzeitig verlängert sich die Wirbelsäule durch das Nach-hinten-oben-Schieben des Steißbeins. Die Schulterblätter ziehen zueinander. Der Rücken ist aktiviert und führt die Bewegung bis in die Überstreckung der Wirbelsäule *(Rückbeuge)*. Zur Unterstützung kannst du die Hände am Boden fixiert leicht nach hinten ziehen.

Der Übergang in die Gegenposition *Katze* ist ebenso wichtig wie die Endposition. Ziehe den Bauchnabel kontrolliert zur Wirbelsäule, während sich der Raum zwischen den Schulterblättern vergrößert und du dein Steißbein unter das Becken ziehst. Das Kinn zieht zum Brustbein. Schiebe die Wirbelsäule durch das Einziehen der Bauchdecke aktiv nach oben, sodass sich der Rücken vollständig rundet. Kopf und Nacken sind entspannt, der Blick ist unter den Körper gerichtet.

Zur Verstärkung kannst du die Hände kraftvoll in den Boden drücken. Das kräftigt außerdem die Arme und die Schultern.

Yogisch:

Die Verbindung von Atmung und Bewegung schafft Konzentration und Fokus. Die Bewegung aktiviert die Energiekanäle, die entlang der Wirbelsäule verlaufen.

Yoga für die effiziente Kraftübertragung aus der Körpermitte

Die Rumpfmuskulatur stabilisiert die Wirbelsäule und gleichzeitig die Schulter-Becken-Rotationsbewegung während des Laufens. Die Stabilität zwischen Brustkorb und Becken sorgt dafür, dass der Oberkörper aufgerichtet und gehalten werden kann. Gleichzeitig ermöglicht eine starke Körpermitte die Kraftübertragung in den Unterkörper und sorgt dadurch für eine dynamische und kraftvolle Fortbewegung der Beine. Der Psoasmuskel als einzige muskuläre Verbindung von Ober- und Unterkörper spielt dabei eine wesentliche Rolle.

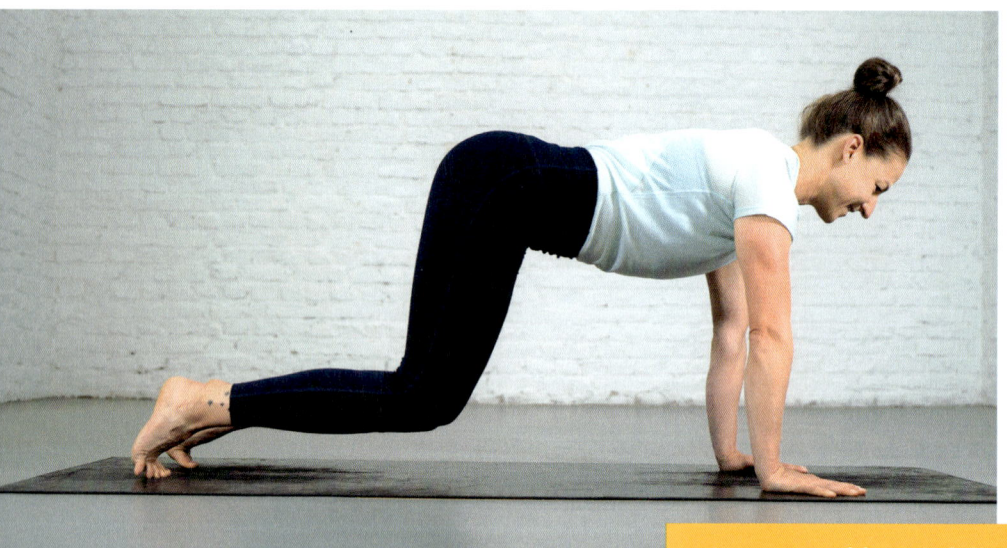

Ausgangsposition: Vierfüßlerstand.

Die Zehen sind aufgestellt.

Löse die Knie leicht und so langsam wie möglich vom Boden.

Drücke die Hände kraftvoll in den Boden.

Schwebender Hund

Der *schwebende Hund* gehört zu den statischen Stützpositionen und ist durch den Einsatz des ganzen Körpers und die aufzuwendende Haltearbeit sehr effektiv, insbesondere für die Kraft in der Körpermitte.

Ausführung:

Starte im neutralen Vierfüßlerstand. Setze die Hände unter die Schultern und die Knie unter das Becken. Stelle die Zehen auf. Ziehe den Bauchnabel zur Wirbelsäule, sodass die Bauchdecke angespannt ist. Aktiviere die Arme und Schultern, indem du die Hände kraftvoll in den Boden drückst und das Körpergewicht leicht nach vorne verlagerst. Löse langsam und kontrolliert die Knie vom Boden (wie einen Klettverschluss).

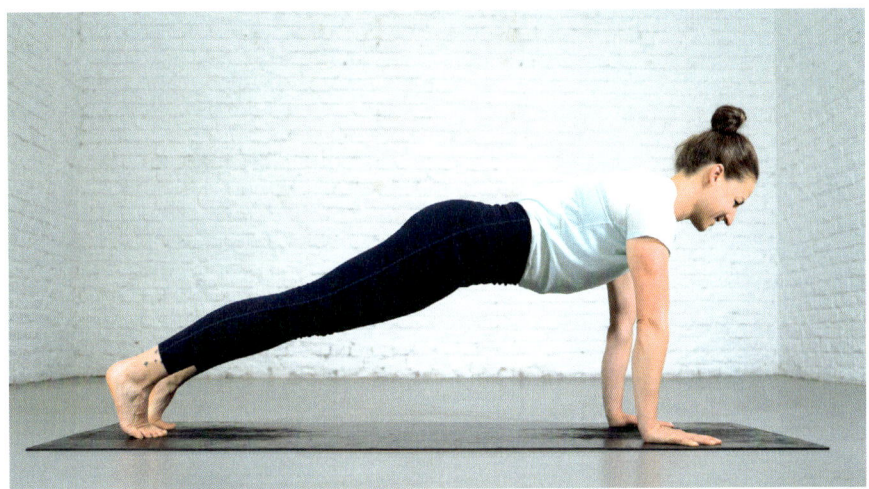

Option *Brett*:

Im Yoga auch *Planke* oder *schiefe Ebene* genannt. Strecke aus dem Vierfüßlerstand oder s*chwebenden Hund* die Beine, sodass die Schultern über den Fingerspitzen stehen und Ferse, Becken und Schulter eine Linie bilden.

Yogisch:

Stützpositionen aktivieren den ganzen Körper und wirken vitalisierend. Durch eine erhöhte Blutzirkulation wärmen sie den Körper von innen auf und fördern den Energiefluss. Gleichzeitig geben sie ein Gefühl von Stärke und Ruhe.

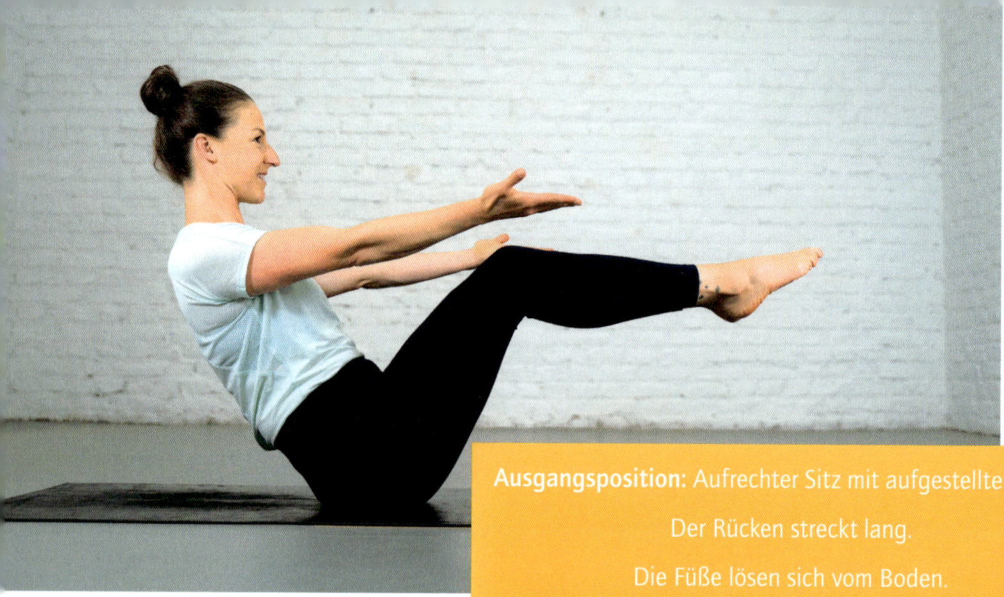

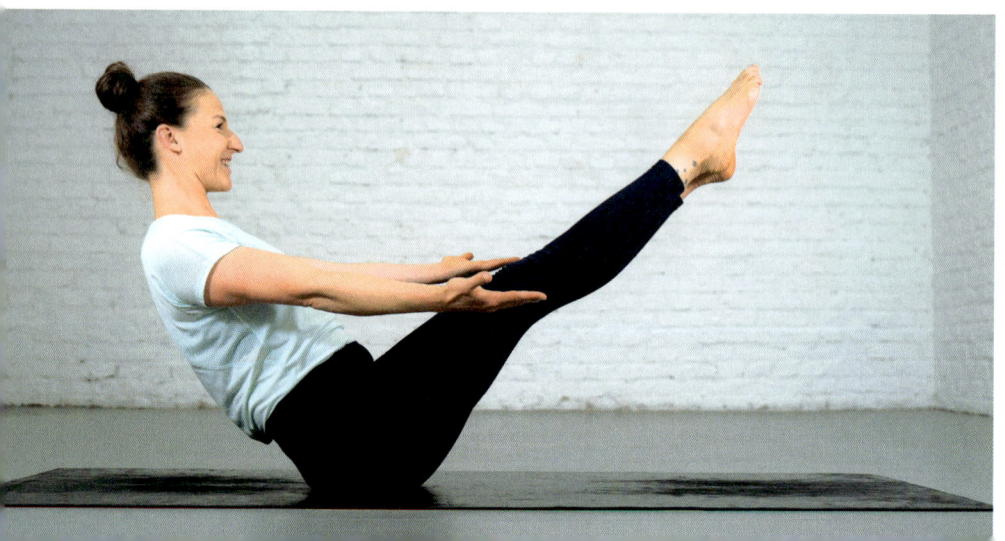

Ausgangsposition: Aufrechter Sitz mit aufgestellten Füßen.

Der Rücken streckt lang.

Die Füße lösen sich vom Boden.

Die Bauchdecke und die Oberschenkel ziehen zueinander.

Die Arme strecken neben dem Körper nach vorne.

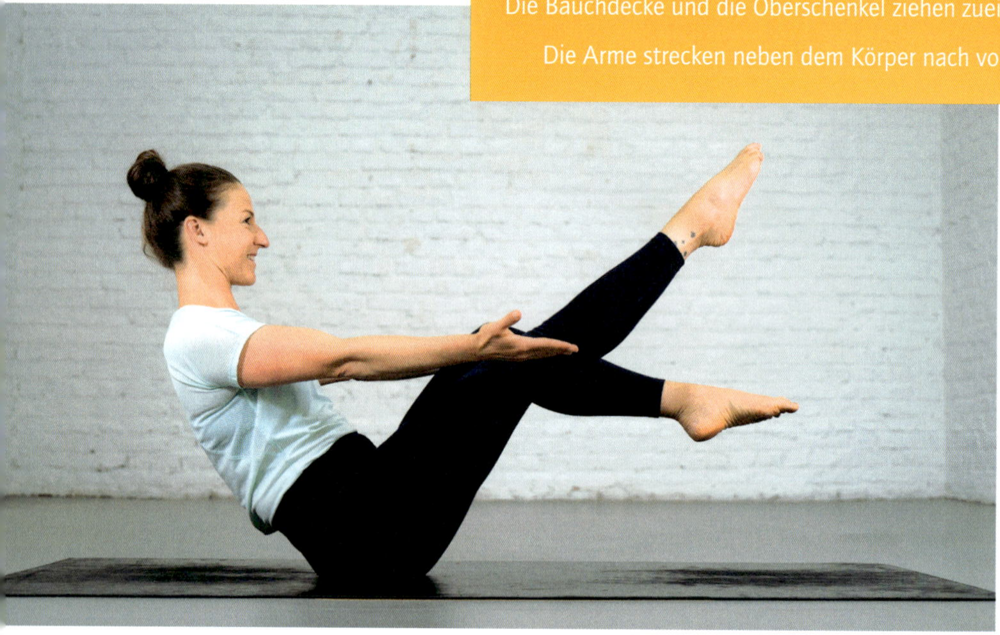

Boot

Das *Boot* erfordert Gleichgewicht. Und Gleichgewicht erfordert eine stabile Rumpfmitte – einerlei, ob stehend oder auf dem Steißbein sitzend. In dieser Position werden
Unter- und Oberkörper durch die Rumpf- und Hüftmuskulatur – insbesondere den Psoas
als Verbindungsstück – gehalten.

Ausführung:

Starte in einer sitzenden Position und stelle deine Füße auf.
Verlängere den Rücken, bevor du die Füße kontrolliert löst und die Balance
auf dem Steißbein findest. Die Arme strecken seitlich vom Körper nach vorne.
Ziehe Bauchdecke und Oberschenkel zueinander. Die Schulterblätter ziehen
am Rücken eng zusammen. Je größer der Hebel der Position wird, desto
mehr Haltearbeit in der Körpermitte ist erforderlich. Dazu kannst du erst
abwechselnd und dann gleichzeitig die Beine strecken. Gehe nur so weit, wie
du die Länge im Rücken halten kannst.

Yogisch:

Als Gleichgewichtsübung stärkt das *Boot* den Fokus. Die entstehende Kraft
und Energie in der Körpermitte wird in den ganzen Körper geleitet.

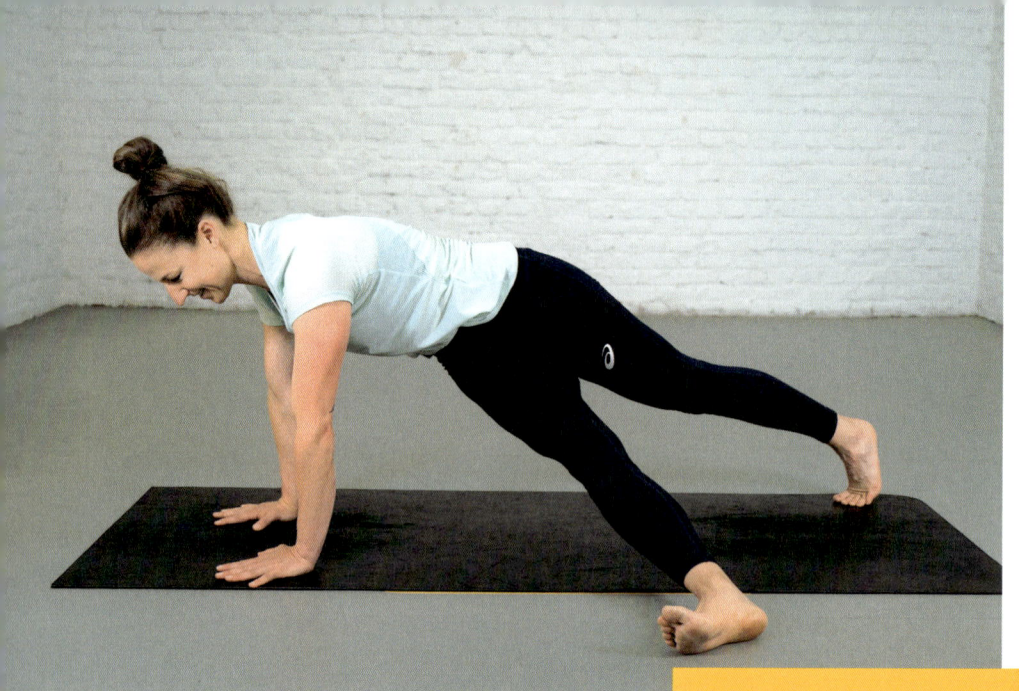

Gedrehter Stütz

Ähnlich wie das Prinzip im *geschlossenen Boot* wird hier die Aktivierung der Rumpfmitte durch ein zusätzliches Element erhöht.

Ausführung:

Starte im *Brett*. Von hier aus ziehe das rechte Knie unter die Brust und strecke das Bein diagonal unter dem Körper zur linken Seite aus. Die Außenkante des Fußes liegt am Boden ab. Presse die Innenschenkel ineinander und ziehe den Bauchnabel aktiv nach rechts. Das Becken bleibt parallel und das Körpergewicht ist auf beiden Armen gleichmäßig verteilt.

Yogisch:

Zusätzlich zur aktivierenden Wirkung der Stützpositionen fördert der zusätzliche Druck auf den unteren Bauch die Verdauung und wirkt entgiftend.

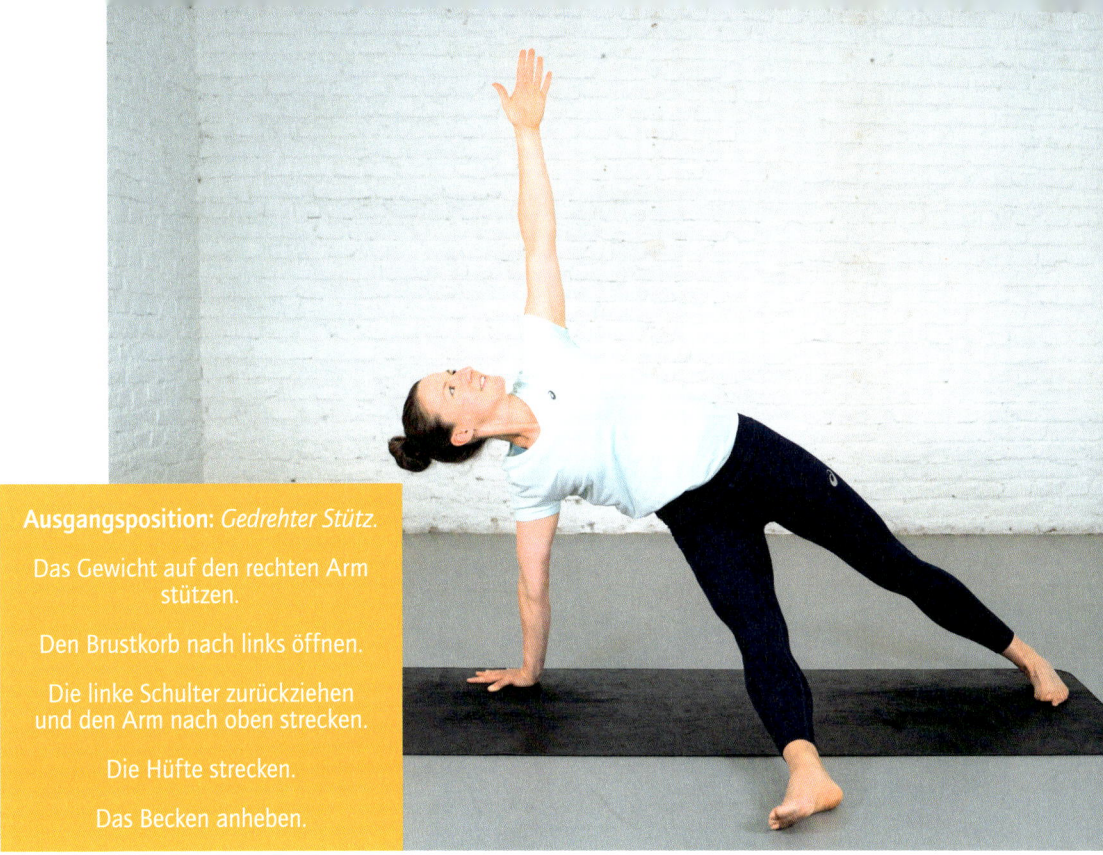

Seitstütz

Häufig werden im Core-Training die seitlichen Rumpfmuskeln vernachlässigt. Diese sind aber ebenso essenziell für die Stabilisation des Rumpfs und sorgen für eine aufrechte Haltung und optimale Kraftübertragung beim Laufen.

Ausführung:

Verlagere aus dem *gedrehten Stütz* das Gewicht auf die rechte Hand und öffne den Brustkorb zur linken Seite. Ziehe die linke Schulter zurück und strecke den Arm nach oben. Deine Schultern sind in der Endposition übereinandergestapelt und die Arme bilden eine Linie. Aktiviere die Gesäßmuskulatur und strecke die Hüfte. Hebe das Becken über die Flanken an.

Yogisch:

Zusätzlich zur aktivierenden Wirkung der Stützpositionen sorgt die Öffnung im Brustkorb für Weite. Standfestigkeit und Leichtigkeit verbinden sich durch die stabile Basis am Boden und die Öffnung nach oben.

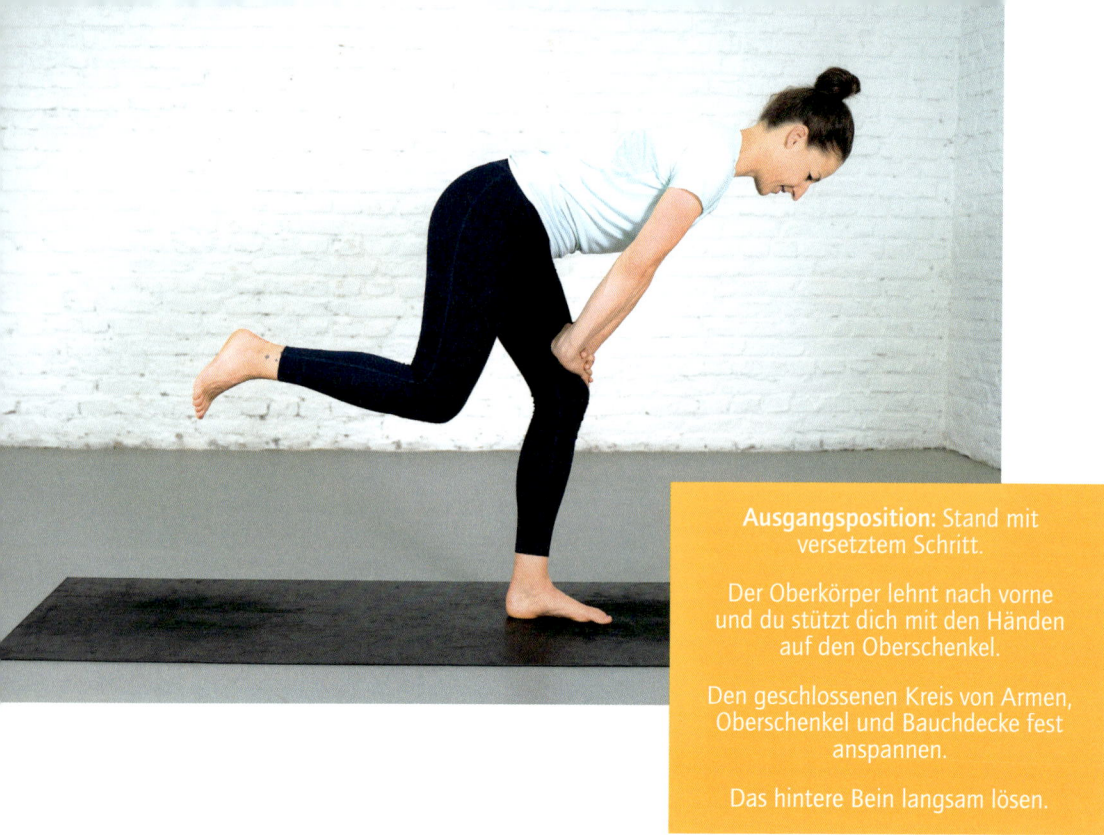

Geschlossener Krieger

Auch im Stehen kann die Körpermitte gut trainiert und direkt in eine Balanceübung übertragen werden. Eine stabile Mitte unterstützt das Halten der Balance enorm und ist Voraussetzung für eine gute Koordinationsfähigkeit.

Ausführung:

Starte im Stand und setze einen Fuß etwa 1 m zurück.
Lehne den Oberkörper nach vorne und stütze dich mit beiden Händen auf dem Oberschenkel auf. Aktiviere die Verbindung von Armen, Bauchdecke und Oberschenkel, indem du alles fest anspannst. Halte die Spannung in dem geschlossenen Kreis aufrecht und löse kontrolliert das hintere Bein vom Boden. Die Spannung hält dich in der Balance.

Yogisch:

Stehende, kraftvolle Positionen sorgen für ein Gefühl von Stärke und strahlen Ruhe und Sicherheit aus. Die zusätzliche Gleichgewichtsübung erfordert Konzentration und beruhigt dadurch die Gedanken und den Geist.

Yoga für die Hüftstreckung

Eine ausgeprägte Hüftstreckung verhindert das „Einknicken" im Becken – die sogenannte *sitzende Laufhaltung*. Die Streckung erfordert eine kräftige Gesäß- und gerade
untere Bauchmuskultur, die das Becken stabilisiert. Im Zusammenspiel mit einem beweglichen Hüftbeuger und dem Lendenwirbelbereich wird die Hüftstreckung ermöglicht. Viel Sitzen im Alltag und eine einseitige Belastung beim Laufen kann allerdings
eine muskuläre Dysbalance verursachen und schränkt dadurch die Mechanik der Hüftstreckung ein. Die nachfolgenden Übungen wirken der Einschränkung entgegen.

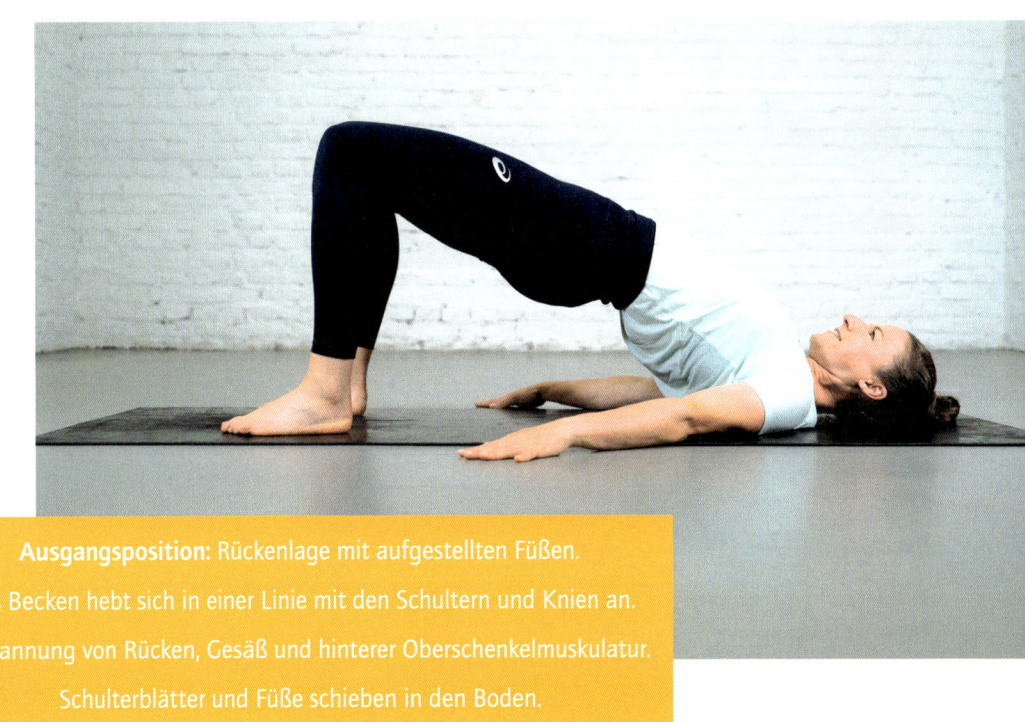

Ausgangsposition: Rückenlage mit aufgestellten Füßen.
Das Becken hebt sich in einer Linie mit den Schultern und Knien an.
Anspannung von Rücken, Gesäß und hinterer Oberschenkelmuskulatur.
Schulterblätter und Füße schieben in den Boden.

Schulterbrücke

In der Position wird die Ansteuerung und Kräftigung der hinteren Körperkette gefördert. Gleichzeitig wird der Hüftbeuger gedehnt.

Ausführung:

Lege dich auf deinen Rücken und stelle deine Füße hüftbreit und parallel nah
zu den Fersen. Wandere deine Schulterblätter am Boden näher zueinander.
Hebe kontrolliert dein Becken vom Boden und versuche, durch die Spannung
im Rücken bis zu den Kniekehlen mit den Schultern, Hüftknochen und Knien
eine Linie zu bilden. Die Füße und Schulterblätter drücken dabei aktiv in
den Boden. Achte darauf, dass das Gewicht nicht auf dem Nacken liegt.
Zur Verstärkung kannst du deine Füße fixiert am Boden nach vorne unten
schieben. Alternativ setze nur die Fersen auf
und schiebe sie aktiv in den Boden.

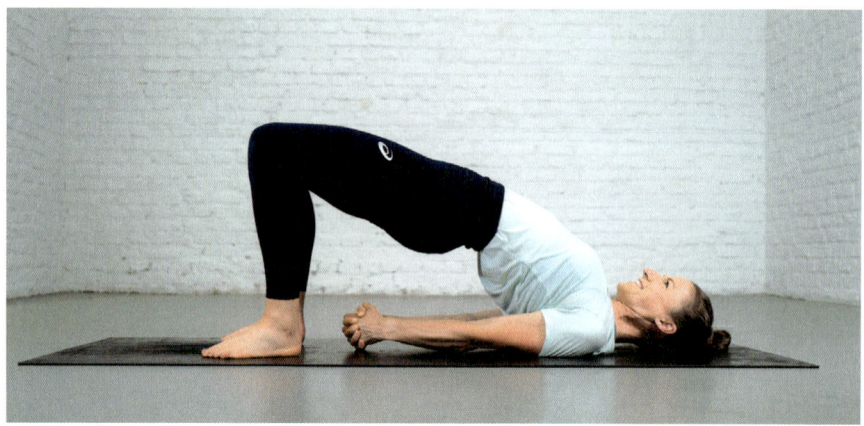

Option *geschlossene Schulterbrücke:*

Greife die Faust unter dir und wandere die Schulterblätter noch enger
zusammen. Die Kraft der Körperrückseite wird erhöht, die Vorderseite kann
sich mehr öffnen.

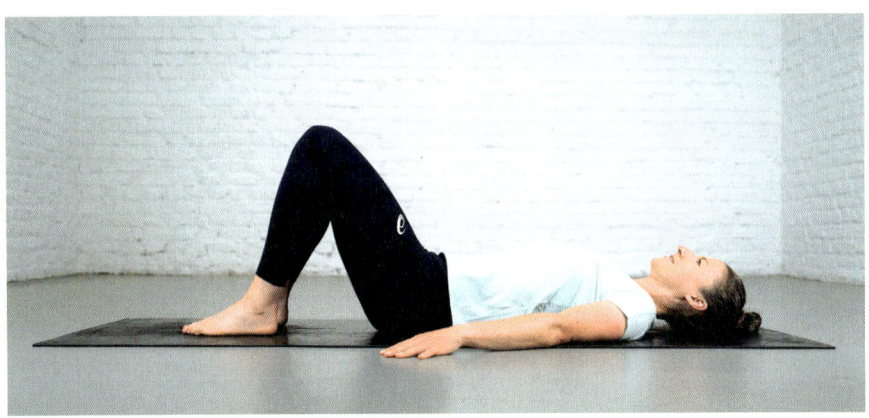

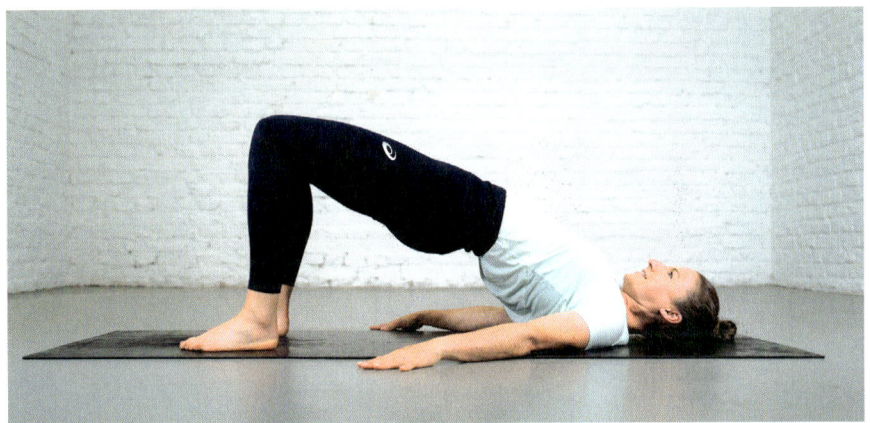

Dynamische Variante:

Senke aus Variante Nummer eins das Becken wieder zurück zum Boden, indem du zuerst die Fersen anhebst und Wirbel für Wirbel den Rücken zurück auf den Boden rollst. Nutze die Einatmung zum Aufrollen in die *Schulterbrücke*, die Ausatmung, um in die Ausgangsposition zurückzukehren.

Yogisch:

Der Begriff „Brücke" drückt es aus: „Verbindung" – von Körper und Geist. Die Position wirkt als aktive *Rückbeuge* unmittelbar: Die Atmung verstärkt sich, der Körper wird aktiviert. Die intensive Dehnung im Herzbereich wirkt sich positiv auf das Gefühl von Stärke und Offenheit aus. Die *Schulterbrücke* eignet sich besonders gut als Einstieg in *Rückbeugen* und *Umkehrhaltungen*.

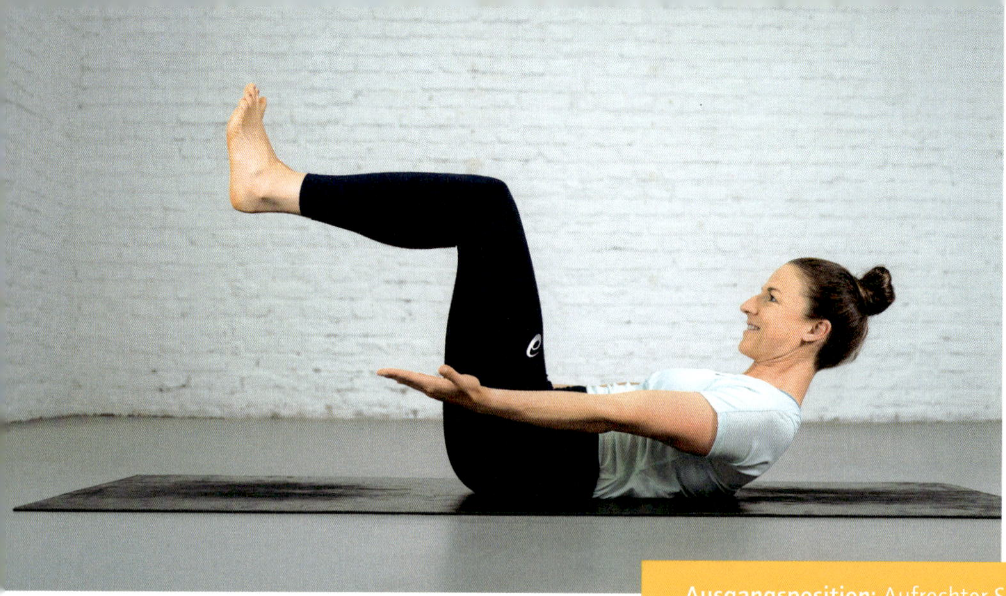

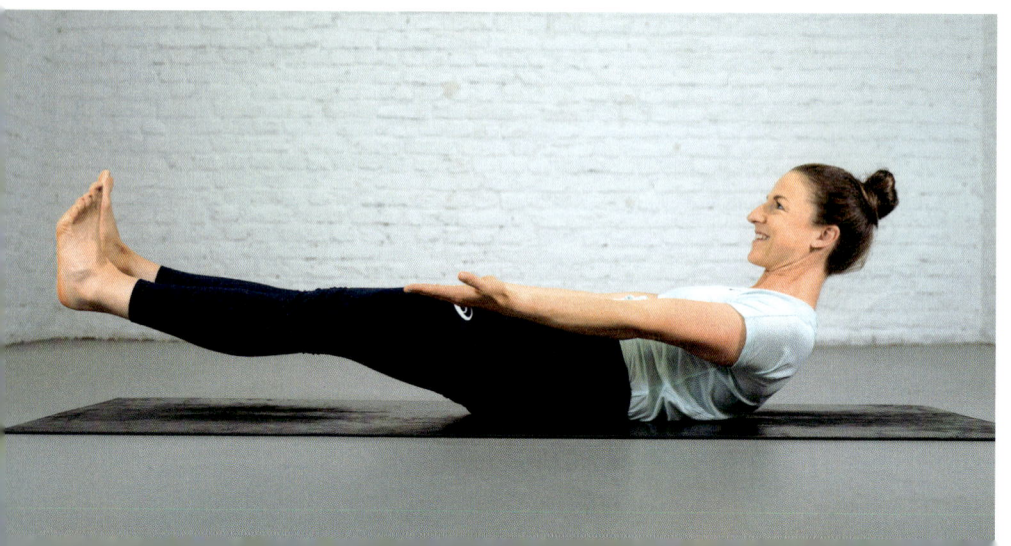

Ausgangsposition: Aufrechter Sitz mit aufgestellten Füßen.

Sich „abrollen" auf den unteren Rücken.

Der Bauchnabel zieht zur Wirbelsäule.

Die Beine sind im 90°-Winkel gebeugt.

Schulter, Kopf und Arme lösen vom Boden.

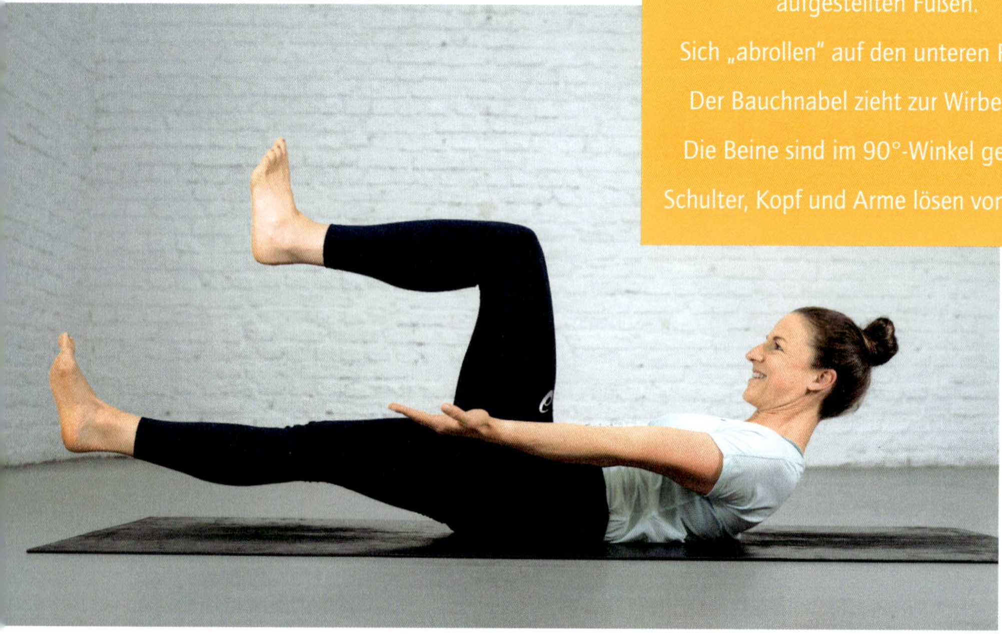

Tiefes Boot

Neben einer kräftigen Gesäßmuskulatur ist die Stabilität der unteren geraden Bauch-muskulatur als Gegenlager wesentlich, um das Becken zu stabilisieren.

Ausführung:

Starte in einer sitzenden Position mit aufgestellten Füßen. Rolle dich nun vom Steißbein kontrolliert auf den unteren Rücken. Die Beine bleiben im 90°-Winkel gebeugt, die Knie stehen über dem Becken. Der Kopf und die Schultern heben leicht vom Boden ab. Die Fingerspitzen strecken aktiv nach vorne.

Der Fokus liegt auf dem unteren Rücken, der kraftvoll in den Boden drückt. Dabei zieht der Bauchnabel zur Wirbelsäule. Ohne den Rücken vom Boden zu lösen, strecke abwechselnd ein Bein aus und ziehe es kontrolliert wieder in den rechten Winkel. Wenn du den Kontakt zum Boden problemlos halten kannst, strecke beide Beine gleichzeitig aus.

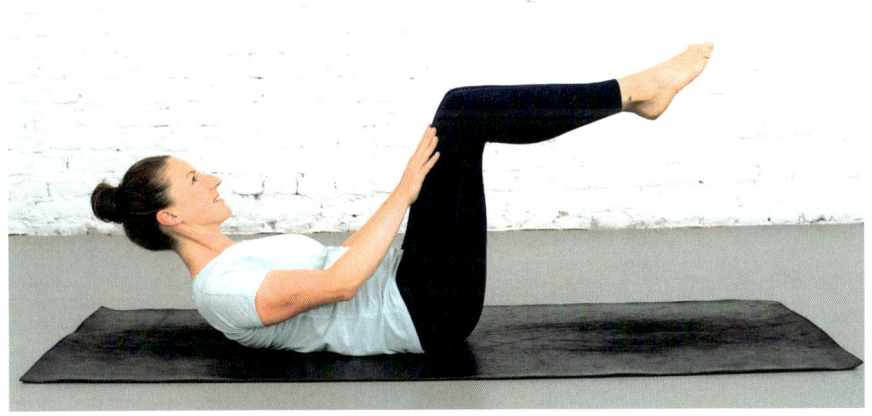

Option *geschlossenes Boot*:

Lege deine Hände auf deine Oberschenkel. Während du mit leichtem Druck gegen die Beine schiebst, versuchst du, gegenzuhalten.

Yogisch:

Die Kräftigung der Körpermitte aktiviert die Energie im ganzen Körper, sorgt für ein Gefühl von Stärke und kann Entschlossenheit und Tatendrang fördern.

Ausfallschritt

Die Ausfallschrittpalette ist groß. Die Übungsfamilie gehört zu meinen Favoriten, da sie wenig komplex, aber dennoch sehr effektiv in der Stabilisierung sowie der Öffnung und Dehnung der Hüfte sind. Da sich die verschiedenen Varianten besonders gut als Ausgleich und Ergänzung zum Laufen eignen und diese in den später folgenden FLOWS in verschiedensten Varianten auftauchen, bietet sich zu dieser Asana-Familie eine Vertiefung der Praxis an. Eine ausführliche Übersicht dafür findest du im direkten Anschluss an das YOGA-ABC.

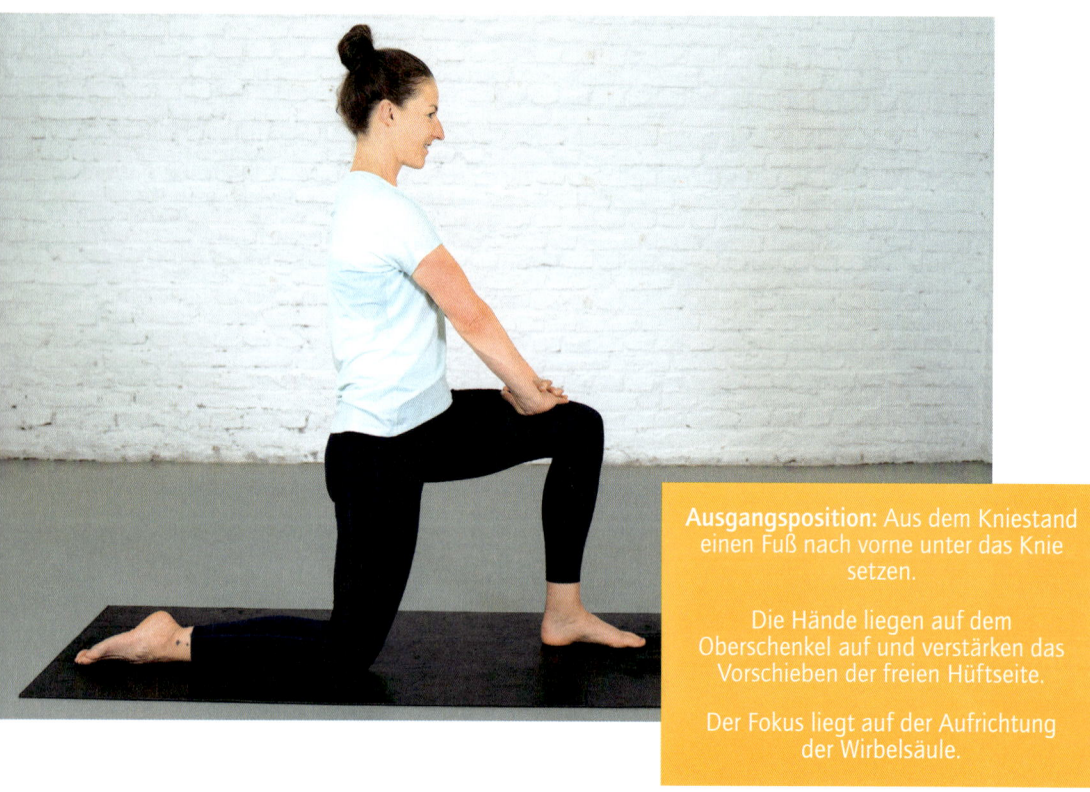

Ausgangsposition: Aus dem Kniestand einen Fuß nach vorne unter das Knie setzen.

Die Hände liegen auf dem Oberschenkel auf und verstärken das Vorschieben der freien Hüftseite.

Der Fokus liegt auf der Aufrichtung der Wirbelsäule.

Enger Ausfallschritt

Ein flexibler Hüftbeuger ist wesentlich für die Streckung der Hüfte. Er ist vor allem bei Läufern häufig verkürzt, was ein „Sitzen" beim Laufen verstärkt. Das Schwungbein kann dann nicht mehr optimal nach hinten gestreckt werden. Diese Position konzentriert sich auf die Verlängerung des gesamten Beugers und die Öffnung im Leistenbereich.

Ausführung:

Starte im Kniestand und setze einen Fuß nach vorne. Achte darauf, dass
das Fußgelenk direkt unter dem Knie steht. Ober- und Unterschenkel beider
Beine stehen im 90°-Winkel zueinander. Die Hände liegen als Unterstützung
auf dem vorderen Oberschenkel, um den Platz zwischen Oberkörper und Bein
zu vergrößern. Der Fokus liegt auf der Verlängerung der Wirbelsäule. Die
Dehnung intensiviert sich, wenn das aufliegende Knie und der Scheitel aktiv
voneinander wegziehen.

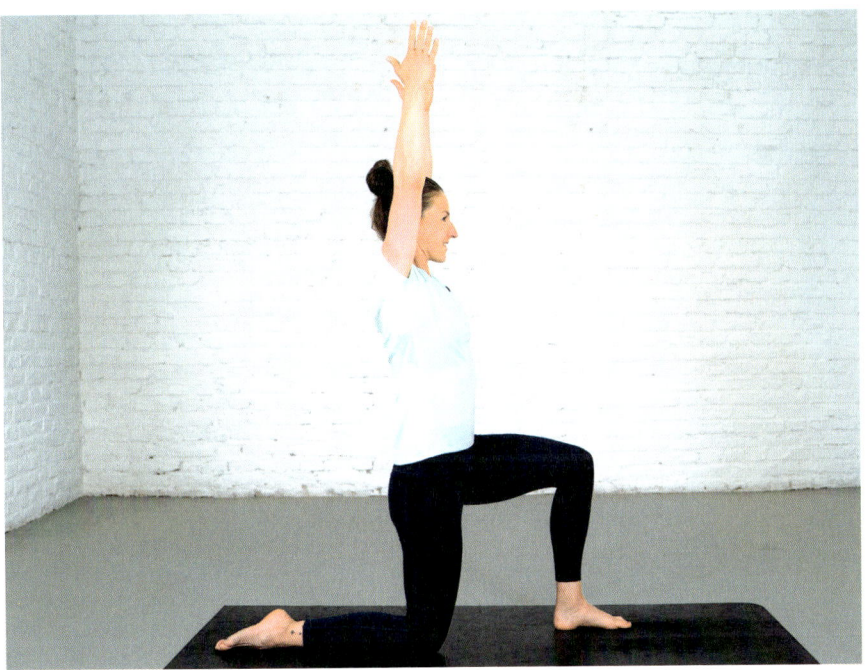

Option *gestreckter Ausfallschritt*:

Die Hände lösen sich vom Oberschenkel und strecken in Verlängerung des
Rumpfs lang nach oben. Durch die Streckung im Oberkörper wird der Zug auf
den Psoas – Teil des Hüftbeugers – verstärkt. Die Dehnung des Hüftbeugers
wird dadurch insgesamt intensiver.

Yogisch:

Durch das intensive Strecken des Hüftbeugers können sich im Hüftbereich
sitzende Blockaden lösen. Gespeicherte Emotionen können dabei freigesetzt
werden. Das Aufdehnen des Psoas lindert Stress und wirkt entspannend auf
Körper und Geist.

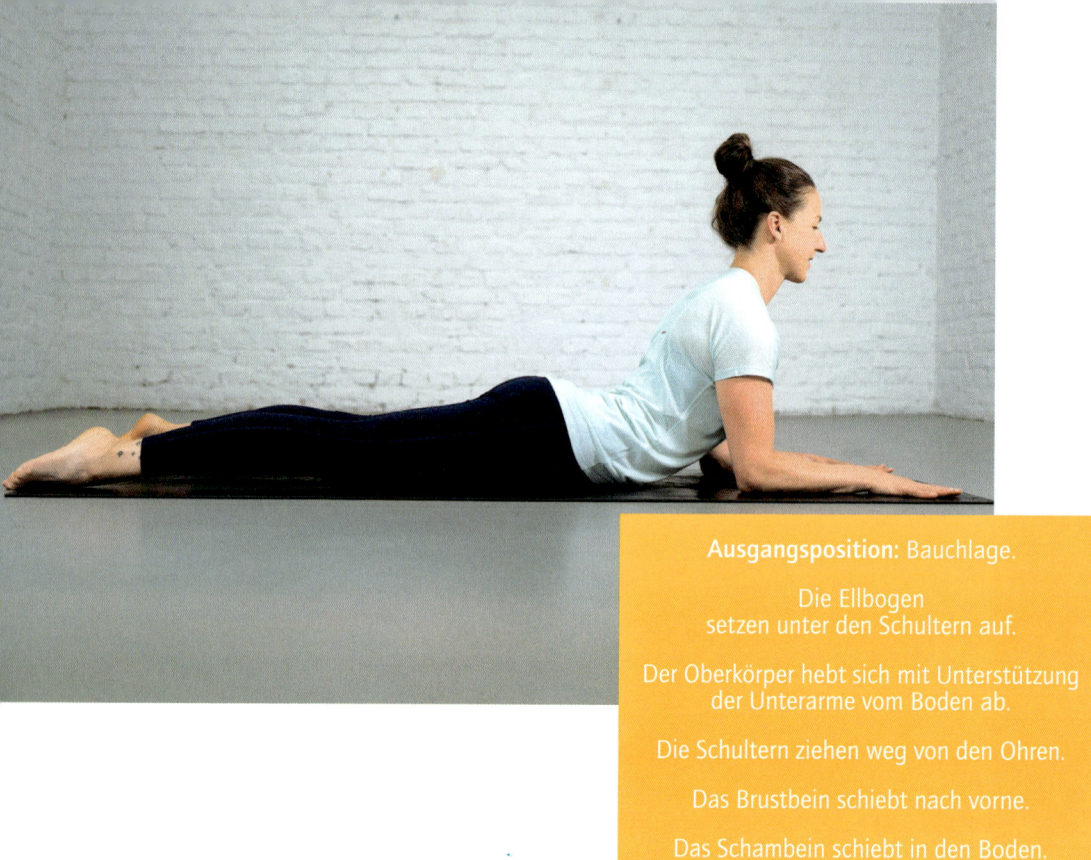

Sphinx

Die *Sphinx* streckt und öffnet die gesamte Körpervorderseite. Das schafft u. a. Weite im Becken. Durch das Vorschieben des Schambeins bekommt der Leistenbereich Platz und der Hüftbeuger kann sich strecken. Die Überstreckung der Wirbelsäule beim Aufrichten des Oberkörpers verstärkt die Spannung auf der Vorderseite und intensiviert die Dehnung.

Ausführung:

Starte in der Bauchlage. Die Ellbogen setzen unter den Schultern auf, sodass die Oberarme senkrecht zum Boden stehen. Die Unterarme liegen parallel und schulterbreit. Die Hände sind weit aufgefächert. Hebe den Oberkörper an, indem du Ellbogen und Unterarme in den Boden schiebst. Die Schultern ziehen dabei weg von den Ohren. Das Brustbein schiebt nach vorne durch die Oberarme. Lasse die Ellbogen auf dem Boden fixiert und ziehe sie leicht zurück, um das Aufrichten und Vorschieben der Brust zu verstärken.

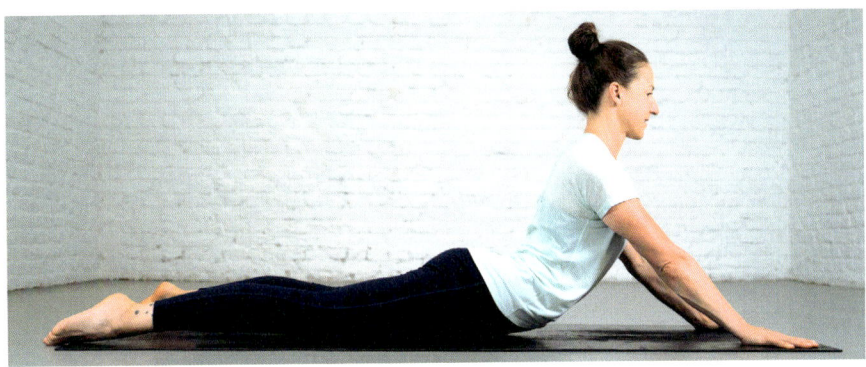

Option *große Sphinx*:

Je tiefer die *Rückbeuge* ist, desto intensiver ist die Dehnung auf der Vorderseite. In der Ausgangsposition sind die Unterarme leicht ausgestellt, sodass sie nicht mehr ganz parallel liegen. Die Ellbogen und Unterarme lösen sich vom Boden, um die Arme langsam und kontrolliert zu strecken. Falls du einen Druck im unteren Rücken spürst, kehre zurück in die *kleine Sphinx*.

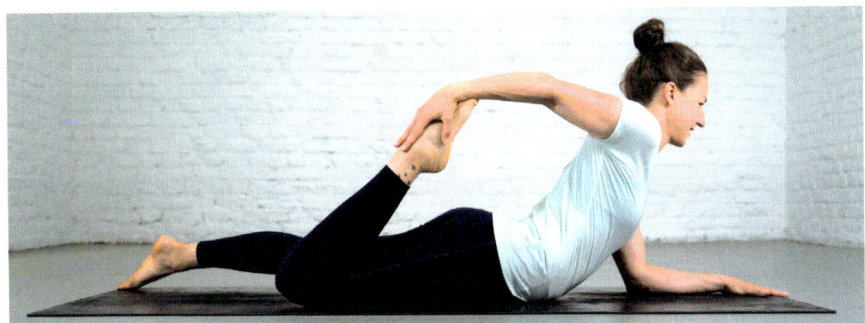

Option *geschlossene Sphinx*:

Ziehe in der Ausgangsposition eine Ferse in Richtung Gesäß und greife mit der gleichseitigen Hand den Fußrücken von außen oder von oben. Richte nun deine Schulter wieder nach vorne – parallel zur anderen Schulter – aus. Je aufrechter du im Oberkörper bleibst, desto intensiver wird die Dehnung im Hüftbeuger. Die Spannung kannst zu zusätzlich verstärken, indem du den Fuß in die Hand und das Schambein in den Boden schiebst. Du kannst die geschlossene Option in der kleinen und großen Version (gestreckte Arme) üben.

Yogisch:

Als aktive *Rückbeuge* wirkt die Position aktivierend. Durch die Bauchlage werden außerdem die Verdauungsorgane massiert und angeregt.

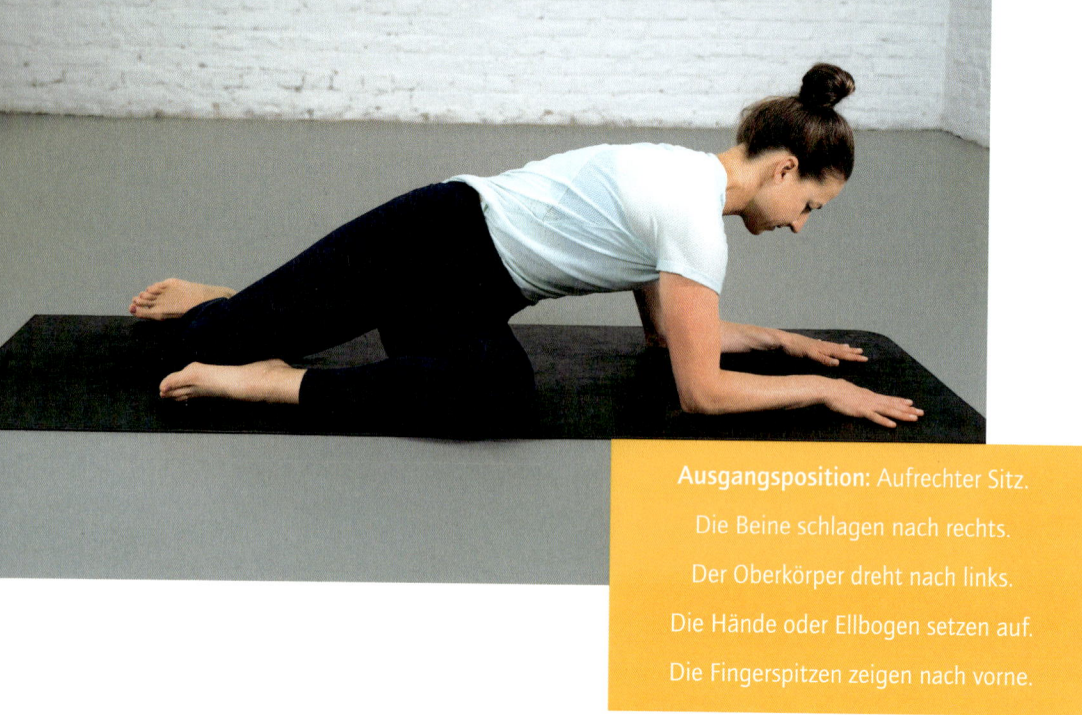

Ausgangsposition: Aufrechter Sitz.

Die Beine schlagen nach rechts.

Der Oberkörper dreht nach links.

Die Hände oder Ellbogen setzen auf.

Die Fingerspitzen zeigen nach vorne.

Reverse Twist

Für die Mechanik des Laufschritts ist neben dem flexiblen Hüftbeuger ein stabiler, aber auch gleichzeitig beweglicher Lendenbereich notwendig. Ist dieser Abschnitt zu fest, kurz und unbeweglich, kippt das Becken nach vorne. Die Hohlkreuzposition verstärkt sich und die Hüftstreckung wird erheblich erschwert. In Kombination mit der Krafteinwirkung beim Laufen führt das schnell zu unangenehmen Rückenbeschwerden.

Twists sind wahre Wunderwerkzeuge, wenn es um das Auflösen von Spannung im unteren Rücken geht. Es gibt viele Varianten. Die „umgekehrte" Variante eignet sich besonders gut an dieser Stelle, weil zusätzlich die Dehnung des Hüftbeugers mit berücksichtigt wird.

Ausführung:

Starte im aufrechten Sitz und schlage beide Beine nach rechts. Dabei zeigt das rechte Knie nach vorne und die linke Fußsohle liegt oberhalb vom rechten Knie am Oberschenkel an. Rotiere den Oberkörper nach links und setze die Hände zum Boden, sodass die Fingerspitzen nach vorne zeigen. Die rechte Gesäßhälfte hebt dabei vom Boden ab. Die Position wird intensiver, indem du die Unterarme zum Boden bringst oder den Oberkörper weiter nach links wanderst.

Yogisch:

Die Verwringung der Wirbelsäule hat einen entgiftenden Effekt. Wie ein ausgewrungener Schwamm sorgt die Drehung für den Abtransport von Giftstoffen.

Yoga für einen größeren Laufschritt

Die Voraussetzung für die Optimierung der Schrittlänge ist die gestreckte Hüfte. Denn aus einer „sitzenden" Haltung kann kein langer Schritt entstehen. Daher dienen die Asanas der vorherigen Kategorie „Yoga für die Hüftstreckung" ebenso der Schrittlänge. Die folgenden ausgewählten Asanas fördern die Mobilität des Hüftgelenks und der Lendenwirbelsäule, was zusätzlich die Bewegungsfreiheit für einen langen Schritt unterstützt.

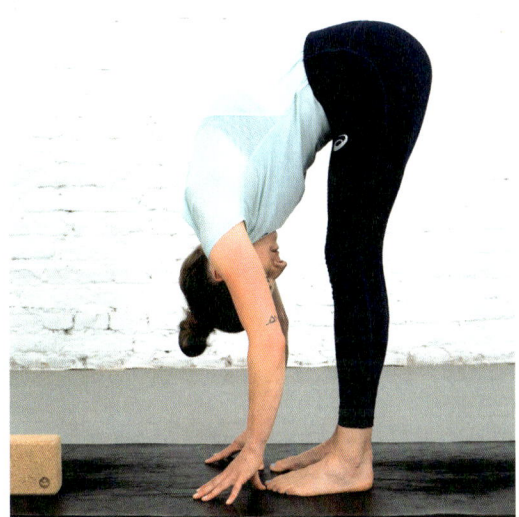
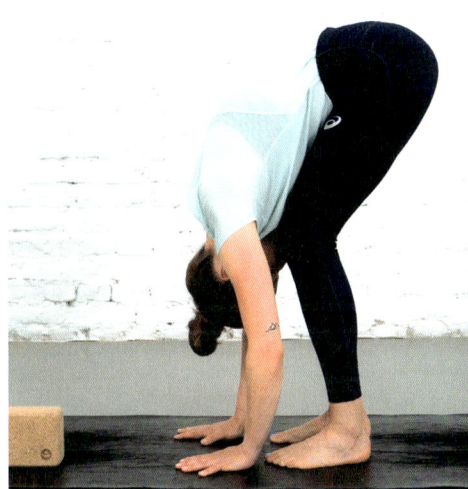

Ausgangsposition: Lang gestreckte Standhaltung.

Der Oberkörper faltet sich aus der Hüfte in Richtung Boden.

Die Spannung reduzieren: Die Beine beugen.

Die Dehnung intensivieren: Das Gewicht vorverlagern und das Steißbein nach hinten oben schieben.

Stehende Vorbeugen

Die *volle Vorbeuge* dehnt die gesamte hintere Körperhälfte. Besonders der untere Rücken wird durch das Aushängen des Oberkörpers passiv und sanft mit der Schwerkraft in die Länge gezogen. Die Wirbelsäule wird gelockert und entlastet. Das schafft Platz zwischen den Wirbeln für mehr Bewegungsfreiraum.

Ausführung:

Starte in aufrechter Standhaltung. Strecke den Oberkörper zuerst lang und falte ihn dann aus der Hüfte nach vorne in Richtung Boden. Der Rücken rundet sich jetzt. Der Blick geht durch die Beine zurück, um den Kopf, den Nacken und die Schultern zu entspannen. „It´s not about touching the toes – it's about the way down."

Es kommt nicht darauf an, wie tief du kommst oder ob du den Boden erreichst. Es geht darum, dass du übst, und dir damit etwas Gutes tust. Halte die Aufmerksamkeit auf der Dehnung. Durch das Beugen der Knie kannst du die Spannung reduzieren. Intensiver wird die Dehnung, wenn du das Gewicht auf die Fußballen verlagerst (ohne die Fersen zu lösen) und das Steißbein aktiv nach hinten oben schiebst.

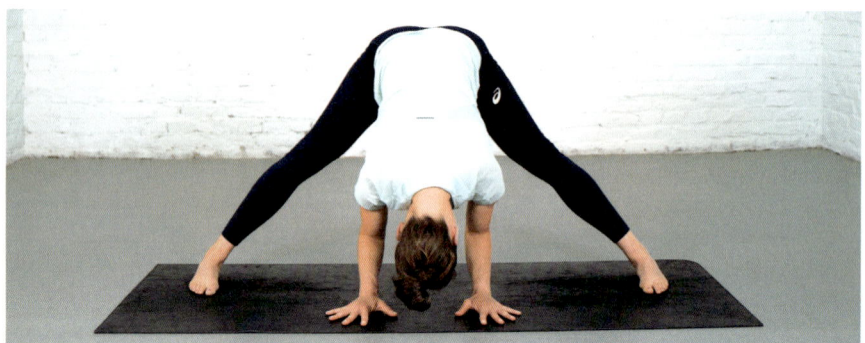

Variante *gegrätschte Vorbeuge*:

Die geöffnete Hüftstellung erleichtert das Vorbeugen.

Stelle dich in einen breiten Stand. Die Füße stehen parallel und vollständig auf dem Boden. Lege die Hände in die Hüften. Strecke dich wieder lang, bevor du den Oberkörper nach unten faltest.

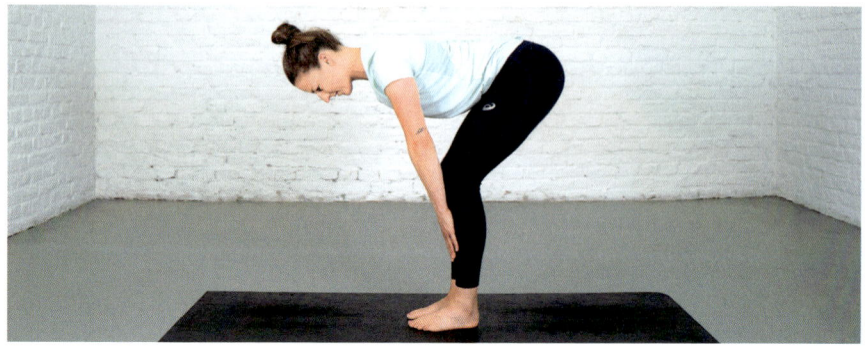

Variante *halbe Vorbeuge*:

Diese Variante dehnt nicht nur, sie kräftigt auch. Während sich die hintere Bein- und Gesäßmuskulatur öffnet, wird die Rückenmuskulatur aktiviert.

Beginne, aus der *vollen Vorbeuge* zuerst den Nacken und den Kopf zu heben und lasse die Streckung des Rückens folgen. Ziehe dazu die Schulterblätter eng zueinander und den Bauchnabel zur Wirbelsäule, um den Rücken zu stabilisieren. Zur Unterstützung der Streckung kannst du die Hände am Schienbein auflegen und die Beine leicht beugen.

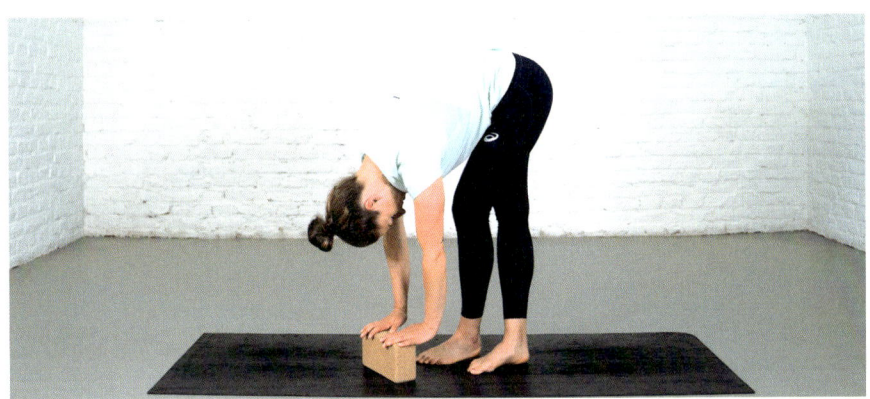

Variante *gekreuzte Vorbeuge*:

Im aufrechten Stand kreuze das rechte Bein hinter dem linken. Falte mit gekreuzten Beinen in die *volle Vorbeuge*. Dabei ist das linke Bein gebeugt und das rechte (hintere) Bein gestreckt. Schiebe das Steißbein nach hinten oben. Diese Variante intensiviert die Dehnung in der rechten Beinrückseite über das Gesäß in den unteren Rücken.

Yogisch:

Vorbeugen üben dich in Geduld und Achtsamkeit. Sie haben eine schützende und beruhigende Wirkung, weil sie das Herz umschließen. Mehr zum Thema *Vorbeugen* findest du nachfolgend.

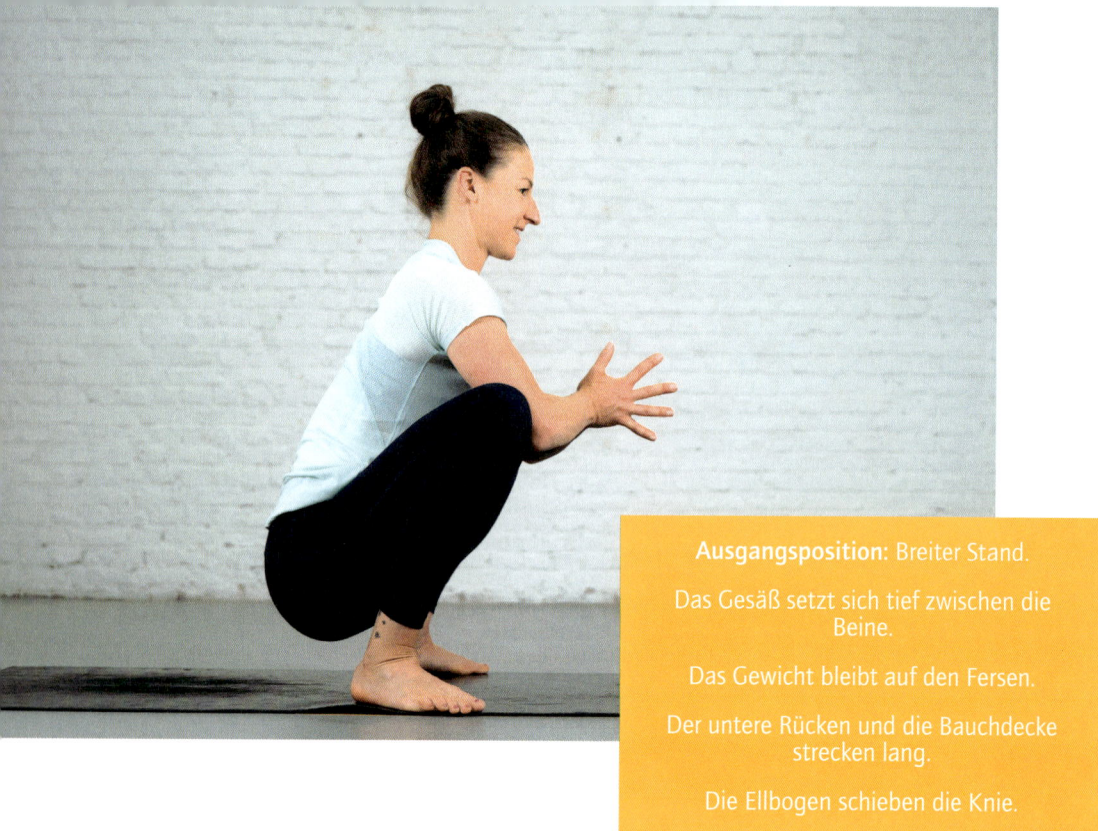

Yogi Squat

Die *tiefe Hockposition* trainiert zwei Fähigkeiten, die für Läufer essenziell sind: Kraft in den Beinen und im Rumpf sowie Mobilität im Hüftgelenk und Fußgelenk. Wie bei allen Asanas: Das einzig Wichtige ist der Weg und das Üben, statt die Endposition in Perfektion.

Für Läufer ist dieses beweglichkeitsfordernde Asana meist eine große Herausforderung, aber die Investition in Hüftöffnung und Beintraining lohnt sich. Diese Art von Sitzen haben wir leider verlernt, aber sie ist viel gesünder für unsere Haltung, unsere Organe und für unsere Energie als das vorgeneigte „Schreibtischsitzen".

Ausführung:

Starte im Stand mit schulterbreit aufgestellten Füßen, die leicht nach außen gestellt sind. Die Knie zeigen über die Fußspitzen. Setze das Gesäß tief zwischen die Beine. Das Gewicht bleibt auf den Fersen und die Knie hinter den Fußspitzen, um Druck auf die Knie zu vermeiden. Der untere Rücken und die Bauchdecke sind gestreckt. Es gibt zwei gute Möglichkeiten, um die Position zu unterstützen:

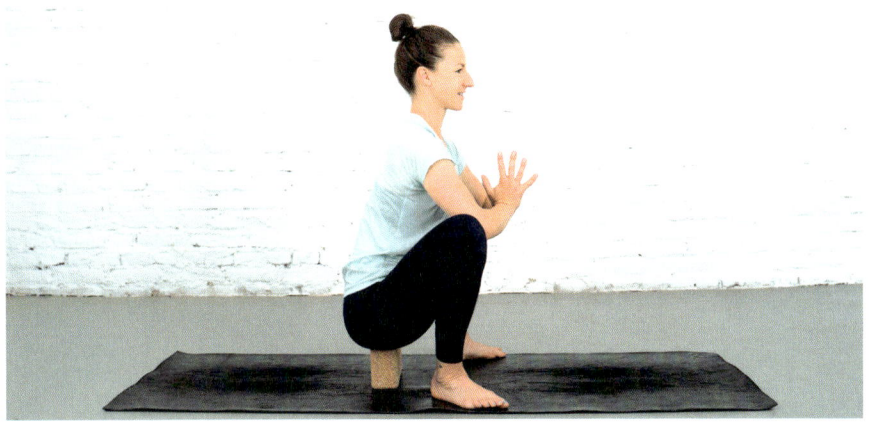

Setze dich erhöht auf einen Yogablock.

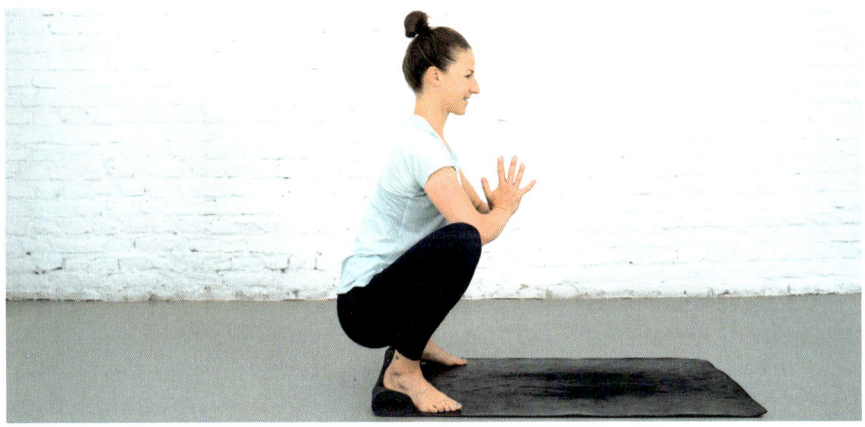

Lege eine aufgerollte Yogamatte als Keil unter deine Fersen.

Lege die Ellbogen an die Innenseite der Knie und falte die Hände. Nutze den Druck in den Handflächen, um die Knie leicht nach außen zu schieben und den unteren Rücken zu verlängern. Dadurch werden die Adduktoren gedehnt und die Hüfte geöffnet. Über deine Bein-, Gesäß- und Rumpfmuskulatur hältst du den tiefen Sitz aufrecht.

Yogisch:

Der *Yogi Squat* zählt zu den erdenden Asanas, die durch die tiefe Verwurzlung kräftigend und gleichzeitig beruhigend wirken. Außerdem werden Stoffwechsel und Verdauung angeregt.

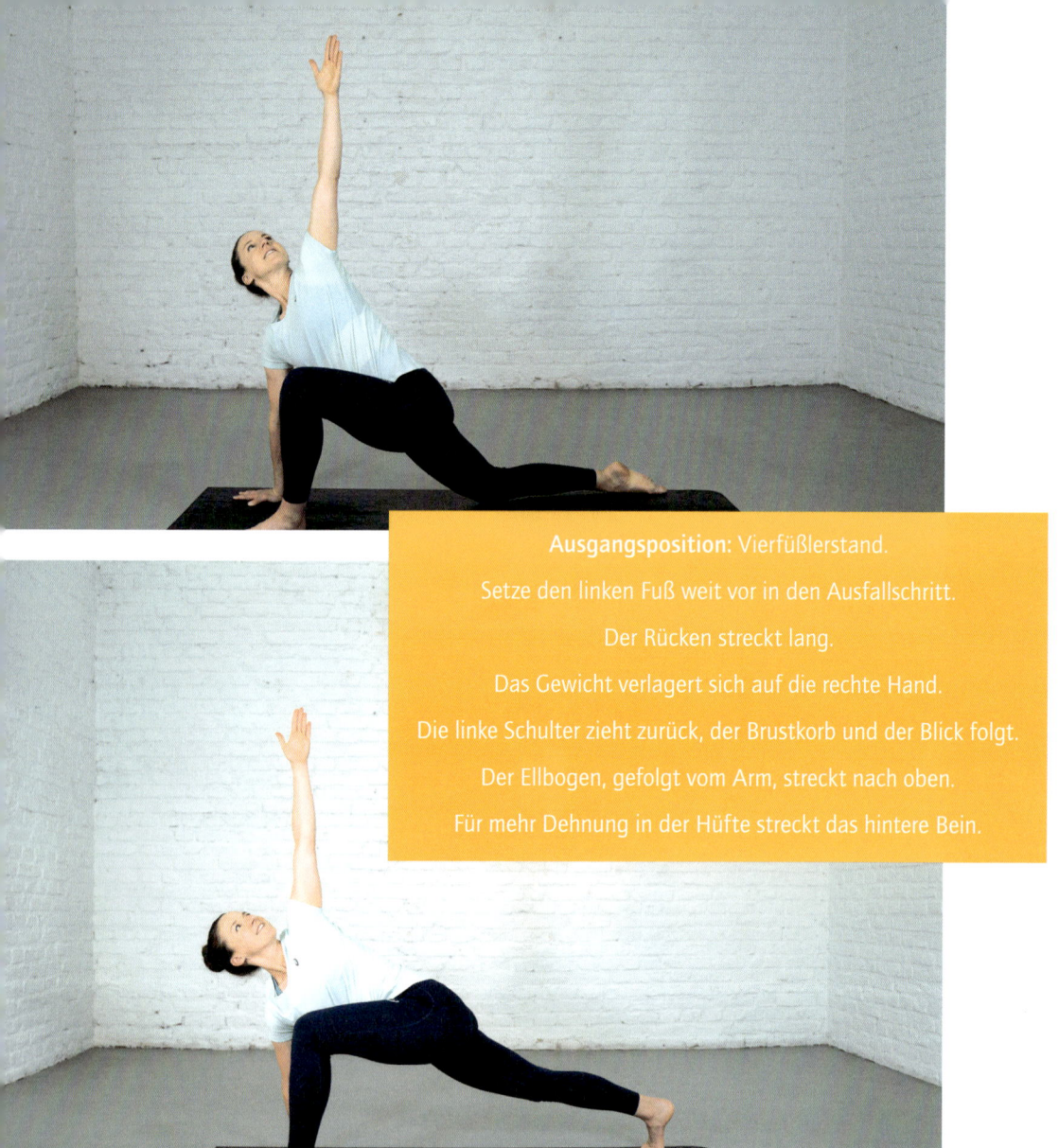

Ausgangsposition: Vierfüßlerstand.

Setze den linken Fuß weit vor in den Ausfallschritt.

Der Rücken streckt lang.

Das Gewicht verlagert sich auf die rechte Hand.

Die linke Schulter zieht zurück, der Brustkorb und der Blick folgt.

Der Ellbogen, gefolgt vom Arm, streckt nach oben.

Für mehr Dehnung in der Hüfte streckt das hintere Bein.

Gedrehter Ausfallschritt

Für den verlängerten Schritt beim Laufen bringt dieses Asana gleich zwei Komponenten mit: die Mobilisierung des Hüftgelenks durch den *tiefen Ausfallschritt* und in der Wirbelsäule durch die Rotation – den *Twist*.

Ausführung:

Starte im Vierfüßlerstand und setze den linken Fuß an die Außenseite der Hände weit nach vorne in den Ausfallschritt. Die Hände setzen an der Innenseite des Fußes auf. Die Hüfte sinkt schwer. Strecke den Oberkörper lang. Verlagere das Gewicht auf die rechte Hand. Löse die linke Hand und ziehe die Schulter zurück, sodass der Ellbogen nach oben zeigt.

Der Blick und der Brustkorb folgt der Bewegung. Das Becken bleibt fixiert. Versuche, in der Hüfte ruhig zu bleiben. Strecke nun den Arm. Für eine intensivere Dehnung in der Hüfte löse das hintere Knie vom Boden und strecke das Bein kontrolliert.

Yogisch:

Das kombinierte Asana wirkt sehr intensiv. Sowohl die Hüftdehnung als auch die Rotation der Wirbelsäule fördert das Lösen von Spannungen und Blockaden – körperlich und mental.

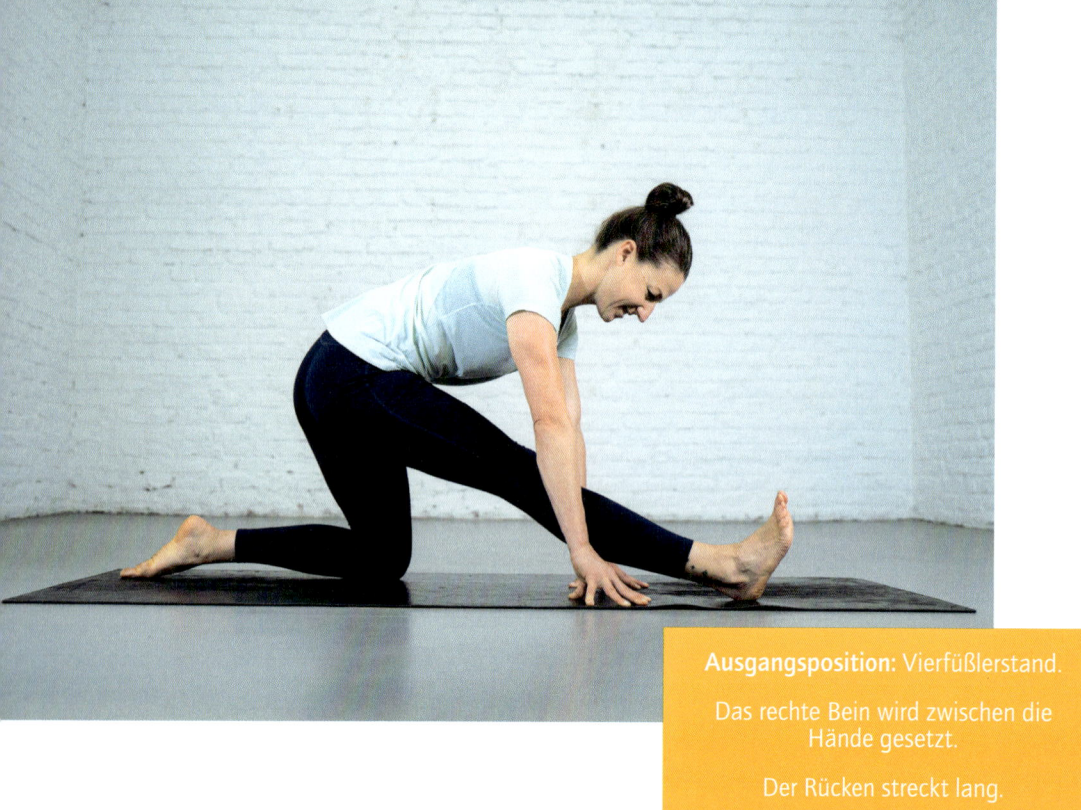

Reverse Ausfallschritt

Läufer neigen aufgrund der einseitigen Laufbelastung zu einer verkürzten Oberschenkelrückseite. Feste „Hamstrings" können durch den starken Zug die Beckenstellung verändern und dadurch Rückenbeschwerden auslösen. Außerdem schränkt die Muskelverkürzung das Ausmaß der Schrittlänge ein. Die Dehnung der „Hamstrings" löst Spannungen in der gesamten hinteren Körperhälfte, lockert den unteren Rücken und verhindert eine Veränderung des Haltungsmusters.

Ausführung:

Starte im Vierfüßlerstand und setze den rechten Fuß zwischen die Hände in den *Ausfallschritt*. Strecke den Rücken und hebe das Brustbein an. Ziehe das Gesäß in Richtung Ferse und strecke langsam das rechte Bein (nur so weit, wie möglich). Die Zehen lösen vom Boden und ziehen in Richtung Schienbein. Falte den Rücken rund über das vordere Bein. Die Dehnung wird intensiver, wenn du beide Hände an der Außenseite vom rechten Bein aufsetzt.

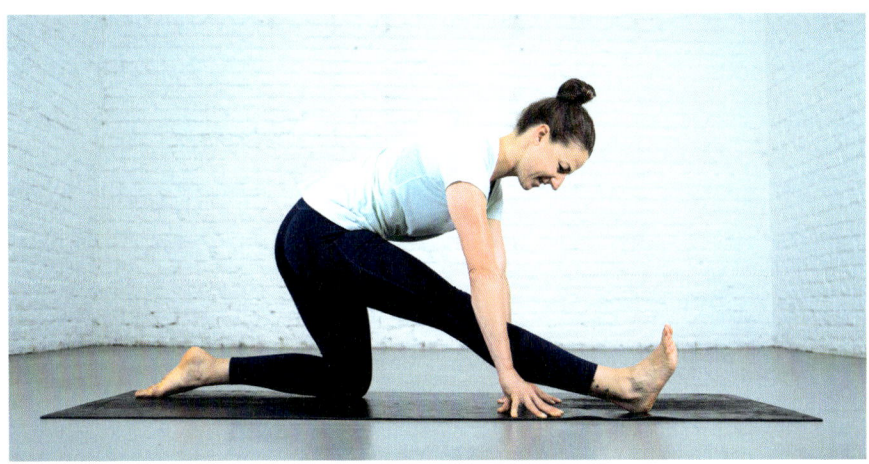

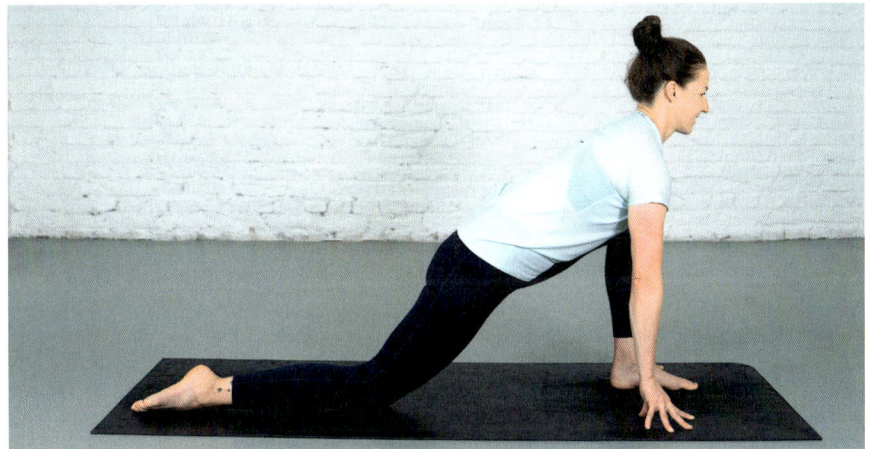

Dynamische Variante *Ausfallschritt*:

Beuge das rechte Bein und komme mit der Einatmung zurück in den Ausfallschritt und strecke den Rücken. Mit der Ausatmung setze dich zurück in den *Reverse Ausfallschritt*. Das abwechselnde Beugen und Strecken von Bein und Rücken mobilisiert die Hüfte und die Wirbelsäule.

Yogisch:

Die vorgeneigte Haltung im *Reverse Ausfallschritt* hat einen beruhigenden Effekt und hilft, wie alle *Vorbeugen*, die Gedanken zu zentrieren. Die dynamische Variante aktiviert durch das Beugen und Strecken die Energiekanäle und -zentren entlang der Wirbelsäule.

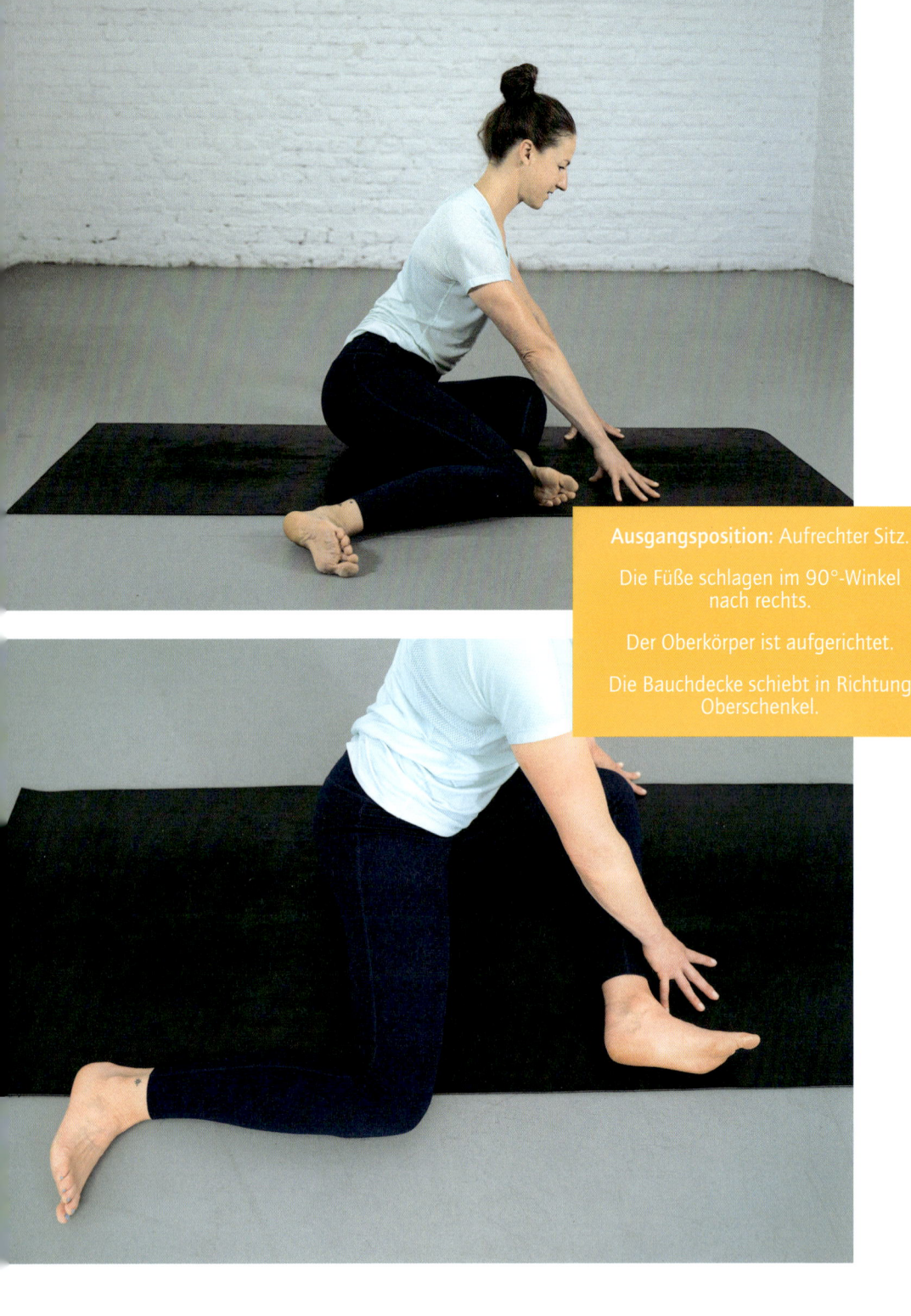

90/90 Sitz

In dieser Sitzposition gelingt die Dehnung des Piriformis. Ein Muskel, der sich mit Sicherheit bei jedem Läufer schon einmal gemeldet hat. Wenn sich der Piriformis unterhalb des großen Gesäßmuskels verhärtet, kann er auf den Ischiasnerv drücken, den längsten und dicksten Nerv im menschlichen Körper.

Auch *Piriformissyndrom* genannt, äußert sich die Verletzung häufig durch einen ziehenden Schmerz in den Rücken oder die Beinrückseite und durch eine Bewegungseinschränkung im unteren Rücken. Das Lockern der Gesäßmuskulatur und des Piriformis wirkt dem entgegen.

Ausführung:

Starte im Sitzen. Ziehe die Beine heran und schlage sie zur rechten Seite. Ober- und Unterschenkel beider Beine bilden einen 90°Winkel. Die linke Fußsohle zeigt nach rechts, die rechte Fußsohle nach hinten. Richte den Oberkörper aufrecht zum linken Schienbein aus. Stütze die Ausrichtung mit den Fingerspitzen am Boden. Verlängere den unteren Rücken, indem du die Bauchdecke dem Oberschenkel annäherst.

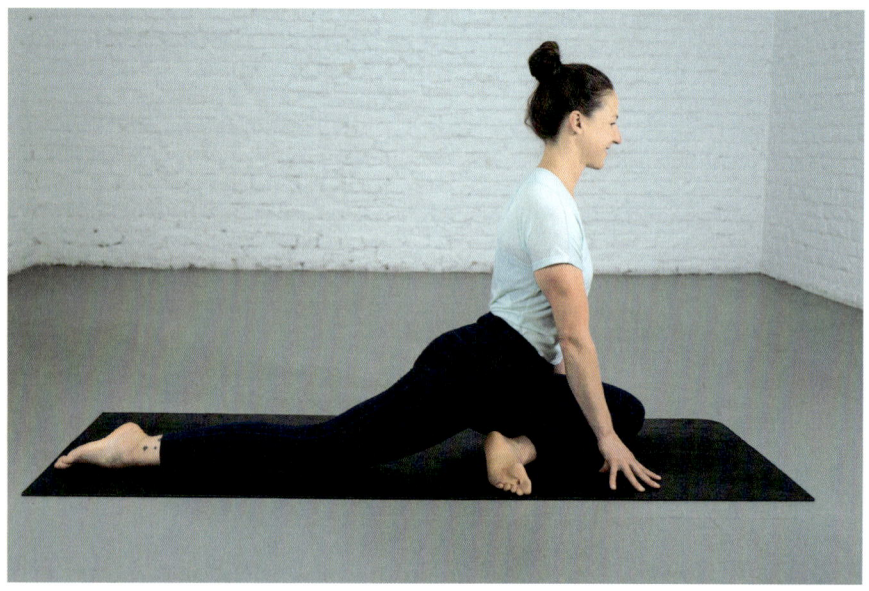

Variante *Taube*:

Verlagere das Gewicht auf die linke Seite, um das Becken zu heben und das rechte Bein nach hinten zu strecken. Die Hüftknochen zeigen in Richtung Boden und der Fußrücken liegt auf. Dadurch wird zusätzlich der Psoas gedehnt.

Verkleinere den Winkel im vorderen Bein, sodass du keinen Druck auf dem Knie spürst. Das Anziehen der Fußspitzen schützt das Kniegelenk. Setze die Fingerspitzen auf Kniehöhe auf und unterstütze mit Armkraft das Aufrichten im Oberkörper. Alternativ – und für eine intensivere Dehnung – falte den Oberkörper über das vordere Bein.

Mein Tipp

Wandere den Oberkörper nach rechts raus und schiebe das Gesäß nach hinten unten.

Yogisch:

Die intensive Hüftöffnung beider Varianten wirkt stark aktivierend. Die Aufrichtung des Brustkorbs zeigt Stolz und Größe. Sie zählt zu den erdenden Positionen, die nach unten tief und kraftvoll verwurzelt sind und nach oben leicht und frei werden. Die vorgebeugte Variante wirkt beruhigend und nach innen kehrend.

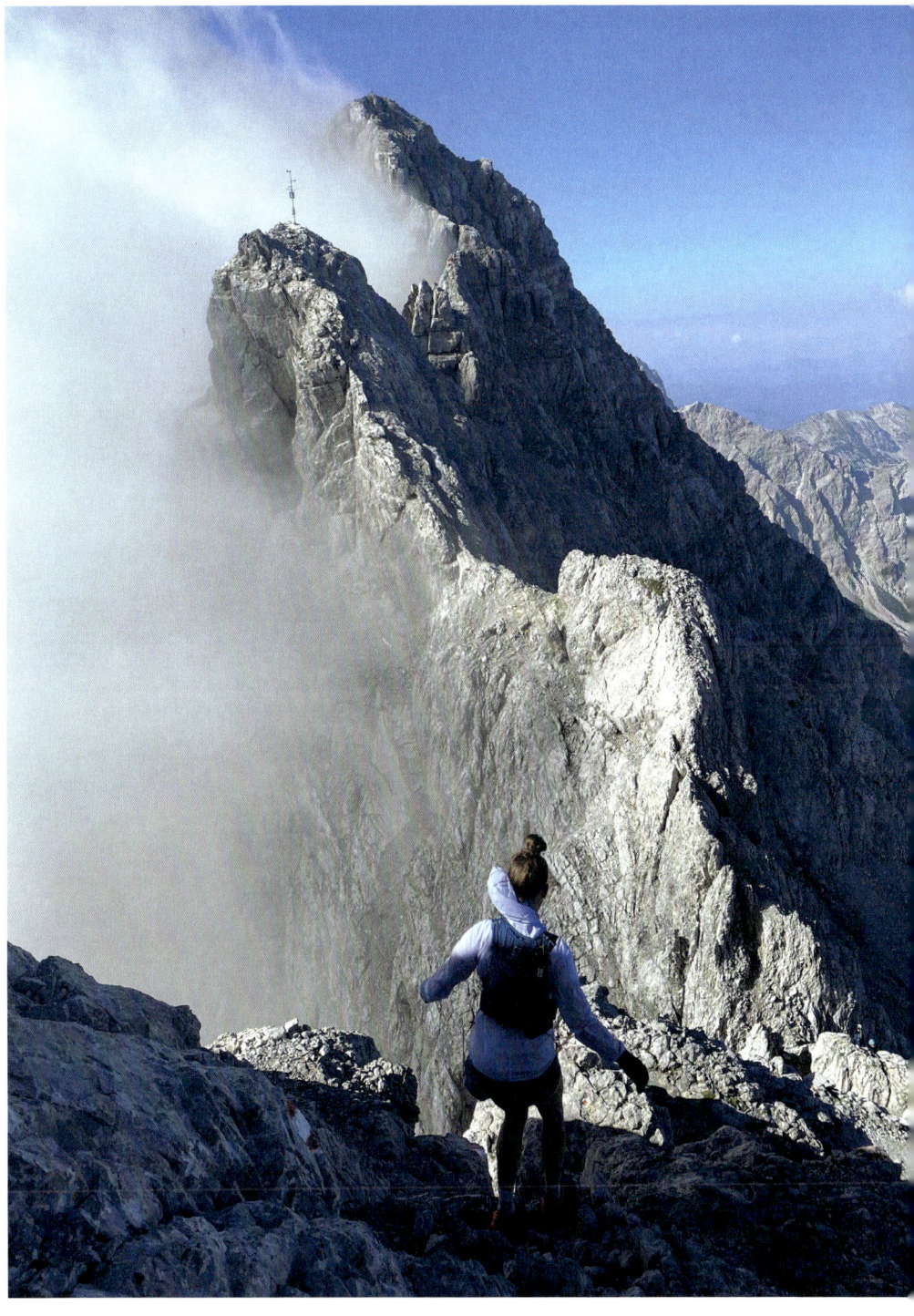

Yoga für die Koordinationsfähigkeit und für starke Beine

Die Koordinationsfähigkeit ist ein wesentlicher Mosaikstein der Lauftechnik. Kräftige, flexible und ausdauernde Strukturen müssen in Einklang gebracht werden und als Einheit funktionieren, um eine ökonomische Fortbewegung zu erzielen. Je besser der Bewegungsablauf koordiniert ist, desto weniger Energieaufwand ist erforderlich. Die Bewegung kann kontrollierter ausgeführt werden.

Krafteinwirkungen können besser abgefangen werden, was u. a. die Trittsicherheit fördert. Letzteres gilt insbesondere für das Laufen auf unebenem Untergrund, wie z. B. beim Trailrunning. Der Körper kann sich an ständig wechselnde Bedingungen anpassen und ist vor Verletzungen besser gewappnet.

Zum Schulen der Koordination eignen sich vor allem stehende, instabile Positionen, die Konzentration und ein ständiges Ausbalancieren erfordern. Dabei wird auch die Beinkraft sowie die Mobilität und Stabilität der Füße trainiert.

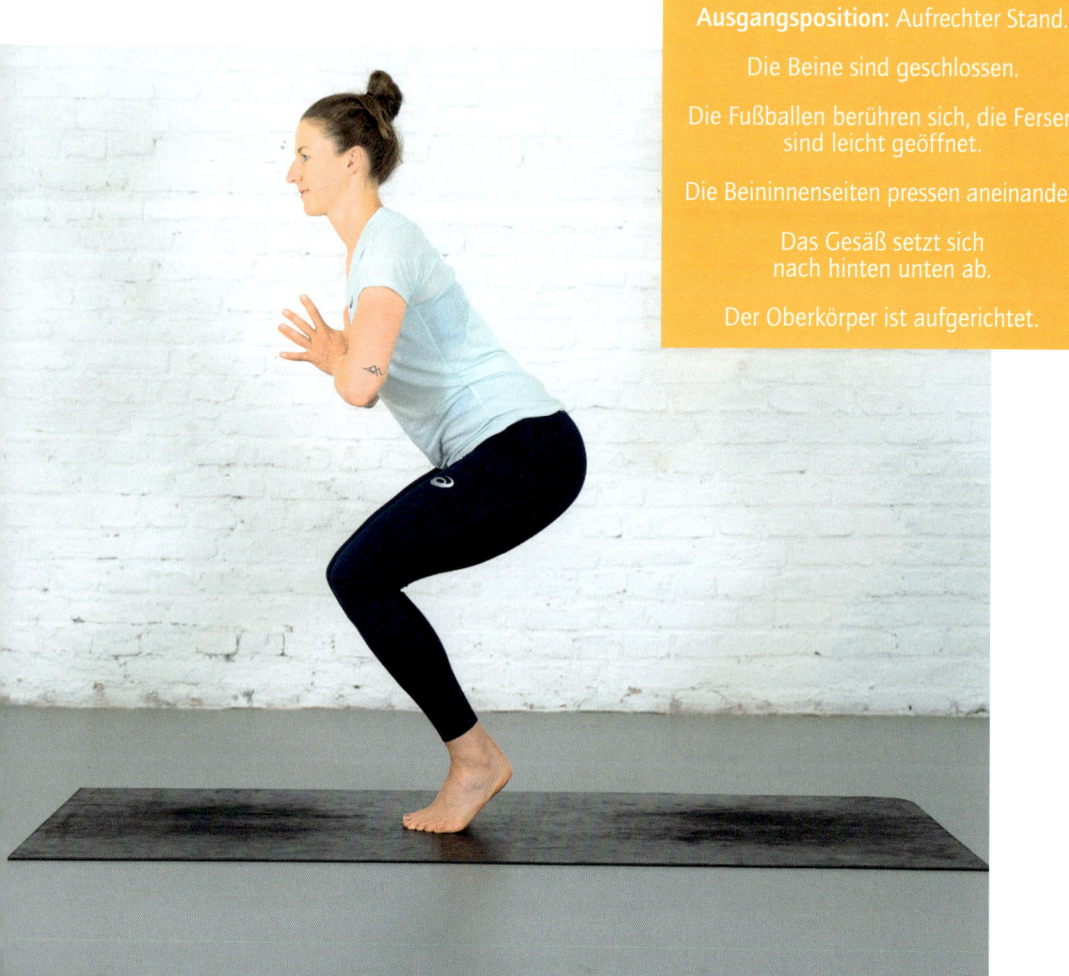

Ausgangsposition: Aufrechter Stand.

Die Beine sind geschlossen.

Die Fußballen berühren sich, die Fersen sind leicht geöffnet.

Die Beininnenseiten pressen aneinander.

Das Gesäß setzt sich nach hinten unten ab.

Der Oberkörper ist aufgerichtet.

Der Stuhl

Die *Stuhl*position – „stelle dir vor, du sitzt auf einem Stuhl" – kräftigt die Beininnenseiten, die Oberschenkelmuskulatur und den Rumpf. Die Kraft in den Beinen und in der Körpermitte erleichtert die Balance. Daher eignet sich die Position auch als gute Vorbereitung für Varianten im Einbeinstand.

Ausführung:

Schließe im aufrechten Stand die Beine. „Aus zwei Beinen wird eins." Die Fußballen berühren sich, die Fersen sind leicht geöffnet. So stehen sie parallel zueinander und bilden eine stabile Basis. Lege die Hände vor der Brust zusammen und gebe Druck in die Handflächen. Das unterstützt die Spannung und das Aufrichten im Oberkörper.

Presse die Beininnenseiten fest zusammen und setze dich nach hinten unten auf einen imaginären Stuhl. Halte die Spannung zwischen den Beinen und den Handflächen, verlängere den Rücken und ziehe den Bauchnabel zur Wirbelsäule. Nun löse die Fersen vom Boden und kontrolliere die Balance auf den Fußballen.

Achte darauf, dass Becken und Gesäß nach hinten unten sinken. Die Knie schieben nicht über die Fußzehen. In der Balance gilt: Je kleiner und kompakter die Position ist, desto stabiler ist die Haltung. Für mehr Balancearbeit kannst du deine Arme in Verlängerung des Oberkörpers strecken.

Option 1: *einbeiniger Stuhl*:

Starte im *Stuhl* mit aufgestellten Fersen. Verlagere das Gewicht auf das linke Bein und löse den rechten Fuß in Richtung Gesäß.

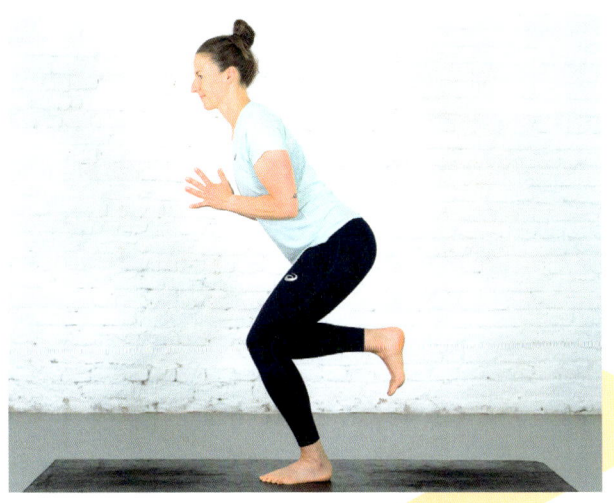

Option 2: *gebundener Stuhl*:

Hebe im Stand das rechte Bein, rotiere den Oberschenkel nach außen und lege den Knöchel oberhalb vom linken Knie auf. Setze dich einbeinig nach hinten unten in die *Stuhl*position. Halte den Rücken dabei aufrecht, das Brustbein zeigt nach vorne. Greife mit den Händen den rechten Fuß und das rechte Knie. Die Verbindung sorgt für mehr Stabilität.

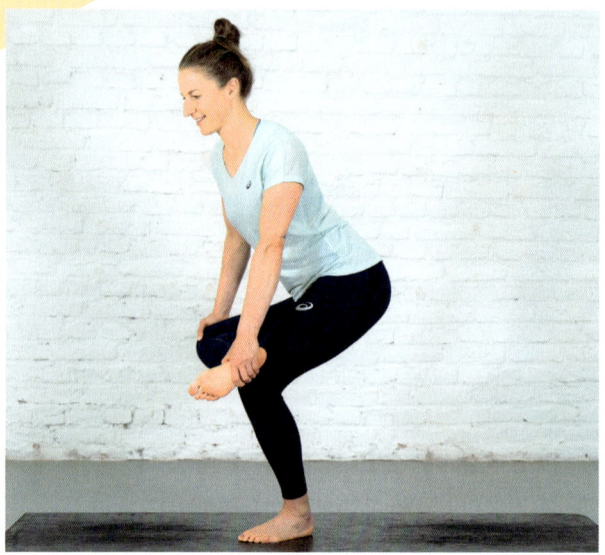

Yogisch:

Die Balancearbeit erfordert Konzentration und Fokus. Das bringt den Geist zur Ruhe. Das Herstellen von Gleichgewicht auf körperlicher Ebene überträgt sich auf die mentale und emotionale Ebene.

Variante *versetzter Stuhl*:

Stelle die Füße ca. 1 m versetzt hintereinander. Der vordere Fuß hebt die Zehen, der hintere Fuß die Ferse an. Dadurch wird die Haltung instabiler. Setze dich tief, dabei bleiben Zehen und Ferse angehoben. Strecke die Arme nach vorne aus. Der Rücken ist lang und der Brustkorb aufrecht und geöffnet.

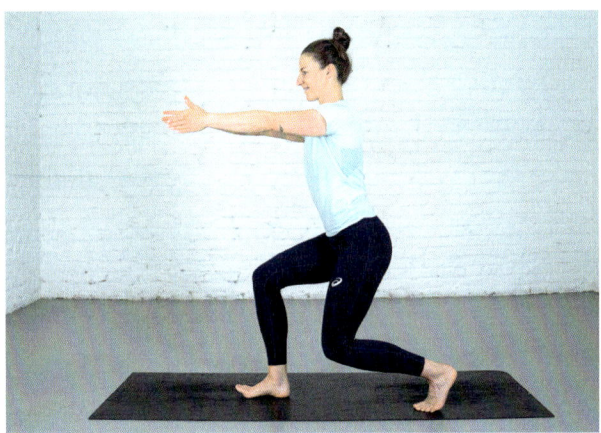

Variante *Standwaage*:

Starte im *einbeinigen Stuhl*. Finde das Gleichgewicht und beginne, dein Standbein zu strecken. Der Oberkörper neigt sich nach vorne, während das rechte Bein nach hinten streckt. Die Arme kannst du nach hinten, zur Seite oder nach vorne strecken. Aus der sitzenden Position expandierst du in alle Richtungen in den Stand. Die *Standwaage* wird im Yoga auch *Krieger 3* genannt.

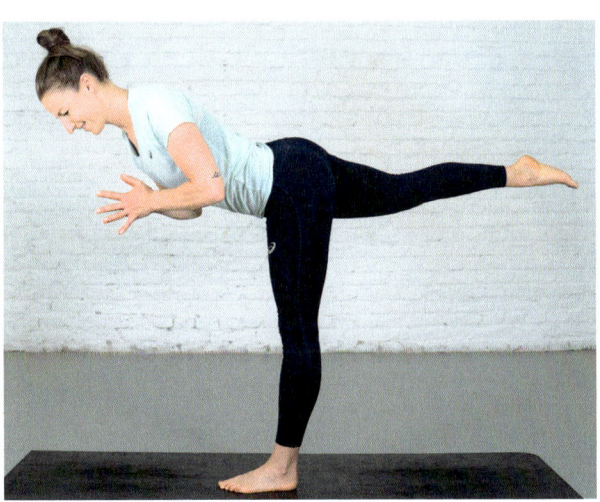

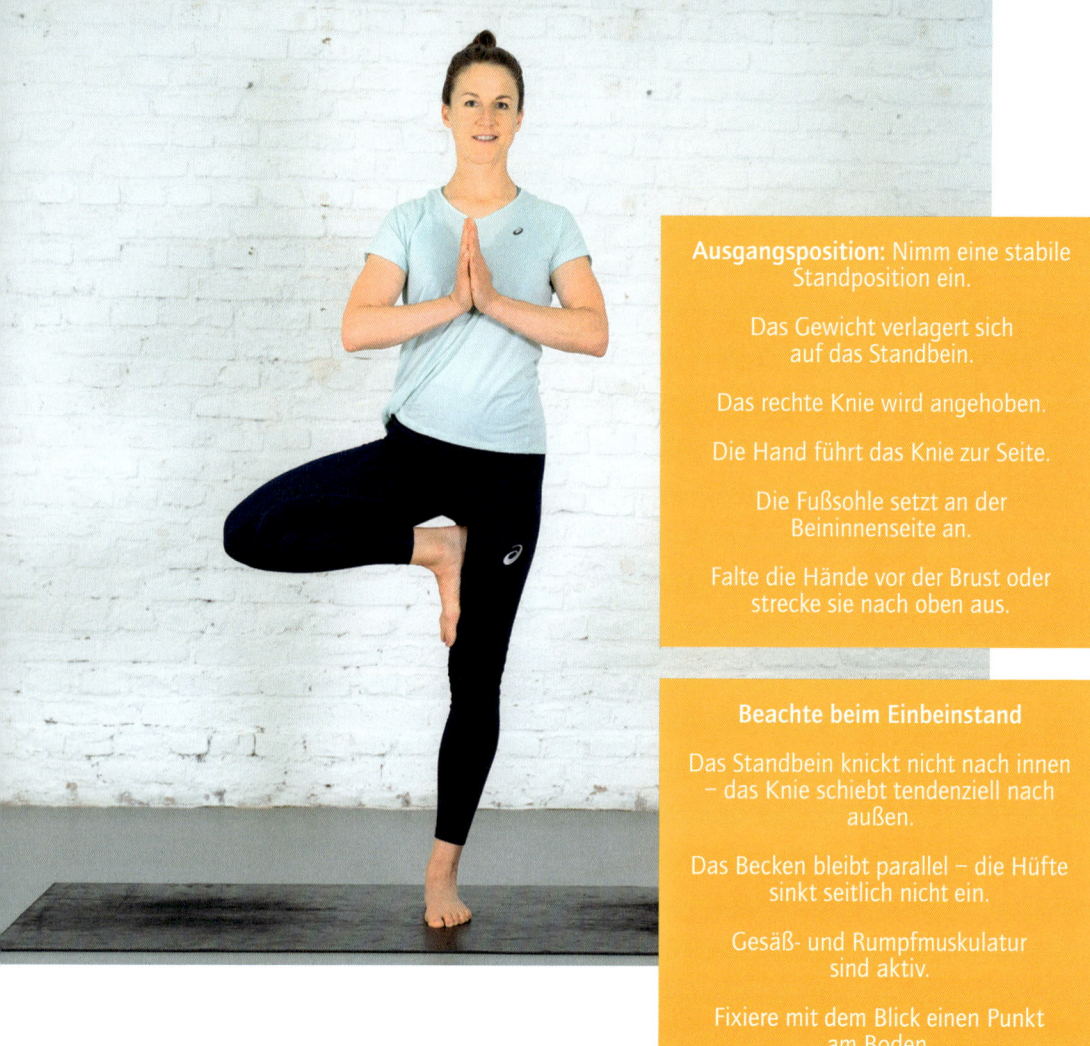

Ausgangsposition: Nimm eine stabile Standposition ein.

Das Gewicht verlagert sich auf das Standbein.

Das rechte Knie wird angehoben.

Die Hand führt das Knie zur Seite.

Die Fußsohle setzt an der Beininnenseite an.

Falte die Hände vor der Brust oder strecke sie nach oben aus.

Beachte beim Einbeinstand

Das Standbein knickt nicht nach innen – das Knie schiebt tendenziell nach außen.

Das Becken bleibt parallel – die Hüfte sinkt seitlich nicht ein.

Gesäß- und Rumpfmuskulatur sind aktiv.

Fixiere mit dem Blick einen Punkt am Boden.

Der Baum

Der *Baum* ist fester Bestandteil vieler Yogastile. Er eignet sich auch besonders für das Yogaprogramm für Läufer. Denn der Einbeinstand fördert Ganzkörperspannung, Stabilität und Konzentration.

Ausführung:

Die Basis ist ein fester Kontakt in den Boden – die Wurzeln. Stelle die Füße parallel und hebe alle Zehen vom Boden. Drücke Fersen und Fußballen aktiv in den Boden und lege die Zehen von außen nach innen nacheinander wieder ab. Halte die Hände gefaltet vor der Brust.

Verlagere dein Körpergewicht auf das linke Bein und löse das rechte. Ziehe das Knie zum Oberkörper und greife es mit den Händen. Führe das Knie zur Seite und setze die Fußsohle mit Unterstützung der Hände an die Innenseite des Standbeins ober- oder unterhalb vom Kniegelenk. Erzeuge Druck zwischen Fußsohle und Beininnenseite.

Die *Baum*position ist ebenso eine ideale Übung zur Stabilität der Beinachse. Um ein „Einknicken" im Becken zu vermeiden, muss der seitliche Gesäßmuskel des Standbeins mit gegenüberliegender schräger Bauchmuskulatur angespannt werden.

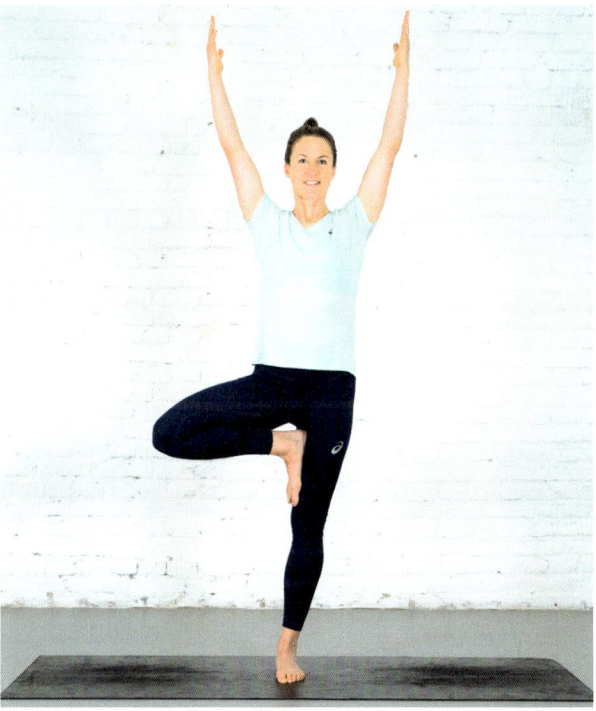

Wenn du sicher in der Balance stehst, kannst du den Hebel durch ausgestreckte Arme nach oben verlängern und noch einen Schritt weiter die Arme von links nach rechts bewegen („Wind im Baum"). Der Rumpf und die Beine bleiben dabei ruhig und stabil.

Yogisch:

Den *Baum* kann nichts umhauen. Aufrecht und tief verwurzelt drückt er Größe und Sicherheit aus. Wie alle Balanceübungen stellt das Üben Gleichgewicht auf physischer und psychischer Ebene her.

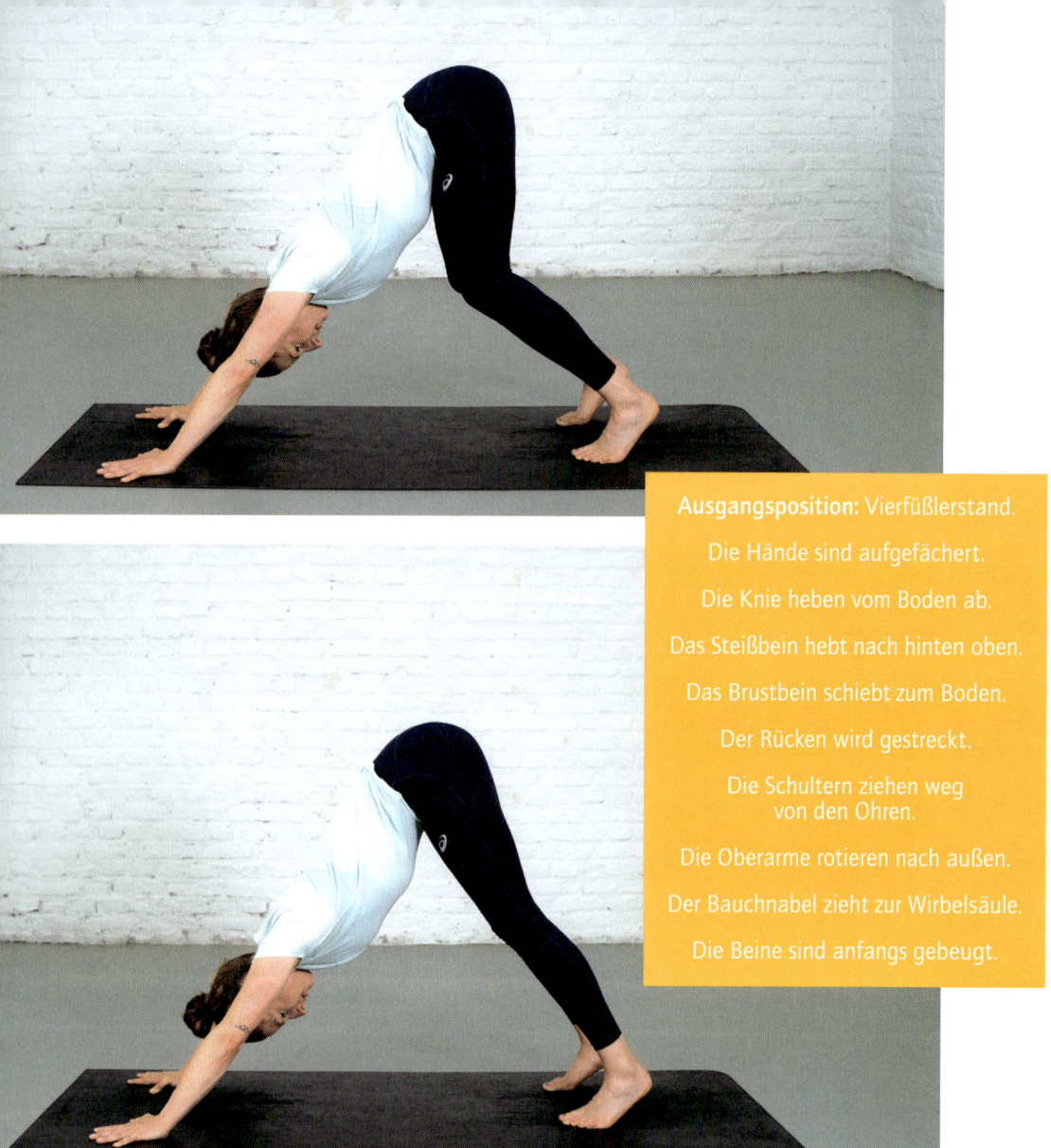

Ausgangsposition: Vierfüßlerstand.

Die Hände sind aufgefächert.

Die Knie heben vom Boden ab.

Das Steißbein hebt nach hinten oben.

Das Brustbein schiebt zum Boden.

Der Rücken wird gestreckt.

Die Schultern ziehen weg
von den Ohren.

Die Oberarme rotieren nach außen.

Der Bauchnabel zieht zur Wirbelsäule.

Die Beine sind anfangs gebeugt.

Der Allrounder – herabschauender Hund

Wie bereits zu Beginn des YOGA-ABCs vorweggenommen, ist Yoga eine funktionale, ganzheitliche Bewegungsform. Die einzelnen Asanas sind nicht nur einer Funktion zuzuschreiben – weder körperlich noch mental. Die Einteilung in die jeweiligen Kategorien dient als Orientierung und zeigt den Fokus der Wirkung auf.

Mit der Zuordnung fällt es allerdings besonders schwer. Und weil sie im Yogaprogramm nicht fehlen darf, rundet sie das YOGA-ABC hiermit optimal ab: *der herabschauende Hund*. Als Allrounder und Klassiker unter den Yoga-Asanas bedient er alle Körperregionen durch Streckung und Öffnung im Oberkörper, Kräftigung der Arme und Schultern, Aktivierung der Rumpfmuskulatur, Mobilisation der Hüften und Dehnung der gesamten hinteren Körperhälfte.

Ausführung:

Die Startposition ist der Vierfüßlerstand. Spreize deine Finger weit auseinander und setze die Zehen auf den Boden. Aktiviere deine Körpermitte und hebe kontrolliert deine Knie vom Boden *(s. schwebender Hund)*. Schiebe das Becken nach hinten oben und das Brustbein in Richtung Boden, um den Arm-Rumpf-Winkel weit zu öffnen.

Konzentriere dich auf die Streckung im Rücken. Der Blick geht zu den Füßen. Die Arme sind gestreckt und nach außen rotiert. Die Schultern ziehen weg von den Ohren. Der Nacken ist lang und entspannt.

Gegen den Mythos geht es nicht um gestreckte Beine oder bodenberührende Fersen. Vor allem ist die Länge im Rücken und die Entlastung der Wirbelsäule wesentlich. Beginne mit gebeugten Beinen, um die Spannung in der hinteren Muskelkette zu reduzieren *(kleiner herabschauender Hund)*.

Der *herabschauende Hund* ist offensichtlich eine sehr komplexe Position, auch wenn sie auf den ersten Blick simpel erscheint. Das Üben der Details erfordert Arbeit, die sich lohnt. Denn mit diesem Asana tust du deinem gesamten Körper Gutes.

Yogisch:

Die intensive Streckung und Öffnung im Oberkörper aktiviert und löst Blockaden und Beklemmungen auf. Die aktive Umkehrhaltung wirkt vitalisierend. Die Spannung im gesamten Körper sorgt für ein Gefühl von Kraft und Wohlbefinden.

5.4.5   Exkurs: Ausfallschritte

Der *Ausfallschritt* – ein „Muss" im Yogaprogramm für Läufer – in jeglicher Form und Variante.

Die Pose ist sehr vielfältig, in Ausführungsmöglichkeit und Wirkung. Von der Kräftigung der Beine und Gesäßmuskulatur über die Dehnung und Mobilisation der Hüfte bis zur Stabilisierung der Rumpfmuskulatur und zur Förderung der Koordination. Die Asana-Familie bietet besonders Läufern viele Vorteile und es lohnt sich, sie in jede Praxis einzubinden. Die nachfolgende Übersicht dient auch zur Orientierung für die Flows, dort wird dir der *Ausfallschritt* in allen Varianten begegnen.

1. Ausfallschritt Basic

Der Basis-Ausfallschritt ist die Ausgangsposition für alle folgenden Variationen. Achte auf die Details der Ausrichtung, damit du von hier aus optimal variieren kannst.

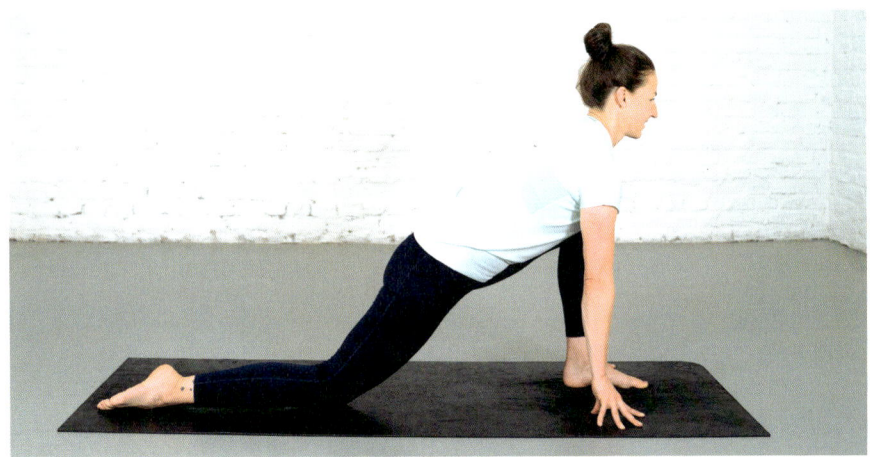

Ausführung:

Startposition ist die *volle Vorbeuge*.

Der rechte Fuß setzt weit zurück.

Das hintere Knie sinkt zum Boden.

Der Fußrücken liegt optional auf.

Das vordere Fußgelenk steht unter dem vorderen Knie.

(Das gilt für alle Ausfallschrittvarianten, außer für den *Reverse Ausfallschritt*).

Die Handflächen oder Fingerspitzen setzen links und rechts neben dem Fuß auf.

Der Rücken streckt lang und ist aktiv.

Das Brustbein öffnet nach vorne.

Die Hüfte sinkt schwer in Richtung Boden.

Für mehr Intensität zieht der vordere Fuß und das hintere Knie fixiert am Boden zueinander.

Wirkung:

Bereitet die Hüfte auf den Hüftöffner vor. Streckt die Wirbelsäule.

2.   Langer Ausfallschritt

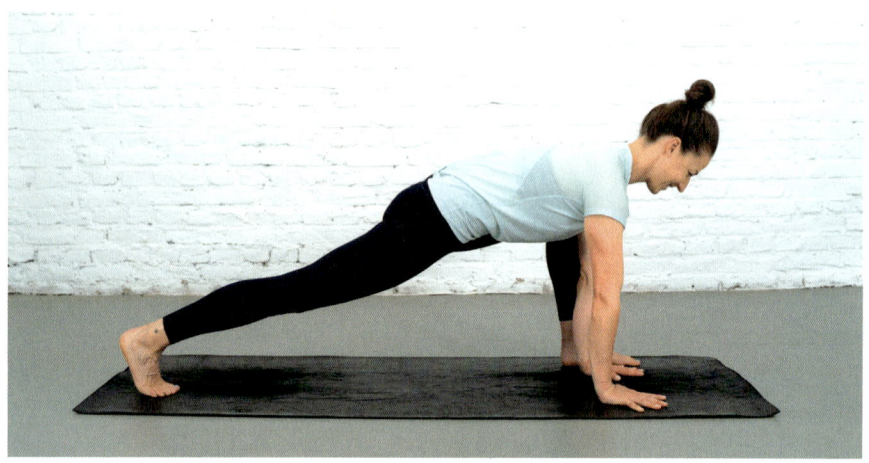

Ausführung:

Das hintere Bein hebt kontrolliert vom Boden in die Streckung.

Die Position von Oberkörper und Hüfte verändern sich nicht.

Wirkung:

Intensive Dehnung in der Hüfte.

3. Gestreckter Ausfallschritt

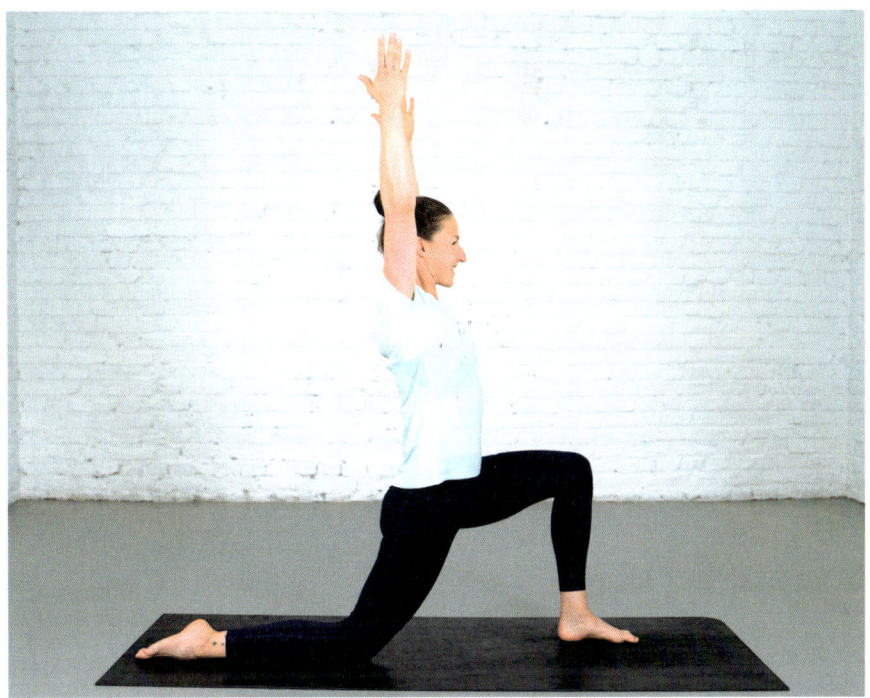

Ausführung:

Den Oberkörper aufrichten.

Die Arme aktiv nach oben strecken.

Die Schultern weg von den Ohren ziehen.

Die Bauchdecke in Richtung Wirbelsäule ziehen.

Wirkung:

Dehnt den Hüftbeuger inklusive Psoas, öffnet den Brustkorb, aktiviert die Körperspannung, mobilisiert die Schultern.

4.   Ausfallschritt Reverse

Die Variante ist in der Kategorie „Schrittgröße beim Laufen optimieren" zu finden.

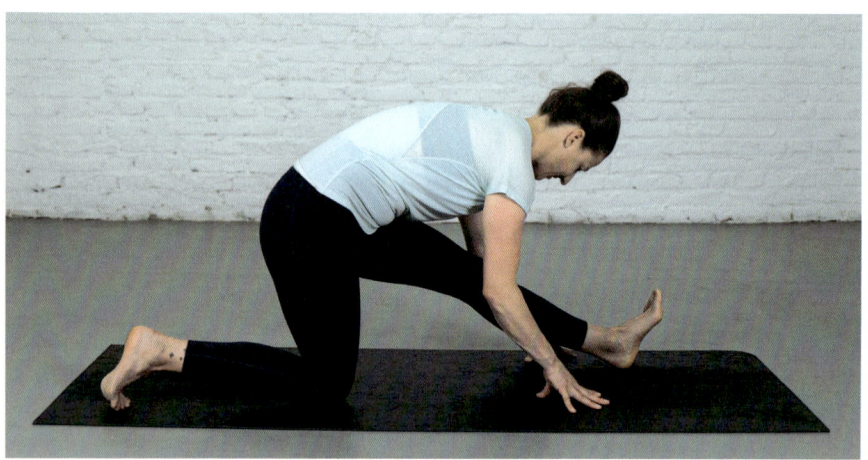

Ausführung:

Das vordere Bein strecken.

Das Gesäß in Richtung Ferse absetzen.

Die Fingerspitzen seitlich auf dem Boden aufsetzen.

Den Oberkörper über das gestreckte Bein falten.

Das gestreckte Bein „in das Hüftgelenk zurückziehen".

Wirkung:

Dehnung der hinteren Beinmuskulatur und des gesamten Rückens,
insbesondere des Lendenwirbelbereichs.

5.   Großer Ausfallschritt

Im Yoga auch *High Lunge* genannt, ist die Position eine Kombination aus dem gestreckten und langen *Ausfallschritt*.

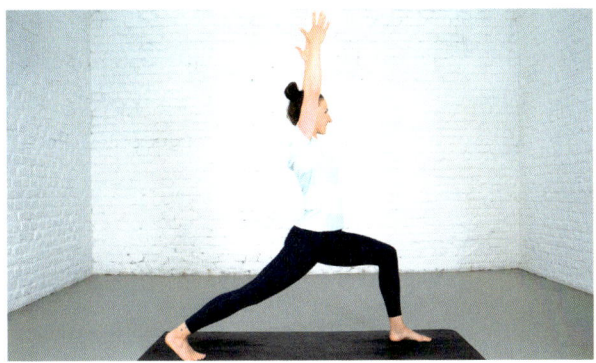

Ausführung:

Das hintere Knie vom Boden lösen und strecken.

Den Oberkörper aufrichten.

Das Gewicht auf beide Beine gleichmäßig verlagern.

Die Arme aktiv nach oben strecken.

Den Bauchnabel in Richtung Wirbelsäule ziehen.

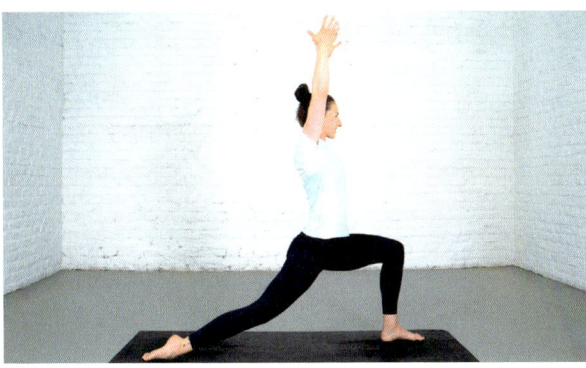

Für mehr Kraft in den Beinen den Fußrücken auflegen, bevor das Bein gestreckt wird.

Wirkung:

Kräftigt die Beine, fördert die Ganzkörperspannung und die Koordination.

6.   Enger Ausfallschritt

Diese Variante findest du im YOGA-ABC unter der Kategorie „Hüftstreckung".

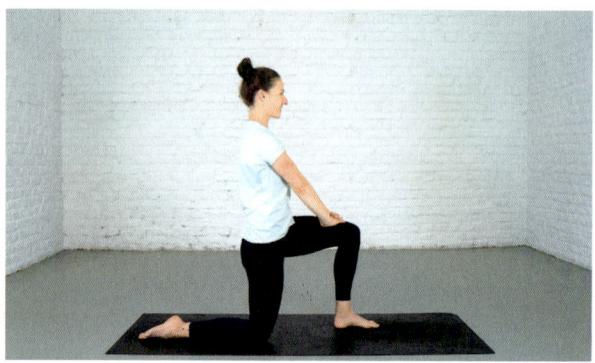

Ausführung:

Den Schritt auf einen 90°-Winkel beider Beine verkleinern.

Den Oberkörper in einer Linie mit dem hinteren Oberschenkel aufrichten.

Die Hände auf dem vorderen Oberschenkel abstützen.

Die Wirbelsäule lang strecken.

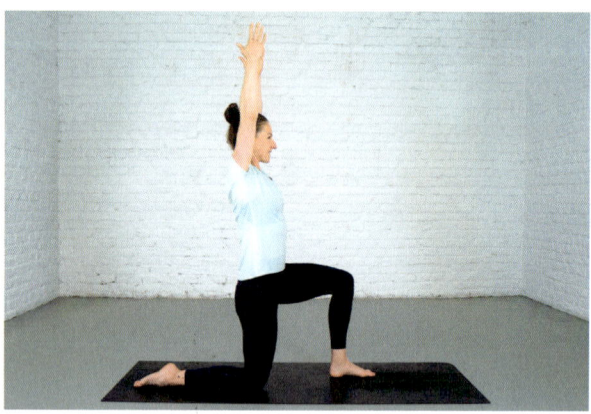

Für mehr Intensität die Arme gestreckt nach oben heben.

Wirkung:

Öffnet den Hüftbeuger inklusive Psoas, dehnt die Oberschenkelmuskulatur, schafft Platz in der Leistenregion.

7.   Tiefer Ausfallschritt

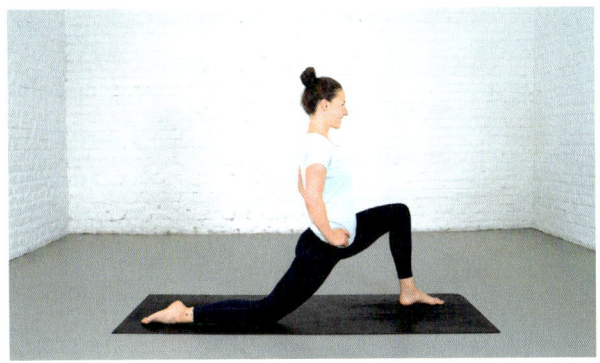

Ausführung:

Den Oberkörper aufrichten.

Die Hände in die Hüfte setzen.

Die Hüfte schwer nach vorne unten absenken.

Die Bauchdecke zurückziehen, um ein Hohlkreuz zu vermeiden.

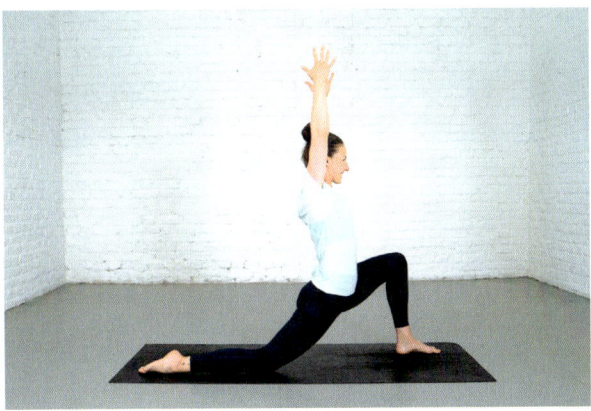

Für mehr Intensität die Arme gestreckt nach oben heben.

Wirkung:

Der Fokus liegt auf der Mobilisierung der Hüfte, weniger Spannung im Hüftbeuger
und in der Oberschenkelmuskulatur; als Variante „enger *Ausfallschritt*".

8. Gedrehter Ausfallschritt

Diese Variante findest du im YOGA-ABC unter der Kategorie „Schrittlänge".

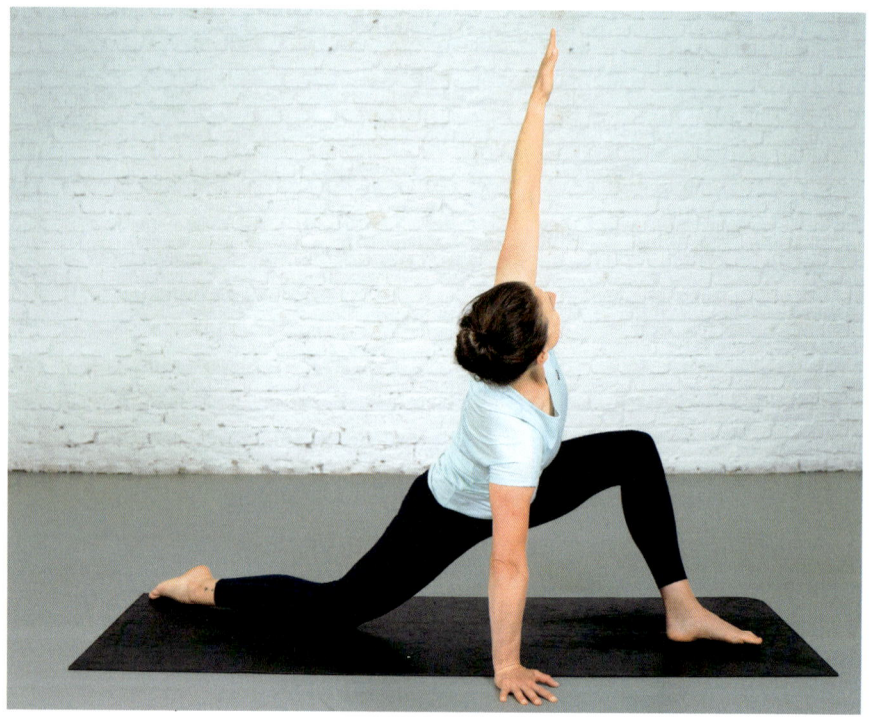

Ausführung:

Den vorderen Fuß auf die Mattenaußenkante setzen (breiter Stand).

Beide Hände nach innen setzen.

Das Gewicht auf die rechte Hand stützen.

Den Brustkorb zur linken Seite aufrotieren.

Die Hüfte parallel halten.

Die obere Schulter zurückziehen und den Blick folgen lassen.

Den Arm in Verlängerung strecken.

Wirkung:

Aktivierung der Rumpfmuskulatur, Mobilisation der Wirbelsäule.

9.   Open-Hip-Ausfallschritt

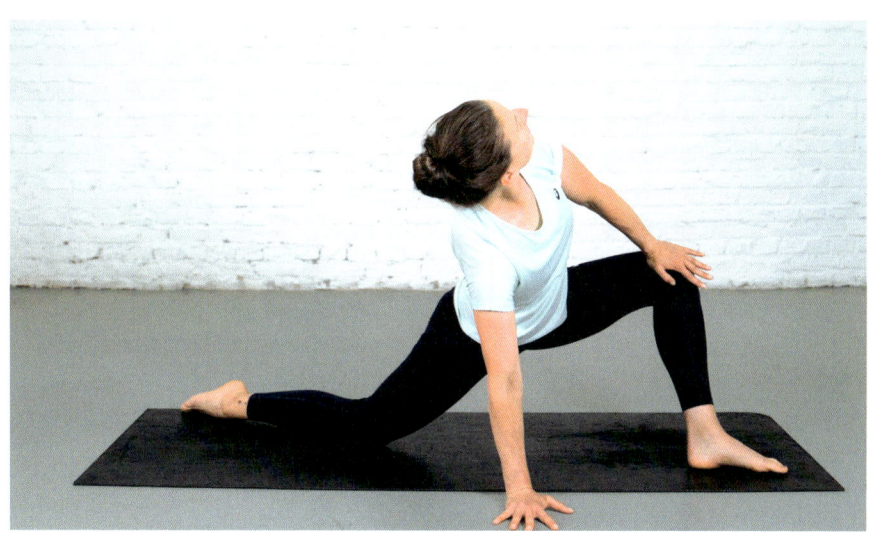

Ausführung:

Den vorderen Fuß auf die Mattenaußenkante setzen (breiter Stand).

Beide Hände nach innen setzen.

Leichte Rotation/Twist zur rechten Seite.

Die Hand auf das vordere Knie legen.

Den Rücken lang strecken.

Den Arm kontrolliert strecken.

Den Oberkörper vom Bein entfernen, statt das Bein nach außen zu schieben.

Der Hinterkopf zieht zurück in eine leichte *Rückbeuge*.

Wirkung:

Intensive Hüftöffnung und Dehnung der Adduktoren.
Öffnung des Oberkörpers durch die *Rückbeuge*.

Mit dem YOGA-ABC hast du die Basic-Positionen des Yogaprogramms für Läufer kennengelernt. Nun folgen die Flows. Durch die Aneinanderreihung von mehreren Asanas in Verbindung mit der Atmung entsteht eine dynamische, fließende Bewegungsabfolge.

Position vor Bewegung! Grundsätzlich ist es sinnvoll, sich zunächst mit den einzelnen Positionen zu beschäftigen (YOGA-ABC), bevor die Flows praktiziert werden. Das gibt dir zum einen mehr Sicherheit bei der Bewegungsausführung und zum anderen freie Kapazität, um dich zusätzlich auf die Atmung zu konzentrieren.

Wenn du die Basisposition beherrschst, wirst du die Wirkung der Flows schneller und intensiver erfahren, und mehr Spaß daran haben. Das liegt daran, dass die Verbindung von Bewegung und Atmung Energie aktiviert und diese ins Fließen bringt. Komplexe Übungen und Abfolgen können den Energiefluss blockieren und den Effekt mindern. Daher bietet sich vor allem zu Beginn der Yogaeinheit ein einfacher und kurzer Flow an, um Energie zu entfachen und ins Gleichgewicht zu bringen.

5.4.6   MIKRO FLOWS – Aktivierungsroutine

Ich bin einfach ein Fan der MIKRO FLOWS. Sie sind ein tolles Instrument, um den Körper physisch und mental vorzubereiten. Sie aktivieren den Körper. Sie kurbeln den Kreislauf an, wärmen von innen auf und sorgen für mehr Geschmeidigkeit in den Gelenken und in der Muskulatur. Auch die Gedanken können sich im Fluss beruhigen und zentrieren. Bewusst gewählt, sind sie überschaubar, nicht zu komplex und schnell zu verinnerlichen.

Es gibt also keine Ausrede, es nicht zu tun, keine Hürde, keine Stolpersteine. Die MIKRO FLOWS holen dich ab und bieten dir einen sanften Einstieg. So hast du die Abfolge schnell drauf, kannst dich auf Bewegung und Atmung konzentrieren und ins Fließen kommen.

Aufbau: Die MIKRO FLOWS bestehen aus 3-4 Asanas und werden mehrmals ohne Unterbrechung wiederholt. Die kleinen Flows eignen sich als Warm-up-Programm vor dem Laufen oder als tägliche **Aktivierungsroutine** im Alltag.

Wiederhole die MIKRO FLOWS mindesten fünf Durchläufe lang, damit sich die Bewegung mit der Atmung verbinden kann. Gehe im ersten Durchlauf langsam vor, damit du die Positionen verinnerlichst. Grundsätzlich atmest du in den öffnenden Positionen ein und in den schließenden Positionen aus. Die Atmung führt dabei die Bewegung an. Beginne zuerst mit der Atmung und lasse die Bewegung folgen.

Grundsätzlich gilt: Position vor Bewegung! Das bedeutet: Erst wenn du sicher in einer Position stehst, erfolgt der Übergang in die nächste.

Mein Tipp

Schließe die Augen und fließe in einer Art Welle durch die drei Haltungen. Sobald du in einer Position angekommen bist, beginnt der Übergang in die nächste. Dabei ist der Übergang genauso wesentlich wie die Positionen selbst. Halte die Aufmerksamkeit auch zwischen den Asanas aufrecht.

1. MIKRO FLOW

Bewegung in der Wirbelsäule sollte möglichst häufig in den Alltag eingebunden werden. Dadurch schaffst du Platz zwischen den Wirbeln und fühlst dich anschließend leichter und aufgerichteter. Außerdem werden Energielaufbahnen aktiviert, die an der Wirbelsäule entlang verlaufen. Du wirst überrascht sein, wie effektiv einfache Bewegungen sein können. Die Wirbelsäule liebt und braucht viel Bewegung, dafür ist sie gemacht. Bei diesem Flow liegt der Fokus auf dem Strecken und Beugen.

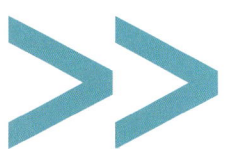

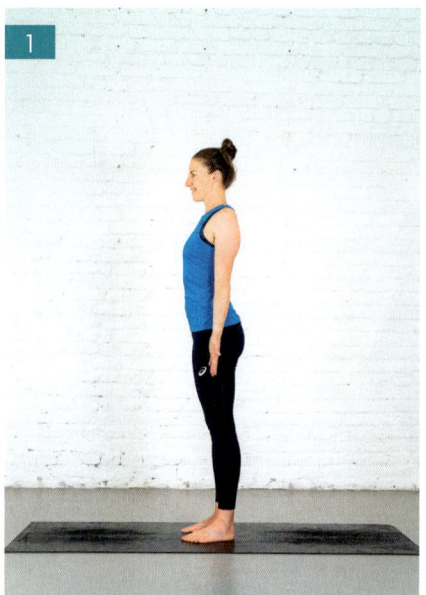

Ausgangsposition: Berg

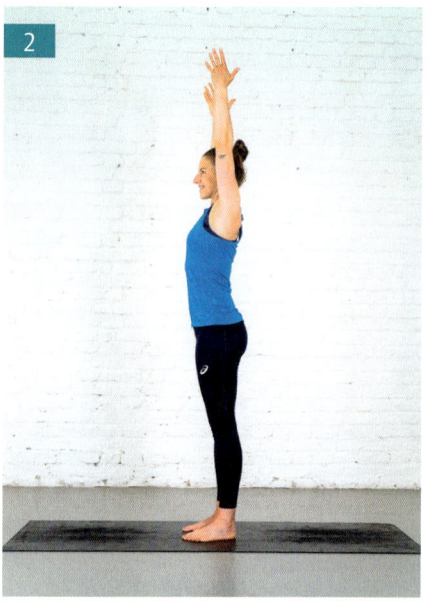

Atme ein. Verlängere dich mit den Armen weit nach oben in die gestreckte Bergposition.

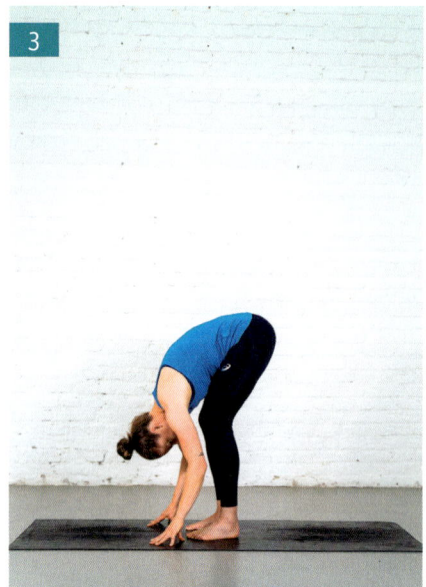

Atme aus. Falte mit dem Oberkörper in die vollständige Vorbeuge.

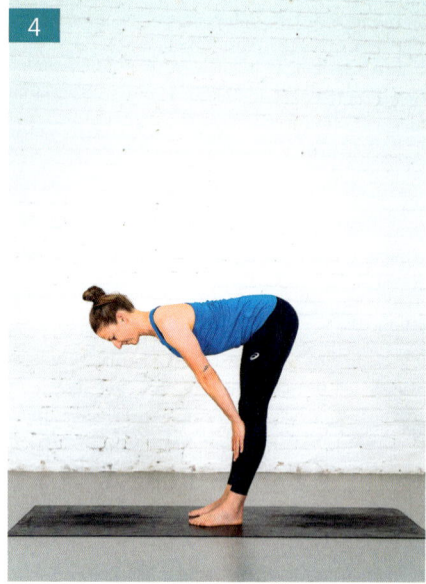

Atme ein. Lege die Hände zur Unterstützung an die Schienbeine und strecke den Rücken aktiv und parallel zum Boden.

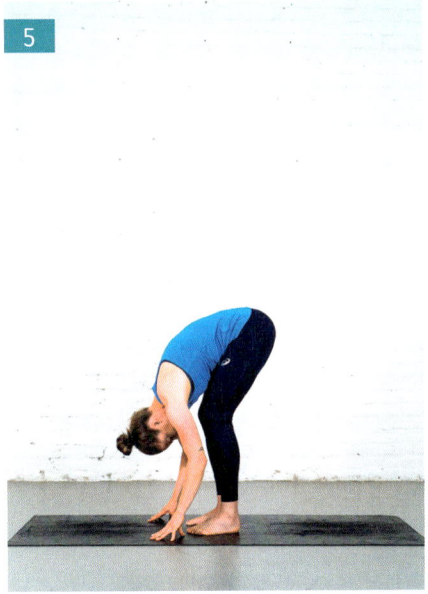

Atme aus und sinke zurück in die volle Vorbeuge.

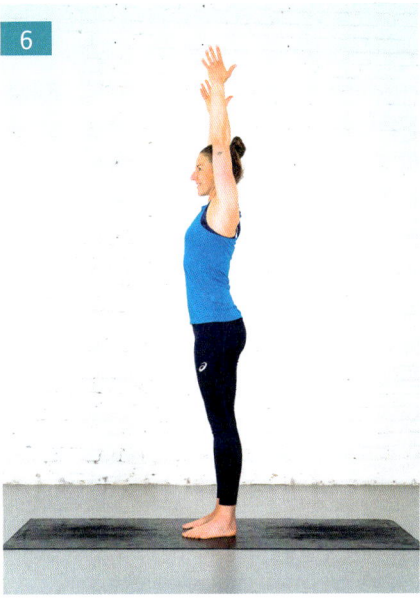

Atme ein. Beuge die Beine etwas stärker und richte dich mit geradem Rücken wieder auf in die gestreckte Bergposition auf. Zur Unterstützung kannst du beim Aufrichten die Hände in die Hüften setzen.

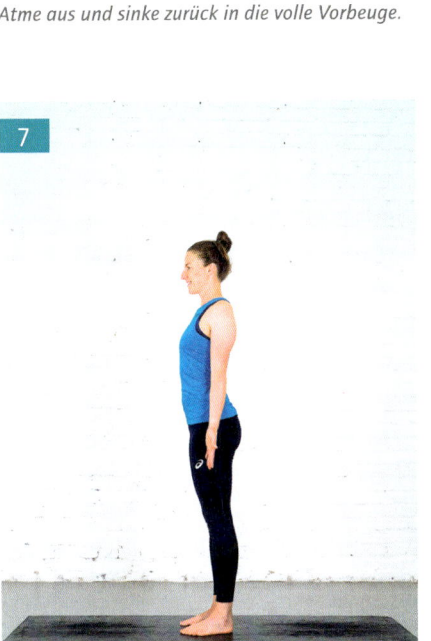

Atme aus. Bleibe aufrecht und lasse die Arme seitlich neben dem Körper in die Ausgangsposition sinken – den Berg.

2. MIKRO FLOW

Die Kraftübertragung in Arme und Beine beginnt
in der Körpermitte. Baue die Spannung im Rumpf auf,
um die Ausführung der Laufbewegung zu optimieren.

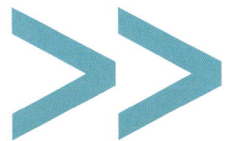

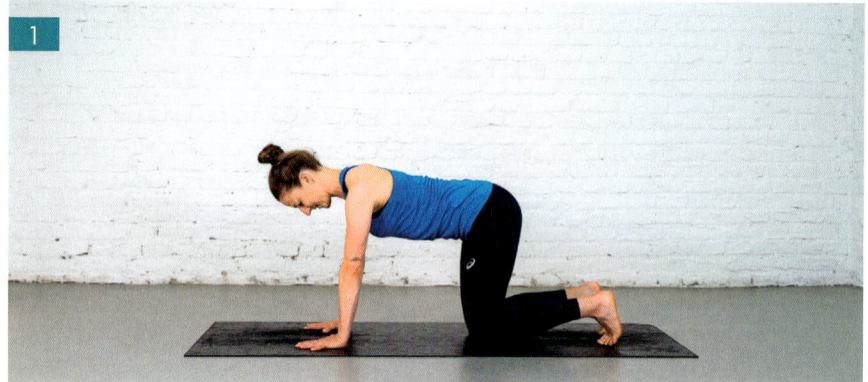

Ausgangsposition: Vierfüßlerstand

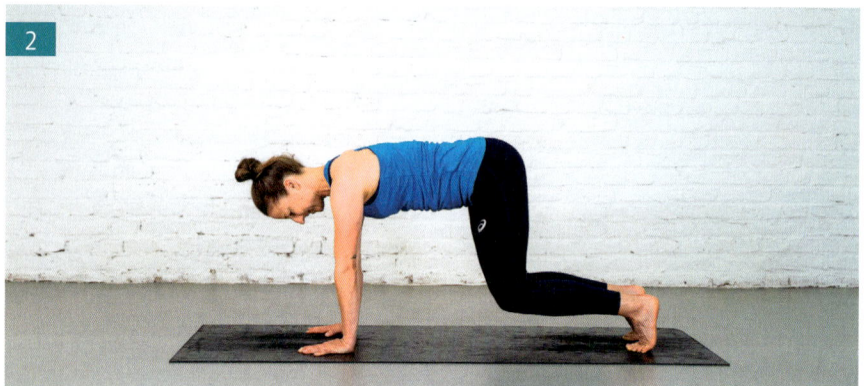

Atme ein. Hebe die Knie leicht vom Boden. Der Rücken bleibt lang und das Becken in einer Linie mit den Schultern.

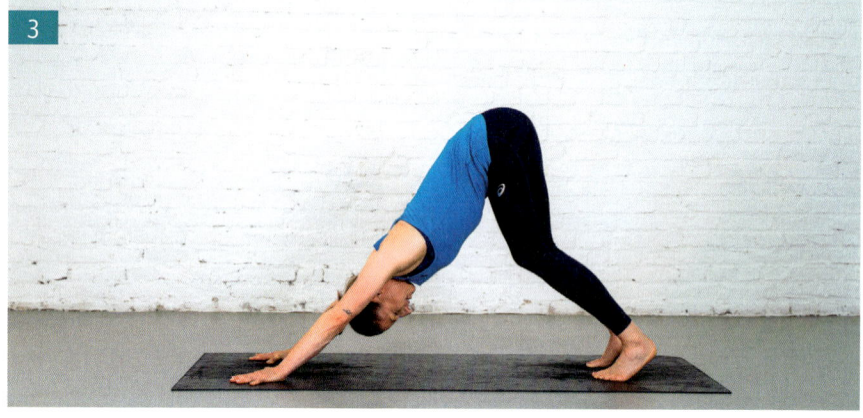

Atme aus und schiebe mit gebeugten Beinen das Gesäß nach hinten oben weg und strecke den Rücken lang. Der Brustkorb schiebt zum Boden, die Arme sind aktiv.

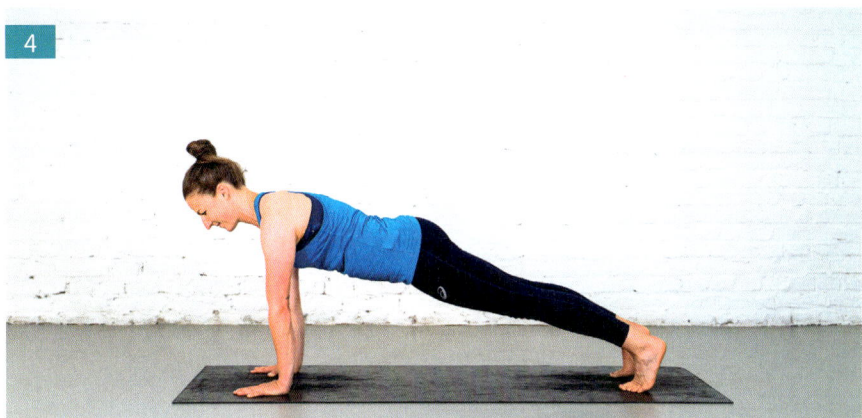

Atme ein. Bringe die Schultern vor über die Hände und komme in eine feste Brettposition.

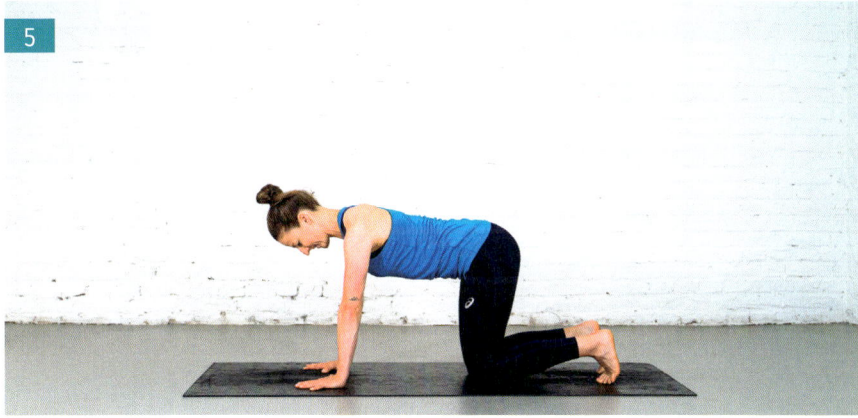

Atme aus. Lasse die Knie kontrolliert in die Ausgangsposition „Vierfüßlerstand" sinken.

3. MIKRO FLOW

Die *Krieger*-Positionen im Yoga stehen für Kraft und
Entschlossenheit. Sie fordern Aktivität des gesamten
Körpers. Die Beine stehen fest verwurzelt am Boden,
der Oberkörper hebt gestreckt, stabil, aber dennoch
mit Leichtigkeit aus dem Becken heraus. Eine optimale
Ausgangsposition für das Laufen.

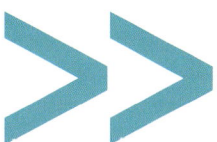

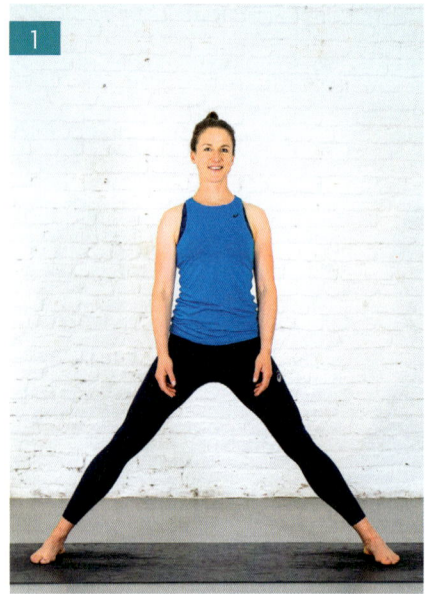

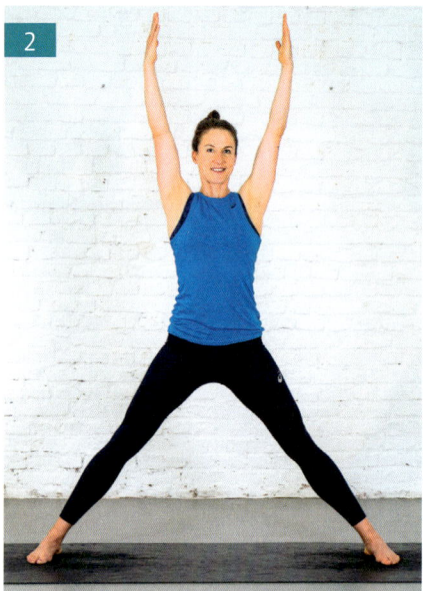

Ausgangsposition: Starte in einem gegrätschten Stand. Die Füße stehen parallel.

Atme ein. Ziehe die Arme gestreckt über den Kopf.

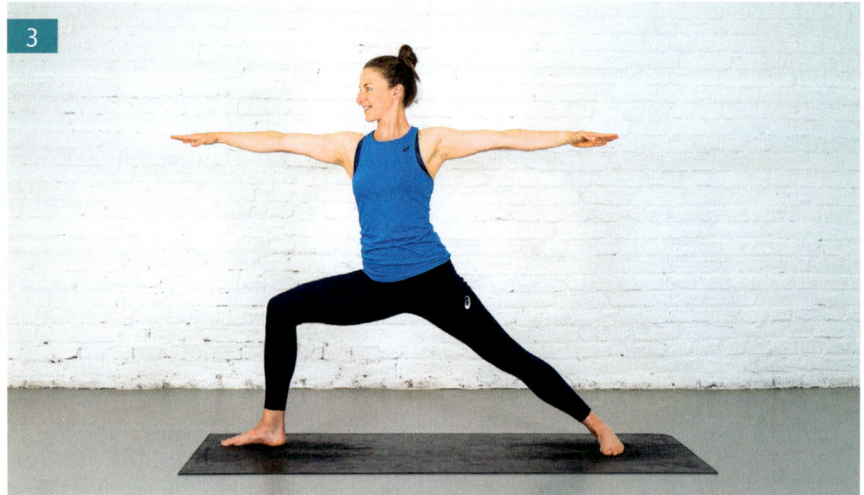

Atme aus. Beuge das rechte Bein und stelle die Fußspitzen in Richtung des Knies aus. Die Arme sinken gleichzeitig parallel zum Boden. Der Blick zeigt über den rechten Mittelfinger. Die Schultern ziehen weg von den Ohren und die Fingerspitzen ziehen auseinander. Hebe das Brustbein und ziehe die Bauchdecke in Richtung Wirbelsäule. Das ist der Krieger 2.

Wie du merkst, ist diese Position sehr komplex. Lasse dir besonders zu Beginn Zeit, um auf die Details zu achten, bevor du weitergehst.

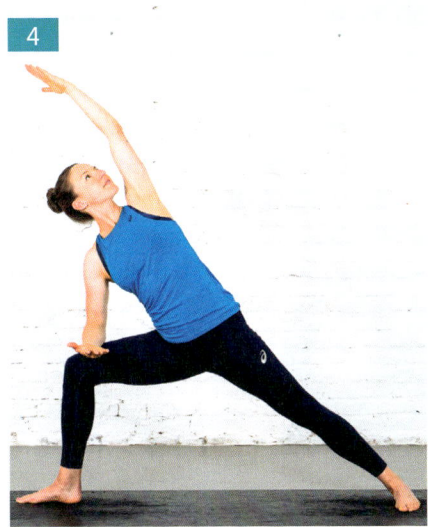

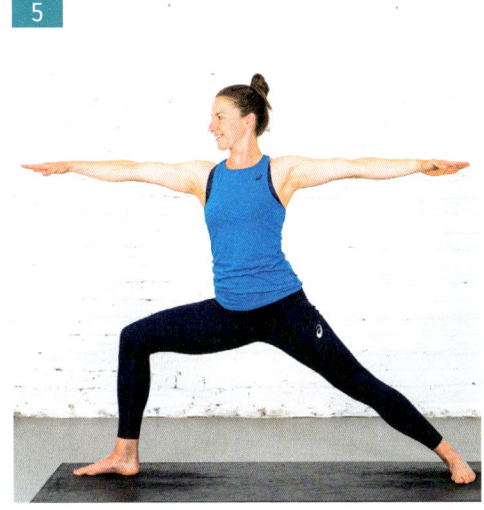

Atme ein. Lege den rechten Unterarm auf deinem rechten Oberschenkel ab und ziehe den linken Arm am Ohr vorbei in Verlängerung deiner linken Rumpfseite (Flanke). Die Füße bleiben fest verwurzelt. Achte darauf, dass der Brustkorb geöffnet bleibt und sich nicht in Richtung Boden neigt.

Atme aus. Gehe denselben Weg zurück in Krieger 2.

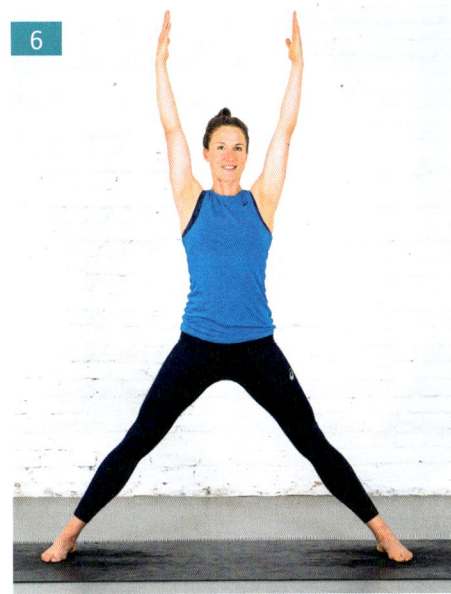

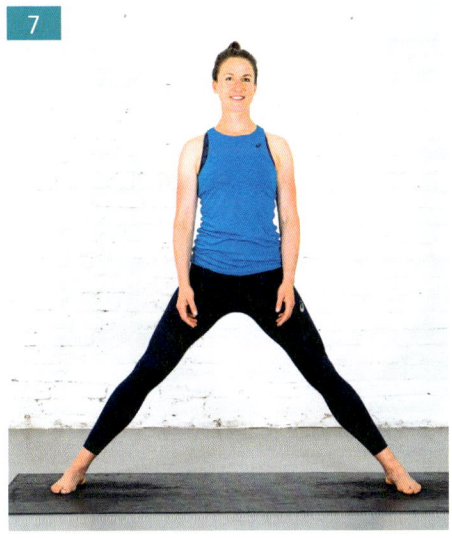

Atme aus. Lasse die Arme sinken in die Ausgangsposition.

Nun beginne dieselbe Abfolge zur anderen Seite.

Atme ein. Hebe dich in den gegrätschten Stand mit gestreckten Armen.

4. MIKRO FLOW

Das Hüftgelenk und die Wirbelsäule spielen eine
wesentliche Rolle beim Laufen. Regelmäßige und
abwechslungsreiche Bewegung halten die Strukturen
gesund und funktionsfähig.

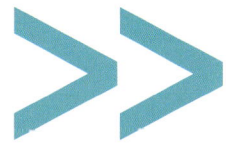

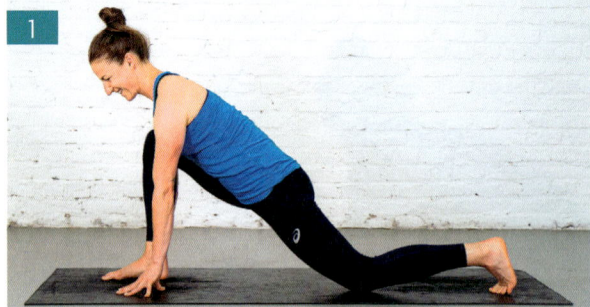

Ausgangsposition:
Ausfallschritt Basic.

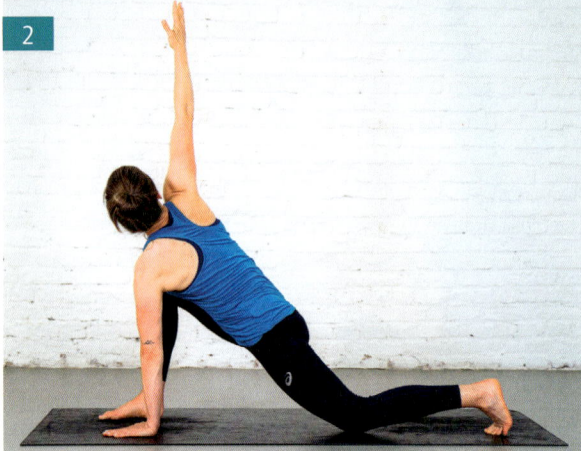

Atme ein.
Rotiere zur rechten Seite
auf in den gedrehten
Ausfallschritt.

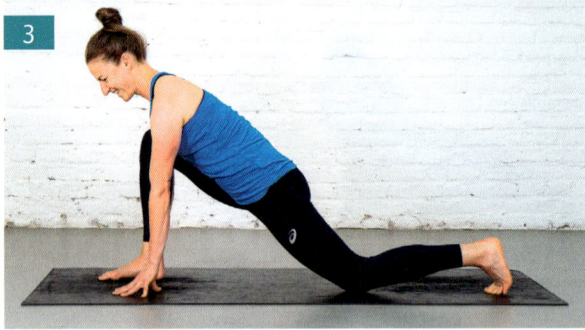

Atme aus.
Bringe Blick und Hand zurück
in den Ausfallschritt Basic.

*Atme ein.
Strecke das hintere Bein
und den Rücken in den
langen Ausfallschritt.*

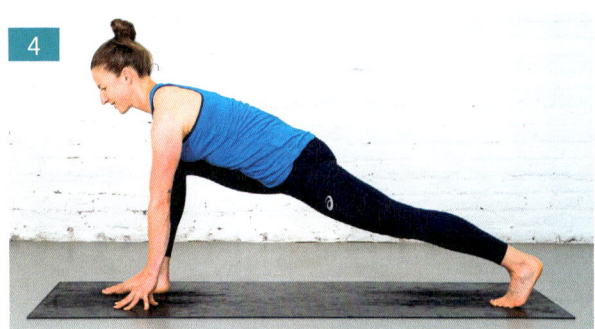

*Atme aus.
Bringe das hintere Knie
zum Boden und strecke
das vordere Bein.
Setze dich zurück in den
Reverse Ausfallschritt.*

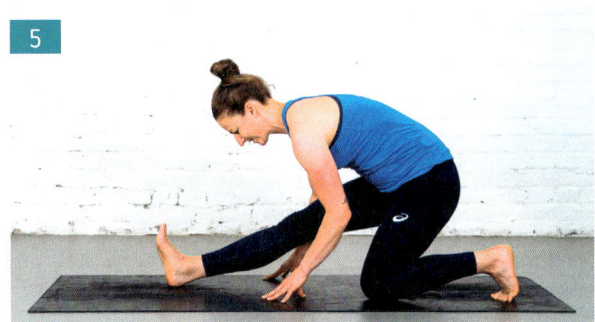

*Atme ein.
Beuge das vordere Bein
und komme zurück in den
langen Ausfallschritt.*

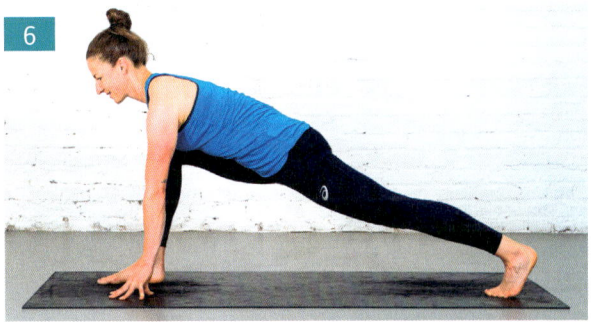

*Atme aus.
Setze das Knie zum Boden
in die Ausgangsposition.
Starte mit der nächsten
Einatmung in die Rotation.
Wechsle nach 4-5 Runden
die Seiten.*

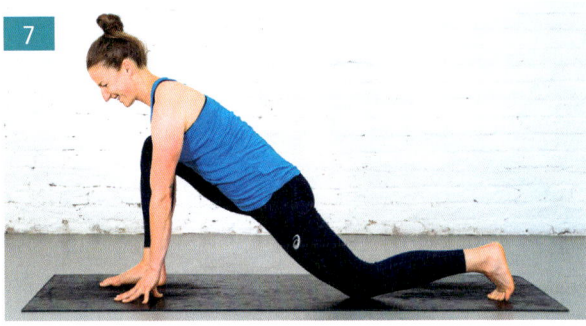

5. MIKRO FLOW

Um neben dem Aktivieren der Körperspannung
und der Beinkraft zusätzlich die Koordinationsfähigkeit
zu schulen, eignet sich der folgende Flow.

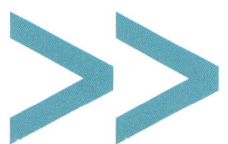

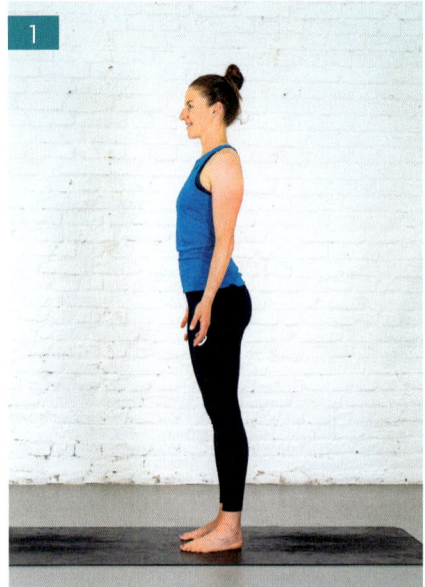

Ausgangsposition: Bergposition.

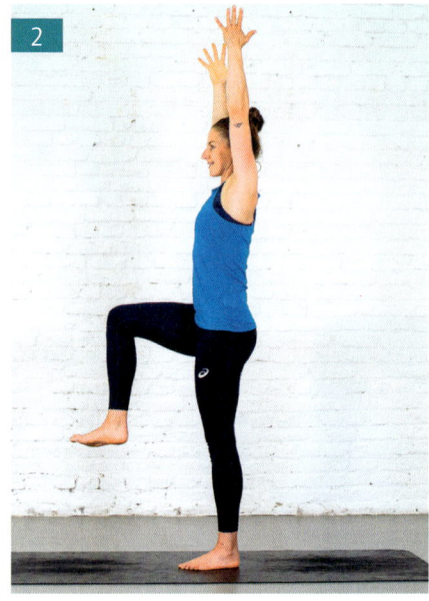

Atme ein. Hebe die Arme gestreckt nach oben und ziehe das rechte Knie in Richtung Brust an.

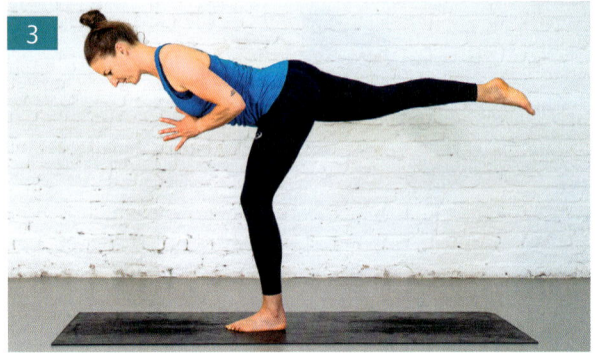

Atme aus. Lehne den Oberkörper kontrolliert nach vorne, während du das rechte Bein zurückstreckst. Für mehr Stabilität falte die Hände vor der Brust und beuge das Standbein leicht.

„Belohnung der Wiederholung". Je öfter du den Flow wiederholst, desto runder und vertrauter fühlt er sich an. Die Harmonie entsteht durch die Verbindung von Atmung und Bewegung. Die Energie kommt ins Fließen, die Positionen und Atemzüge werden tiefer. Dann bist du im „Flow" angekommen.

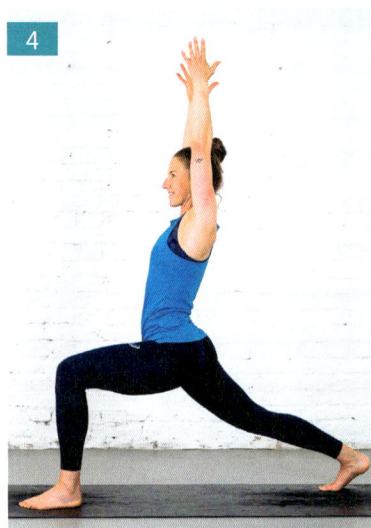

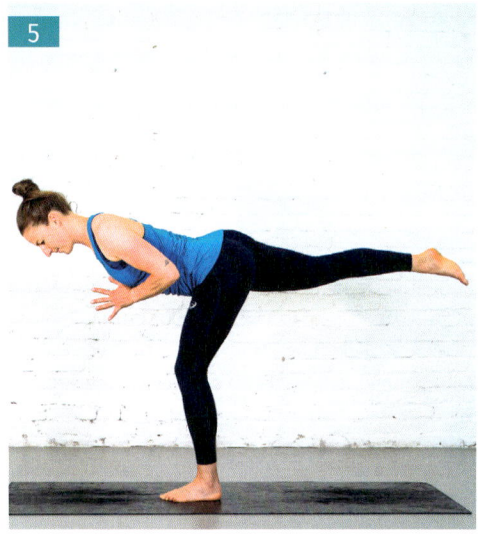

Atme ein. Beuge das Standbein stärker, bis der hintere Fuß den Boden berührt. Richte den Oberköper auf und strecke die Arme aktiv nach oben.

Atme aus. Falte die Hände vor der Brust. Verlagere das Gewicht auf den vorderen Fuß und ziehe dich über die Ferse (ohne Schwung) zurück in die Standwaage.

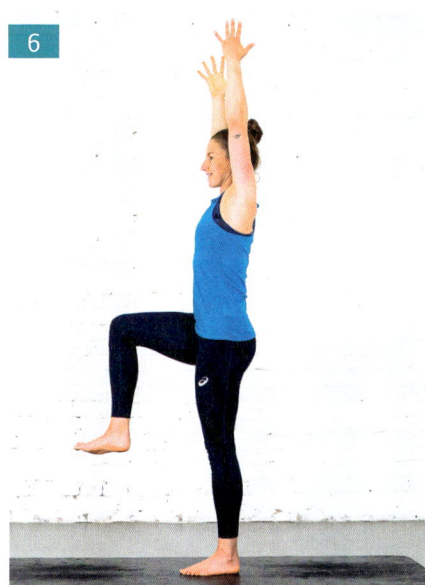

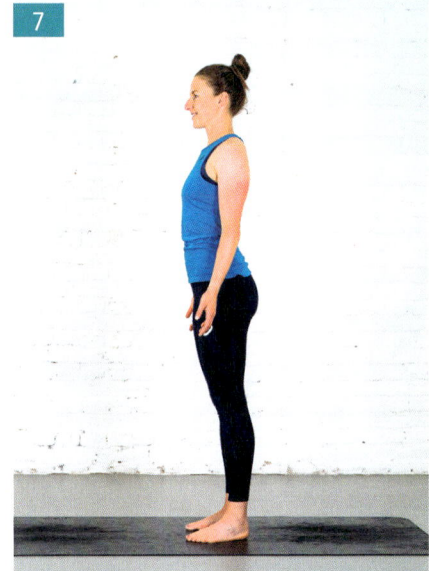

Atme ein. Hebe den Oberkörper und die Arme und ziehe das rechte Knie wieder vor in Richtung Brust.

Atme aus. Stelle den rechten Fuß neben den linken und lasse die Arme neben den Körper sinken. Starte mit der nächsten Einatmung mit dem linken Bein in den Kniehub.

5.4.7   BASIC FLOW

Der BASIC FLOW ist der Kern der Yogaeinheit. Du bist vertraut mit Atmung und Bewegung, dein Körper ist aufgewärmt und dein Geist ruhiger. Gedanken schweifen nicht mehr so schnell ab, du bist auf der Matte angekommen. Ein guter Zeitpunkt für das nächste Level.

Der BASIC FLOW ist deine Basis: eine immer wiederkehrende, dynamische Asana-Reihe, die den gesamten Körper in Bewegung bringt, ohne Fokus auf eine bestimmte Körperregion. Der BASIC FLOW ist dein Werkzeug, das du jederzeit und überall anwenden kannst. Er ist im Weiteren die Grundlage für die SPECIAL FLOWS und bietet dir eine hilfreiche Orientierung.

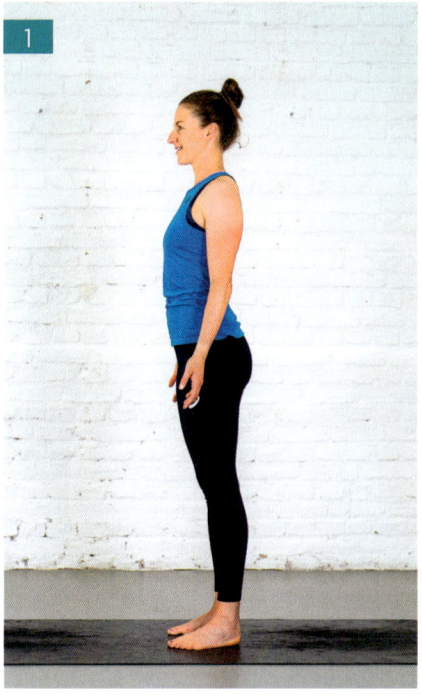
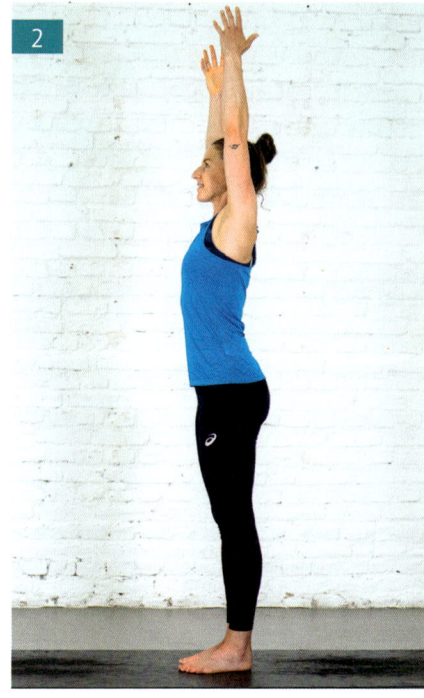

Ausgangsposition: Berg – aufrechter Stand.   *Einatmen. Hebe die Arme gestreckt über den Kopf.*

3

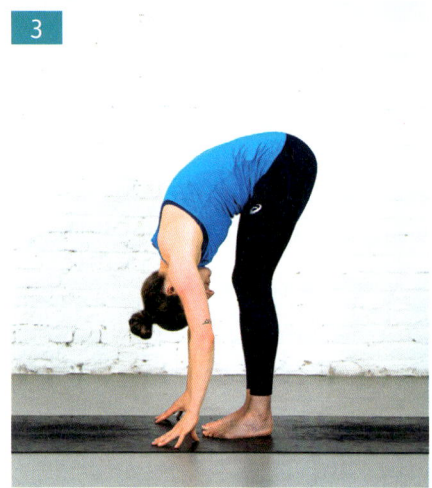

Ausatmen. Sinke mit dem Oberkörper nach unten in die ganze Vorbeuge.

4

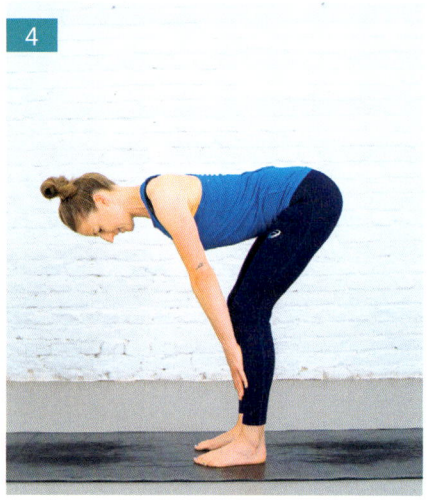

Einatmen. Strecke den Rücken aktiv und parallel zum Boden.

5

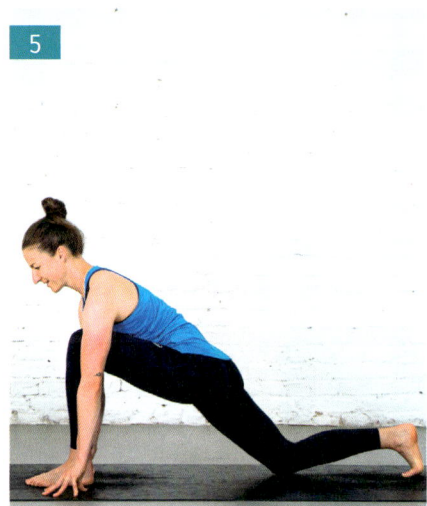

Ausatmen. Setze den rechten Fuß weit zurück in den Ausfallschritt. Knie zum Boden.

6

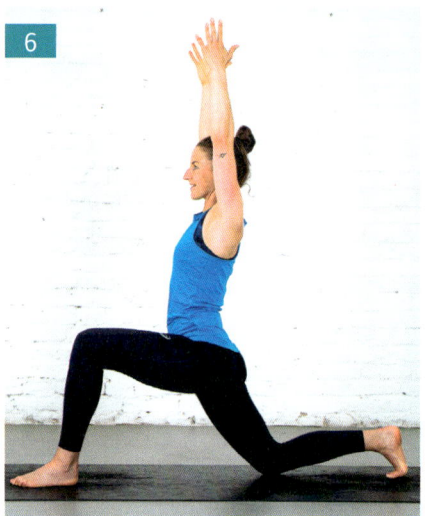

Einatmen. Richte den Oberkörper auf und strecke die Arme aktiv über den Kopf.

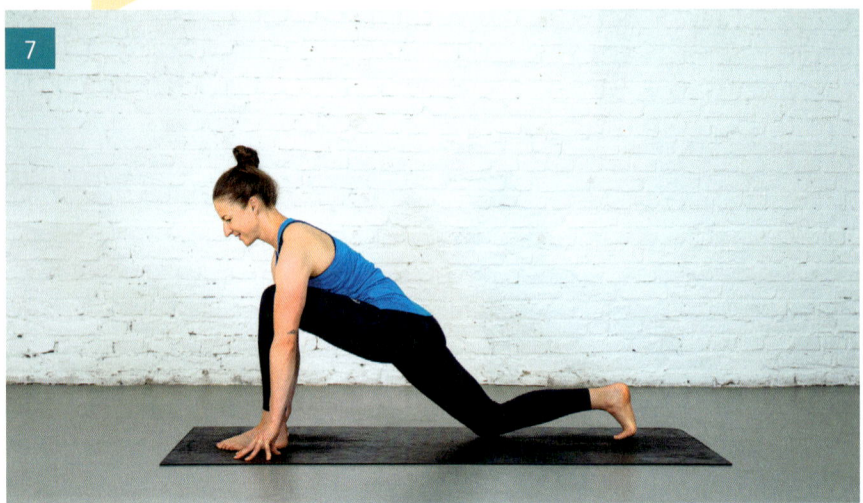

Ausatmen. Senke den Oberkörper und setze die Hände zurück neben den Fuß.

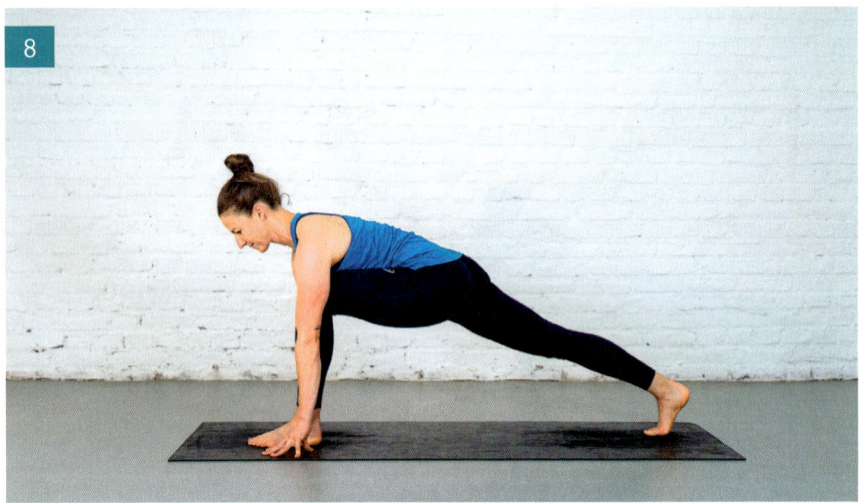

Einatmen. Strecke kontrolliert das hintere Bein und den Rücken.

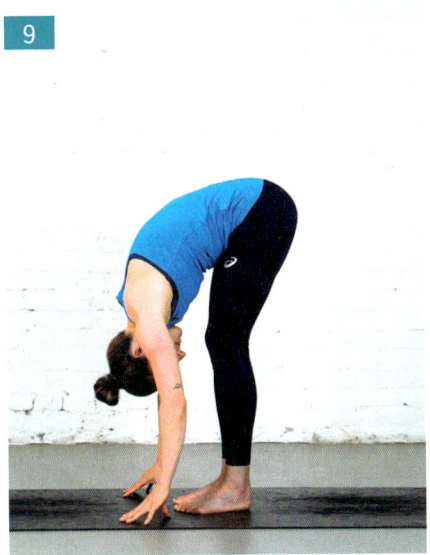

Ausatmen. Verlagere das Gewicht nach vorne und setze den hinteren Fuß nach vorne in die Vorbeuge.

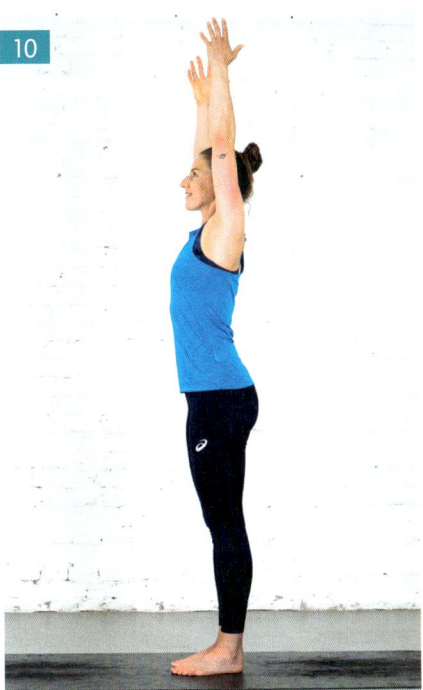

Einatmen. Beuge die Beine stärker und richte dich mit geradem Rücken auf, um am Ende die Arme in Verlängerung weit nach oben zu strecken.

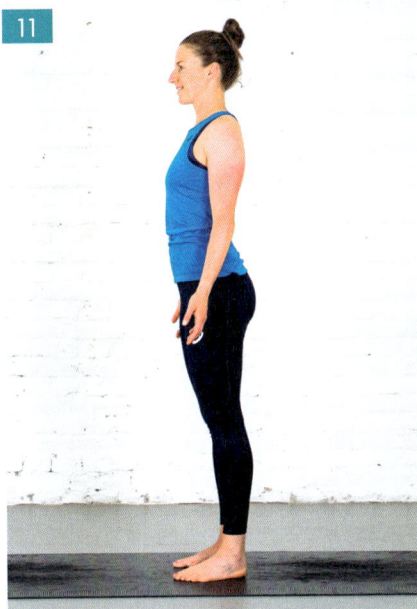

Ausatmen. Senke die Arme neben den Körper in die Endposition – den Berg.
Nun wiederhole die Abfolge auf der linken Seite.

5.4.8   SPECIAL FLOWS

Auf der Basis lässt es sich stabiler aufbauen. Die Special Flows bieten dir im Weiteren eine Auswahl an Übungsreihen, die auf die Optimierung der Laufbewegung zugeschnitten sind.

1. FLOW: Aufrechte Körperhaltung und Armeinsatz

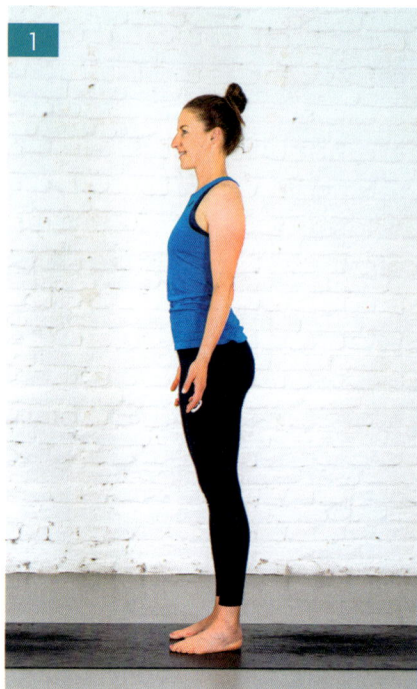

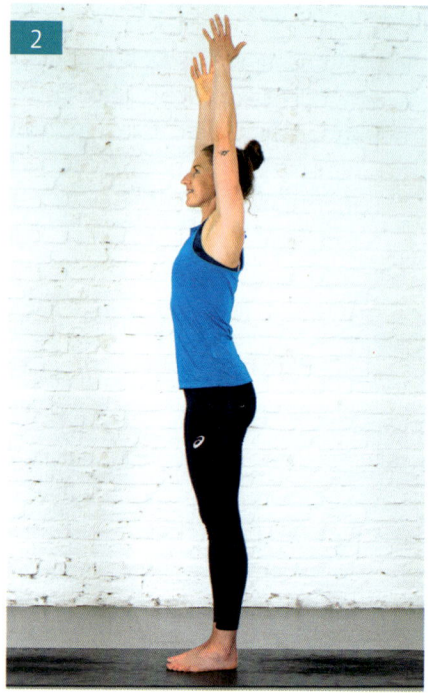

Ausgangsposition: Bergposition.

Einatmen. Hebe die Arme in die gestreckte Berg-position und falte die Hände ineinander.

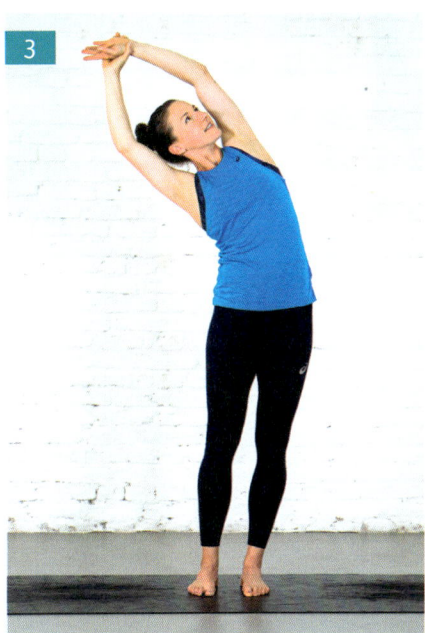

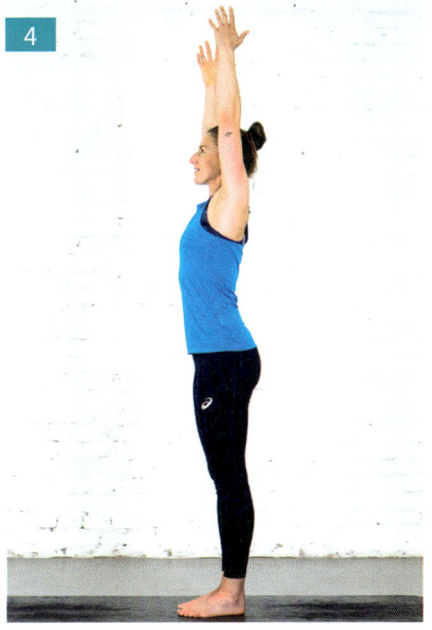

Ausatmen. Lege dich in die Seitbeuge nach rechts.

Einatmen. Komme zurück in die gestreckte Berg-position.

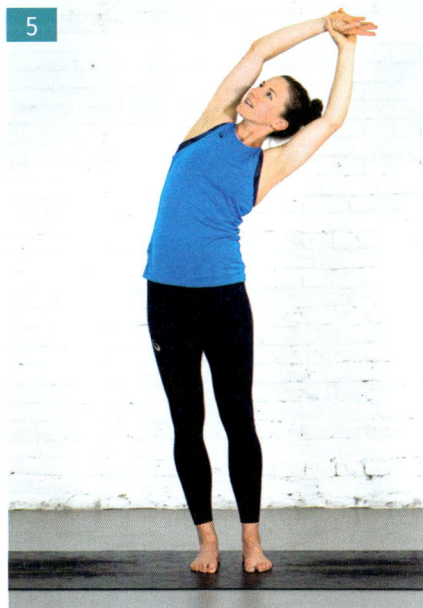

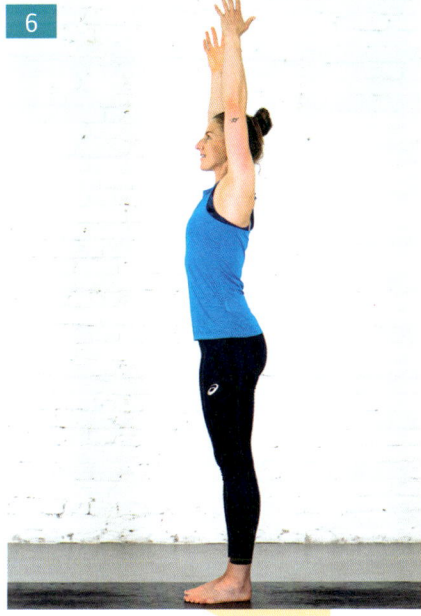

Ausatmen. Lege dich in die Seitbeuge nach links.

Einatmen. Komme zurück in die gestreckte Berg-position.

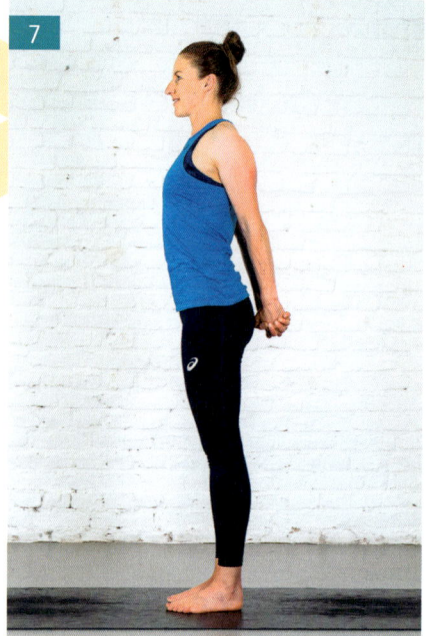

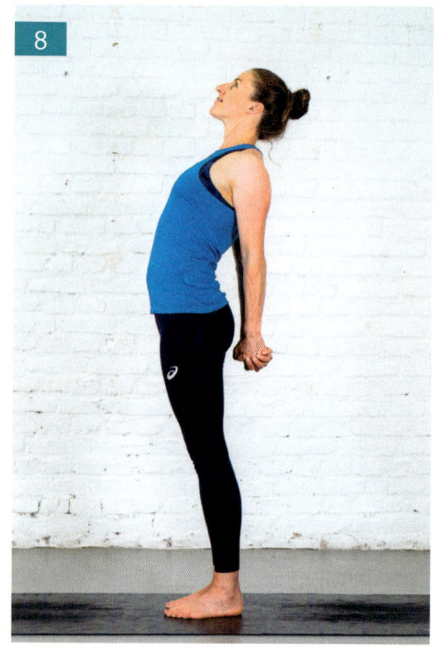

Ausatmen. Verschränke die Hände hinter dir in der geschlossenen Bergposition.

Einatmen. Vertiefe die Position, indem du die Faust nach hinten unten schiebst und das Brustbein weit nach vorne öffnest.

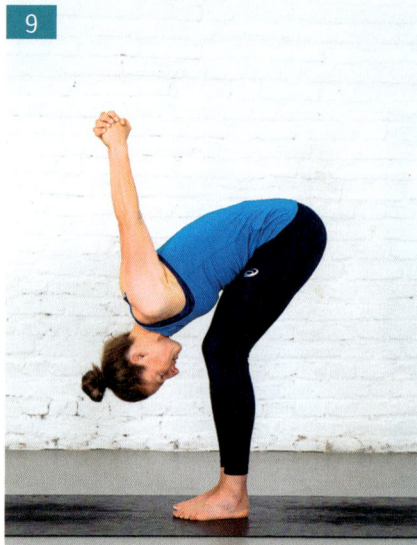

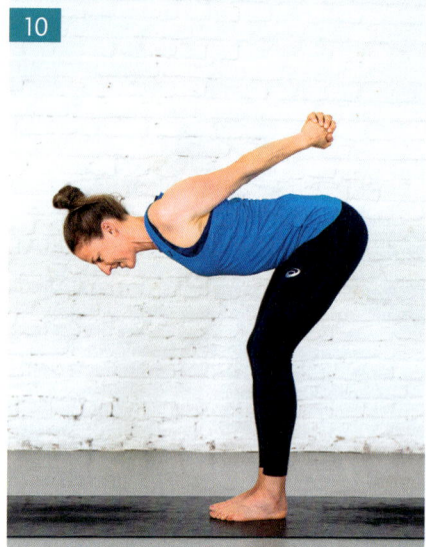

Ausatmen. Tauche nach unten in die geschlossene Vorbeuge.

Einatmen. Hebe den Rücken mit Unterstützung der Faust gerade und parallel zum Boden in die halbe Vorbeuge.

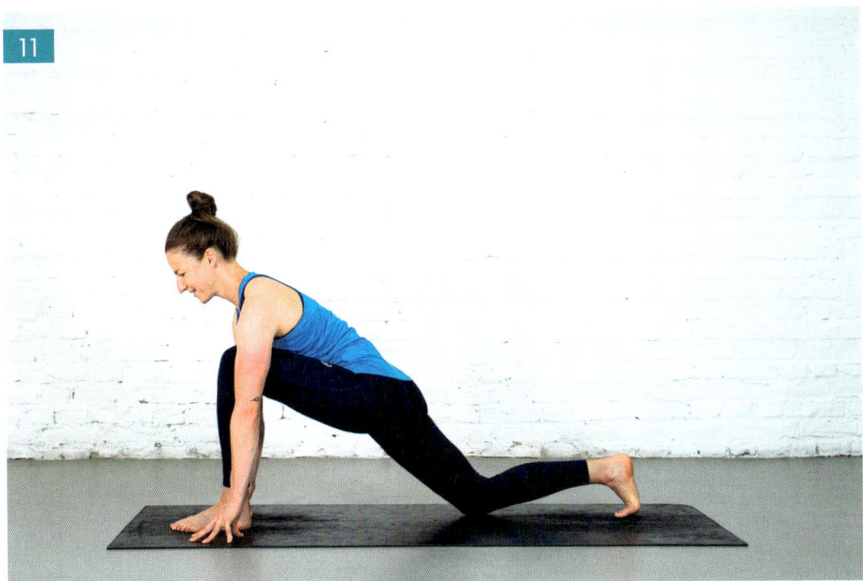

Ausatmen. Löse die Hände zum Boden und setze den rechten Fuß weit zurück in den Ausfallschritt.

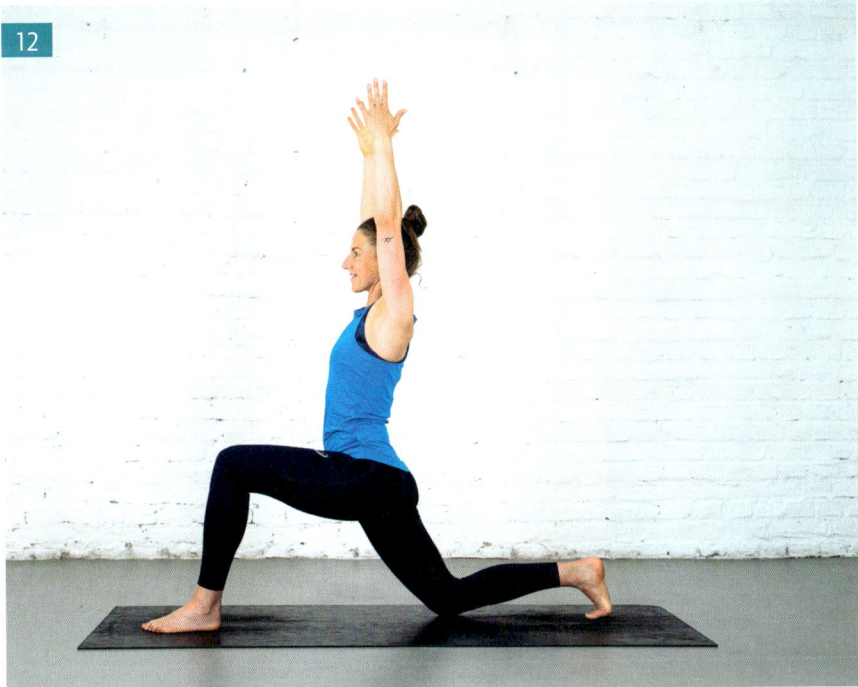

Einatmen. Richte den Oberkörper auf in den gestreckten Ausfallschritt.

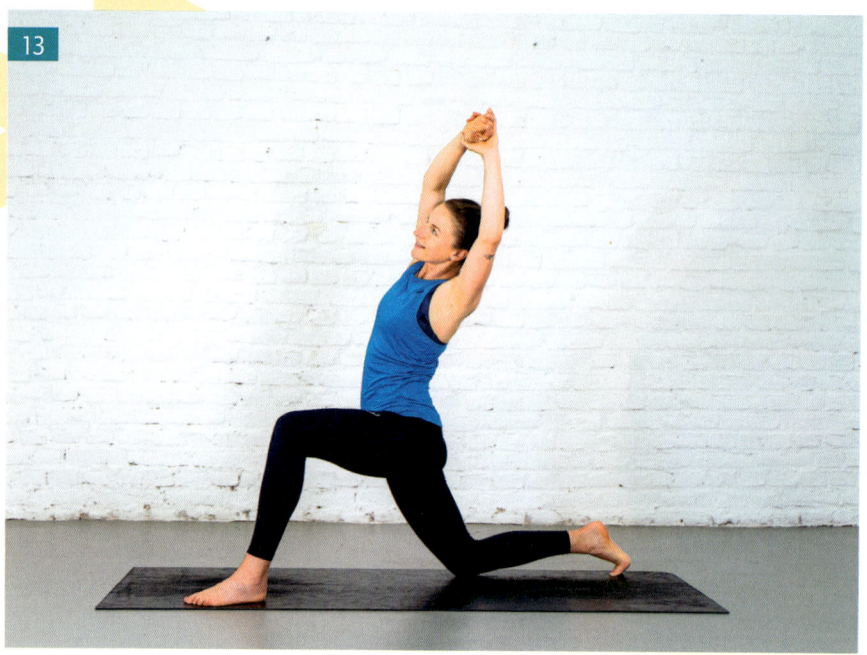

Ausatmen. Greife dein rechtes Handgelenk und lege dich nach links in die Seitbeuge.

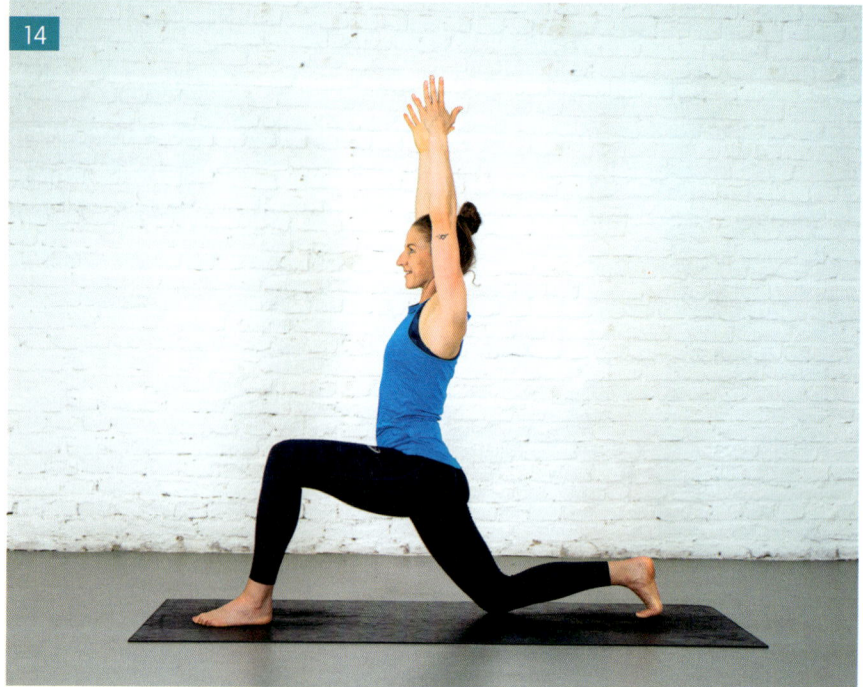

Einatmen. Hebe dich zurück in den gestreckten Ausfallschritt.

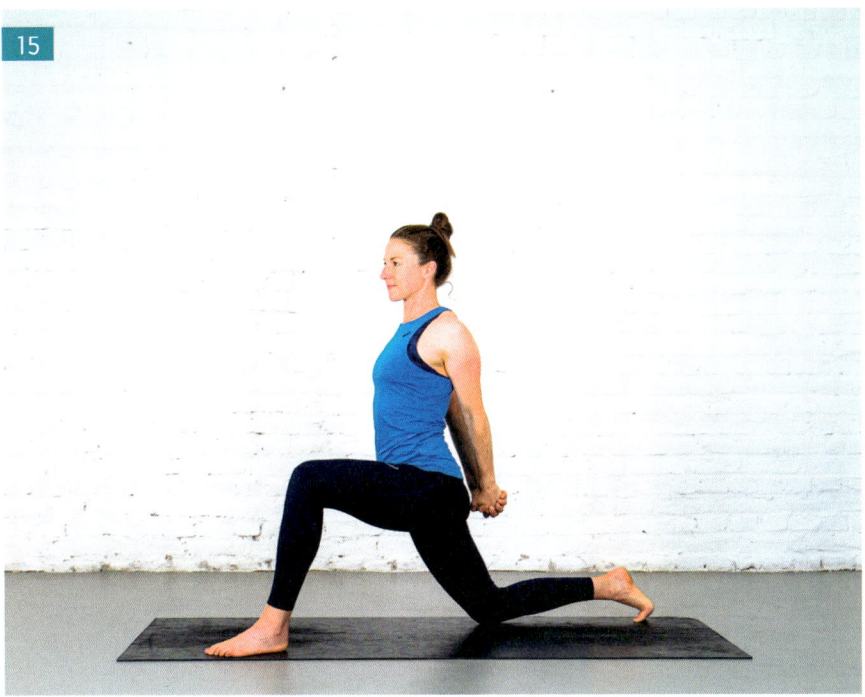

Ausatmen. Greife die Faust hinter dir.

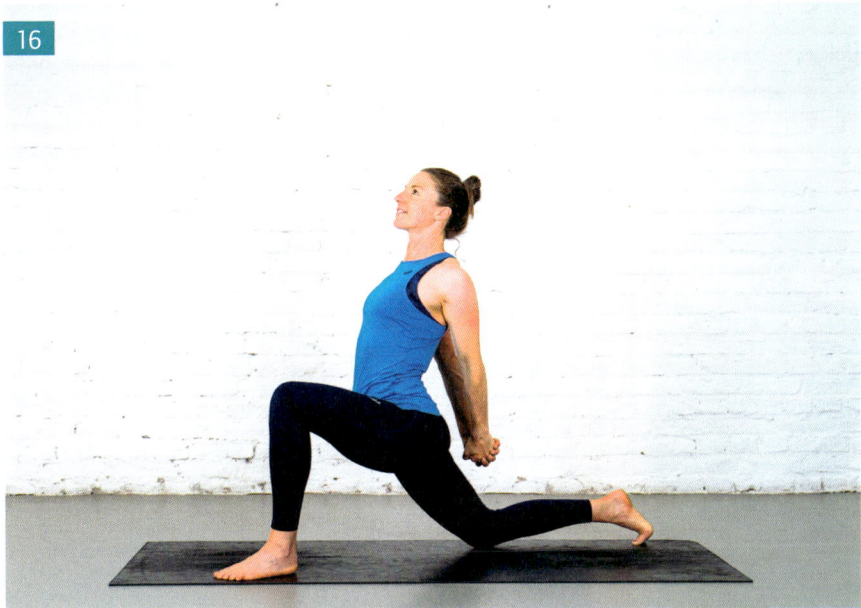

Einatmen. Vertiefe die Position, indem du die Faust nach hinten unten schiebst und das Brustbein weit nach vorne öffnest.

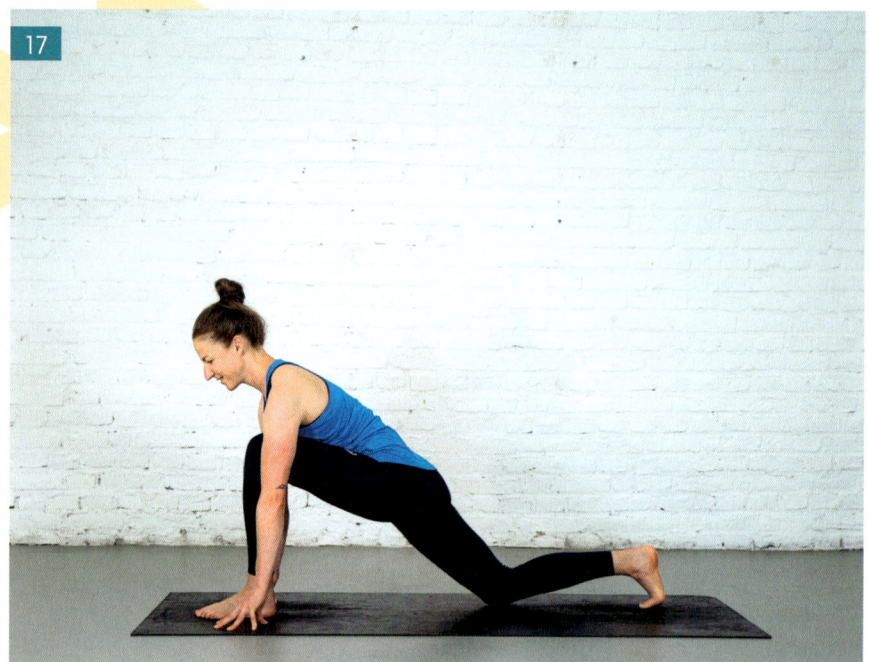

Ausatmen. Bringe die Hände zum Boden und gehe in den Ausfallschritt.

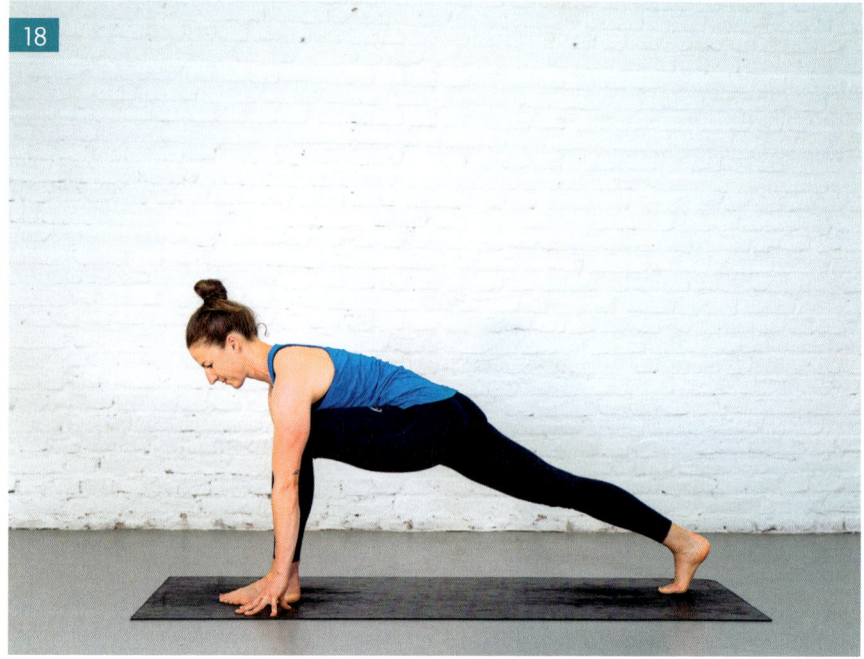

Einatmen. Strecke das hintere Bein und den Rücken in den langen Ausfallschritt.

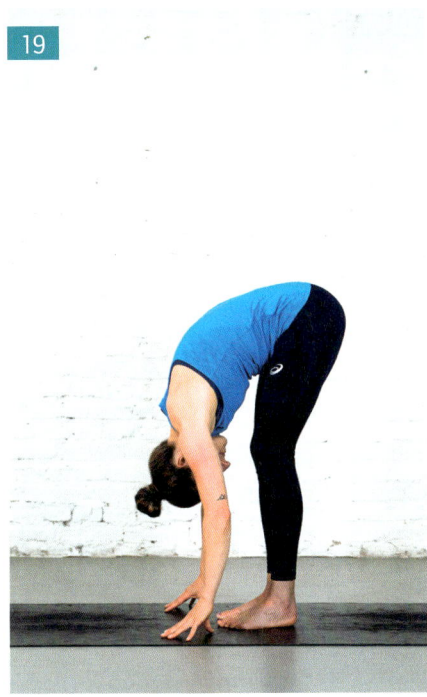

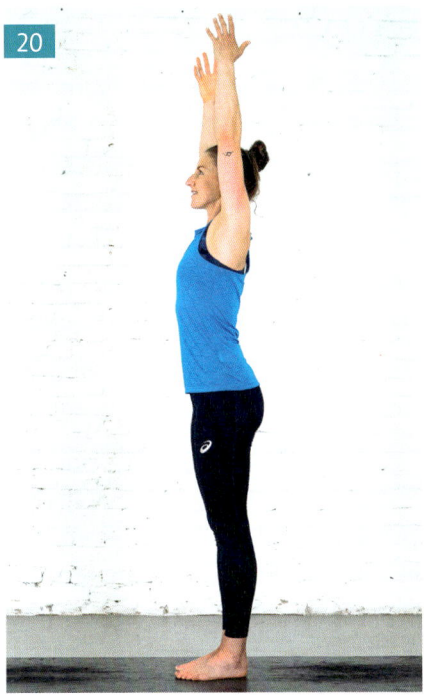

Ausatmen. Verlagere das Gewicht leicht nach vorne, um den rechten Fuß neben den linken Fuß in die volle Vorbeuge zu setzen.

Einatmen. Heben mit gebeugten Beinen den geraden Rücken nach oben und strecke dann die Beine und Arme in die gestreckte Bergposition.

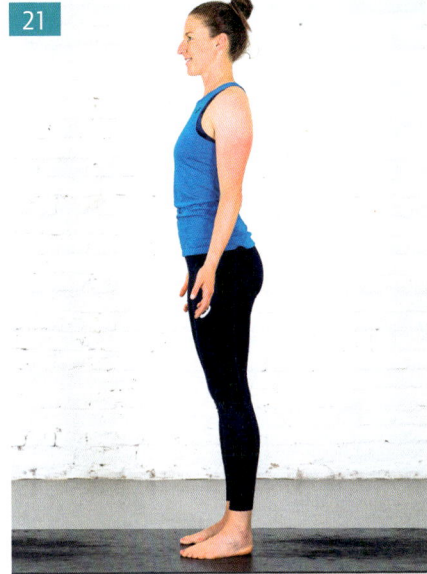

Ausatmen.
Lasse die Arme neben deinen Körper sinken.
Beginne die nächste Runde mit der linken Seite.

2. FLOW: Kraftübertragung aus der Körpermitte

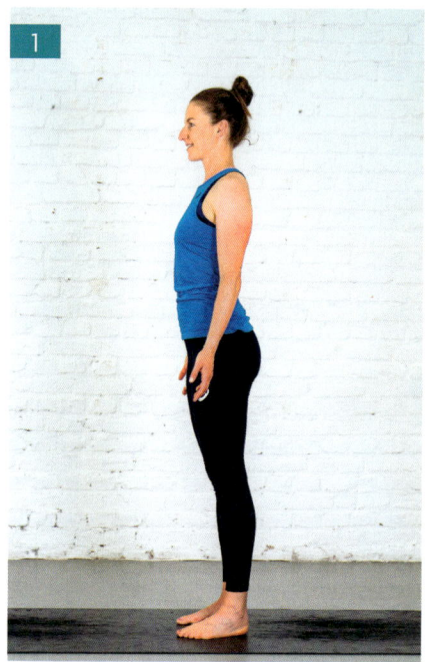

Starte in der Bergposition.

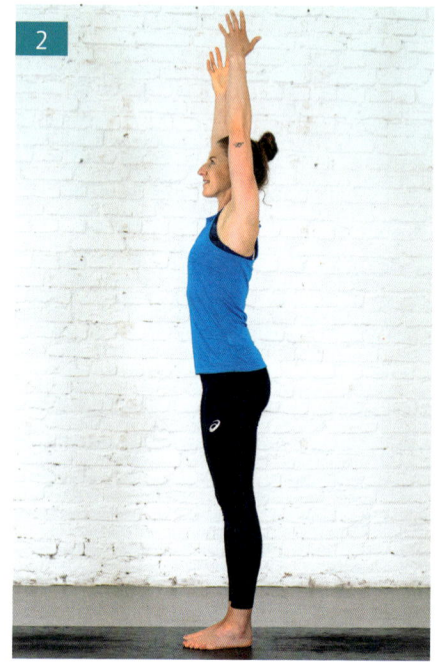

Einatmen. Hebe die Arme in die gestreckte Bergposition.

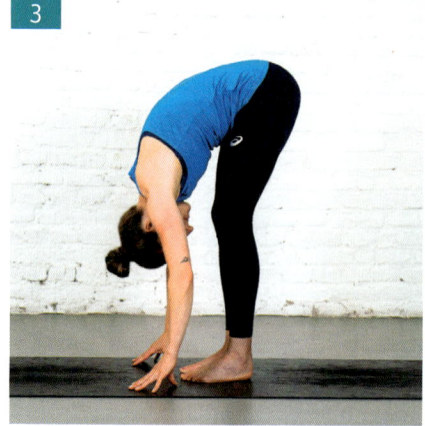

Ausatmen. Sinke nach unten in die volle Vorbeuge.

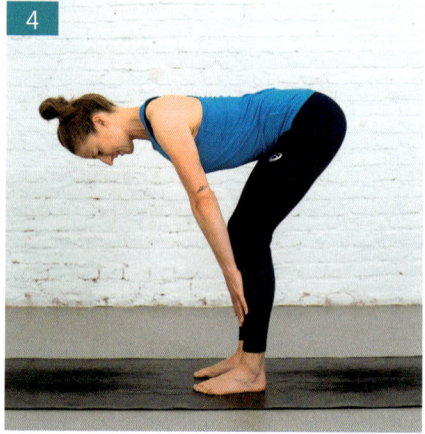

Einatmen. Hebe den Rücken aktiv und gestreckt in die halbe Vorbeuge.

5

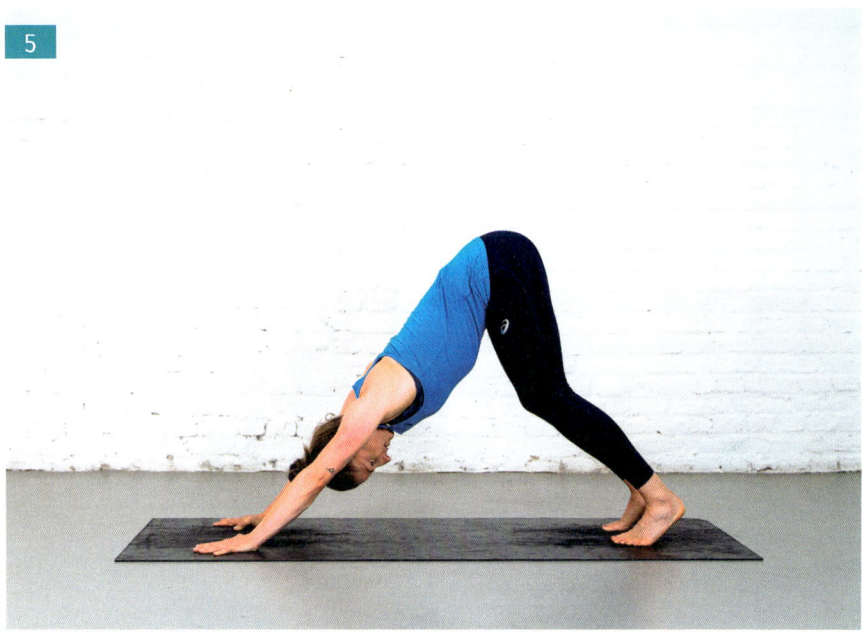

Ausatmen. Setze die Hände auf den Boden und wandere beide Füße zurück in den herabschauenden Hund. Die Beine können leicht gebeugt sein.

6

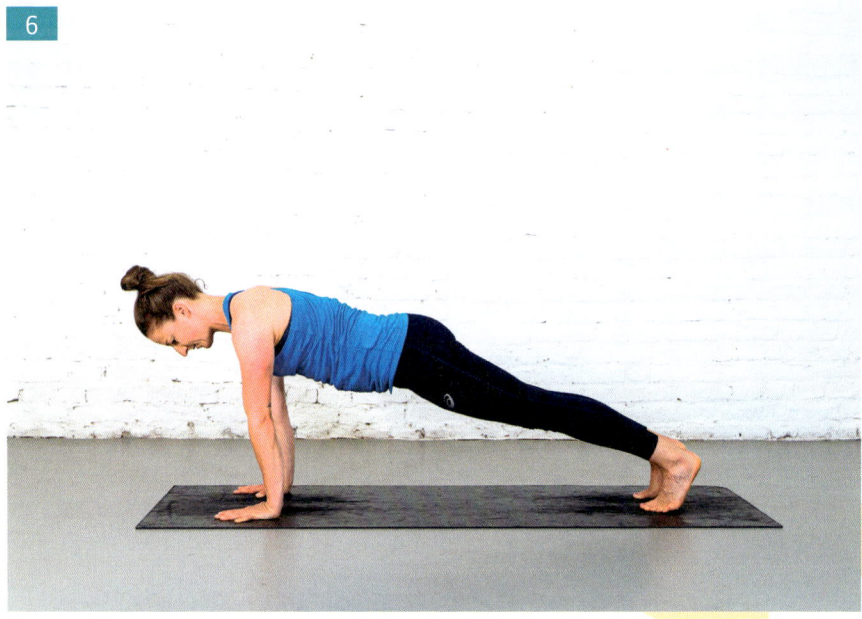

Einatmen. Schiebe die Schultern vor über die Hände in die Brettposition.

7

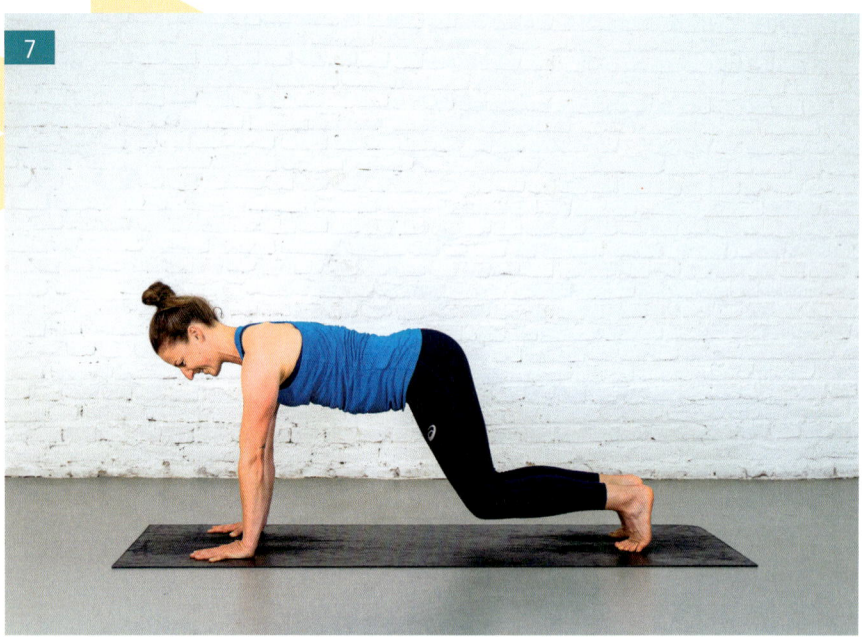

Ausatmen. Lasse die Knie sinken in den schwebenden Hund.

Einatmen. Halte die Position mit Körperspannung und versuche, den Rücken zu verlängern.

8

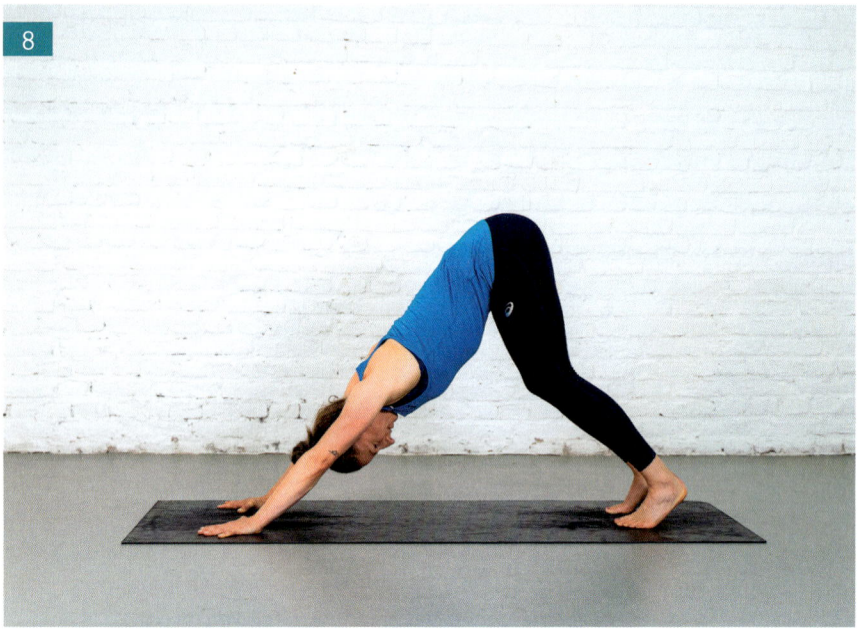

Ausatmen. Schiebe das Becken nach hinten oben zurück in den herabschauenden Hund.

9

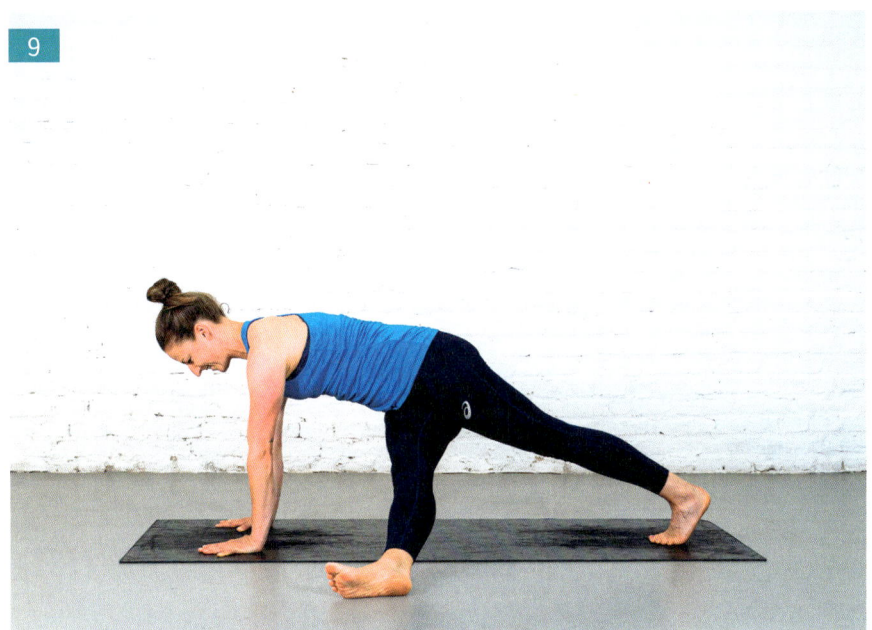

Einatmen. Ziehe zuerst das rechte Knie unter die Brust (ohne Bild).

Ausatmen. Setze den Fuß mit der Außenkante diagonal unter dem Körper auf in den gedrehten Stütz.

10

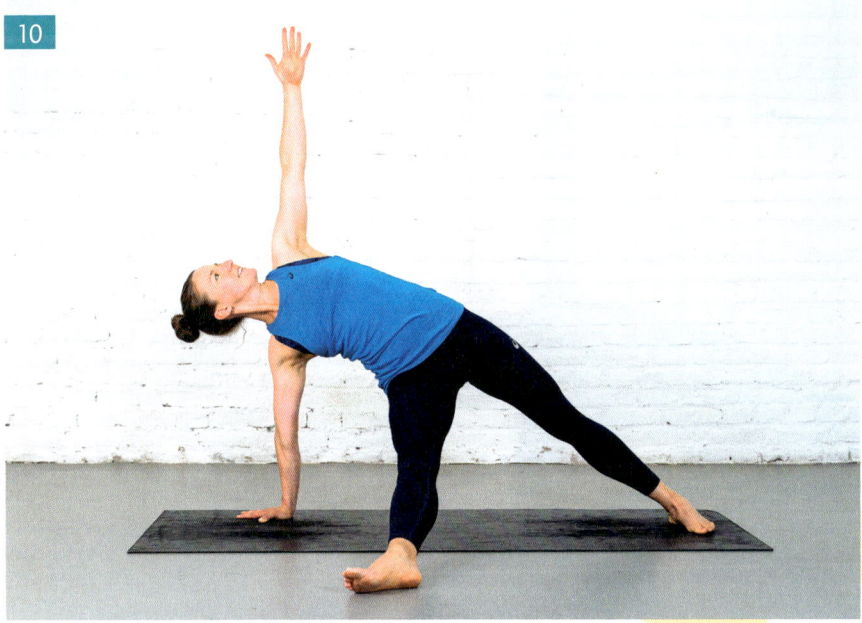

Einatmen. Löse die linke Hand und öffne in den Seitstütz.

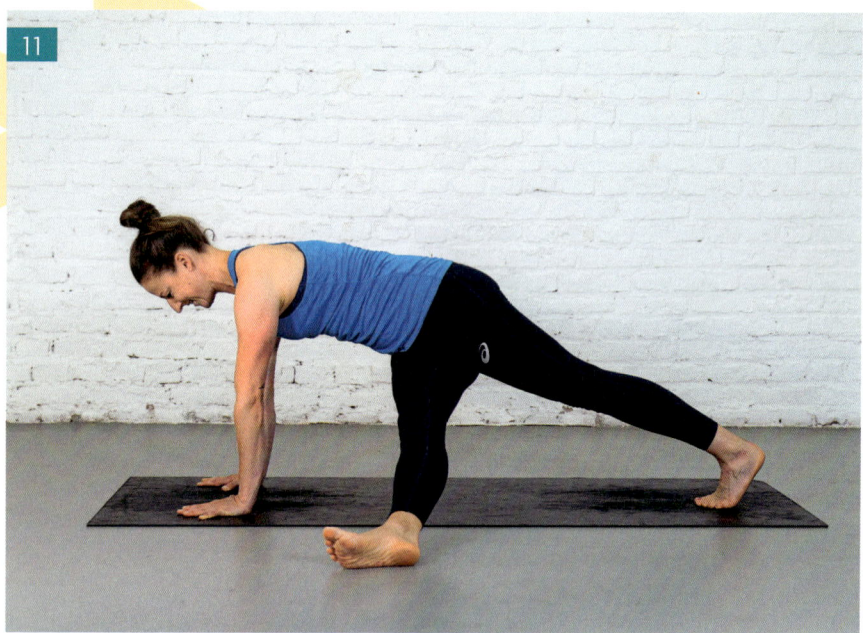

Ausatmen. Komme zurück in den gedrehten Stütz.

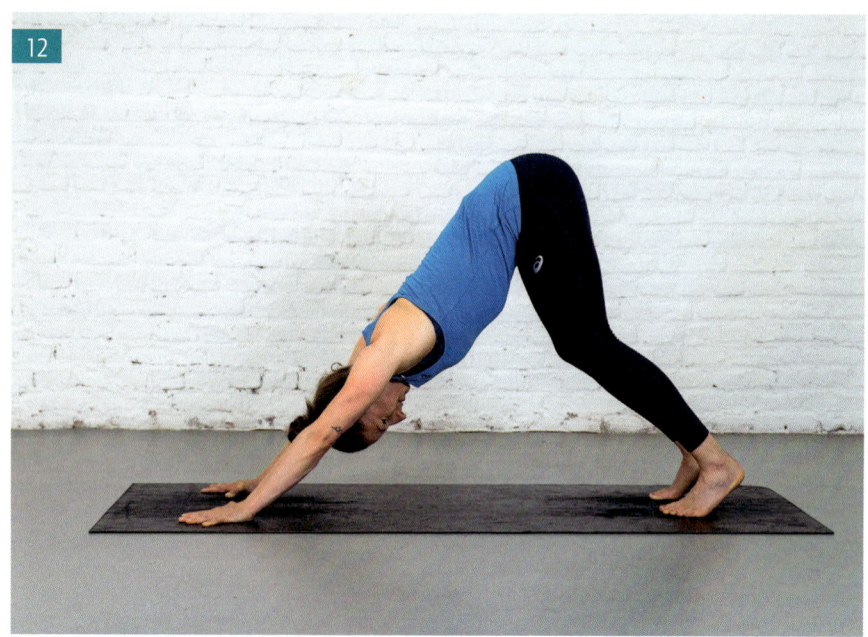

Einatmen. Hebe das Knie wieder unter den Brustkorb (ohne Bild).

Ausatmen. Setze den Fuß zurück in den herabschauenden Hund.

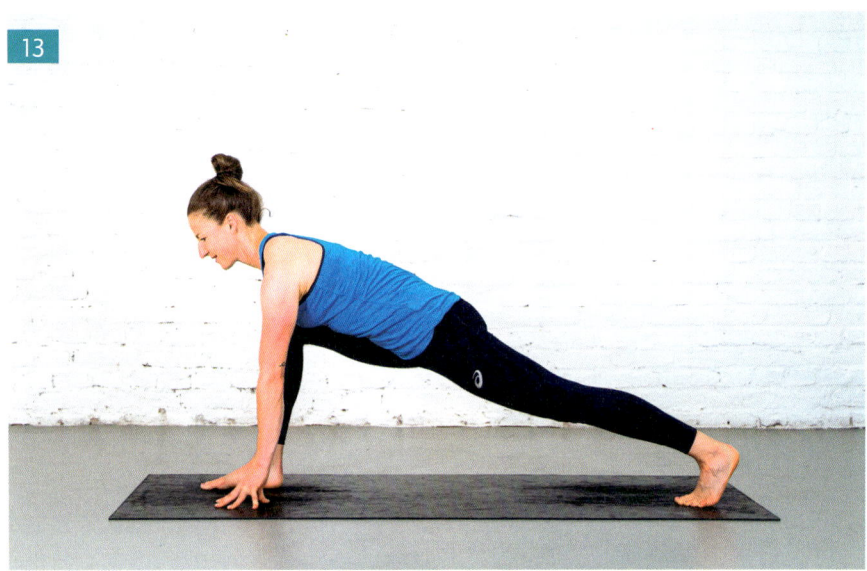

Einatmen. Setze den rechten Fuß zwischen die Hände in den langen Ausfallschritt.

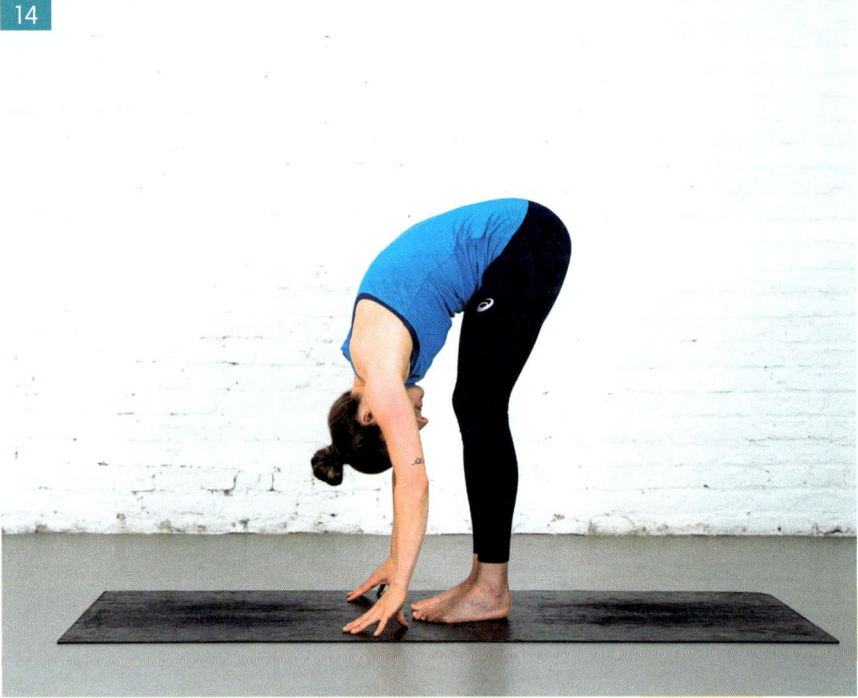

Ausatmen. Setze den linken Fuß dazu in die volle Vorbeuge.

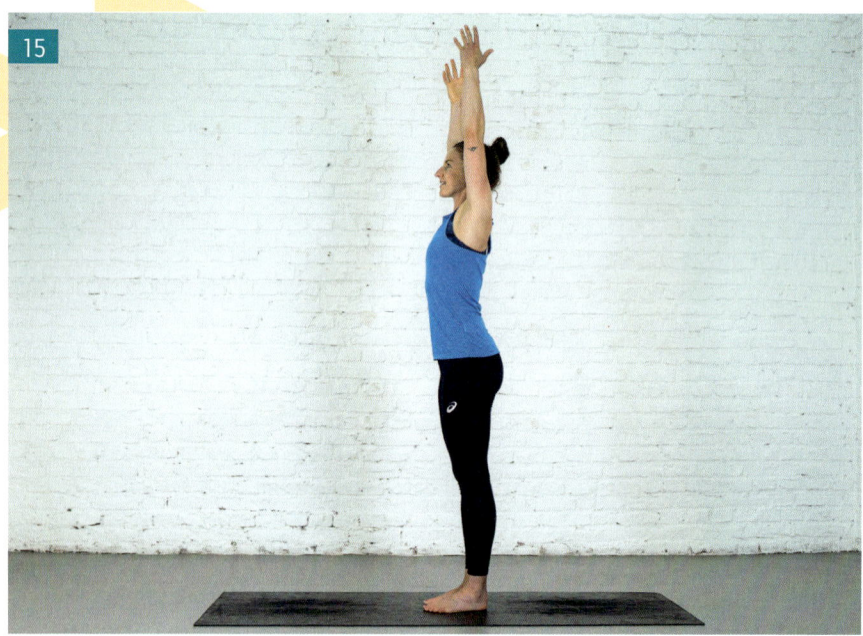

Einatmen. Hebe mit gebeugten Beinen den geraden Rücken nach oben und strecke dann die Beine und Arme in die gestreckte Bergposition.

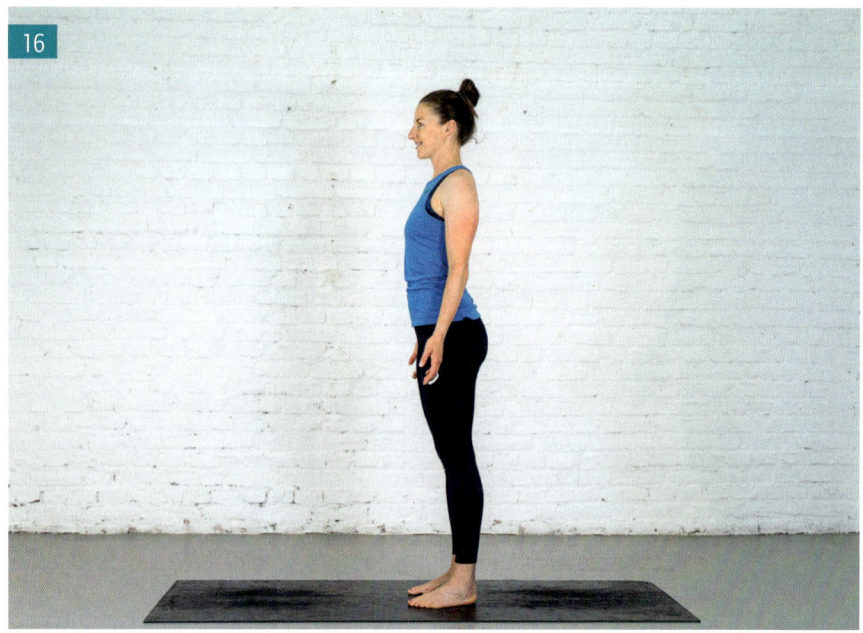

Ausatmen. Lasse die Arme neben deinen Körper in die Ausgangsposition sinken.
Hebe in der nächsten Runde das linke Knie unter den Brustkorb.

3. FLOW: Hüftstreckung

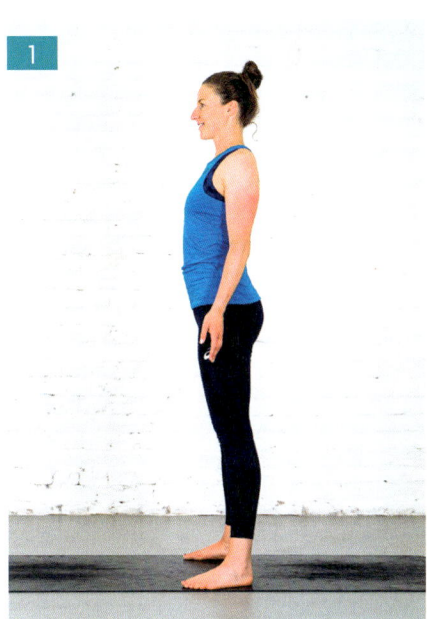

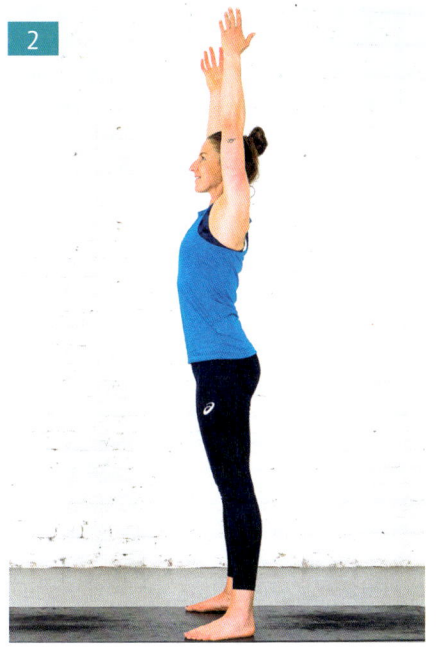

Starte in einer breiten Bergposition. Die Füße stehen schulterbreit.

Einatmen. Hebe die Arme in die gestreckte Bergposition.

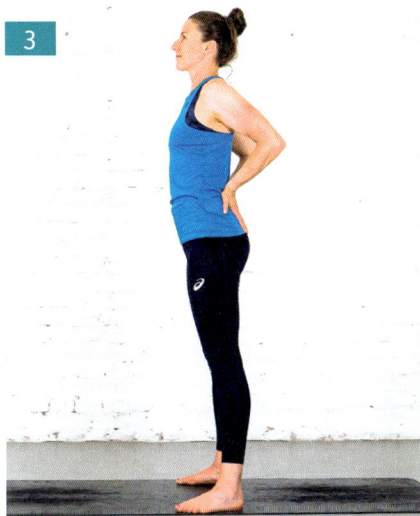

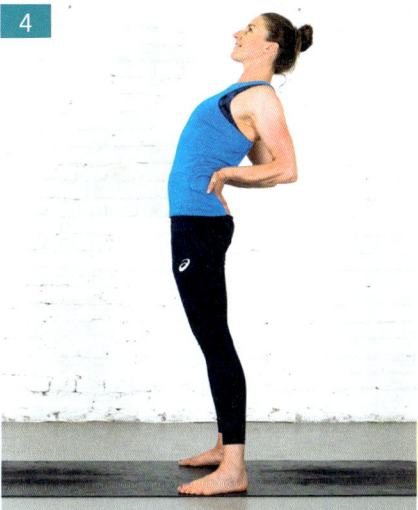

Ausatmen. Lege deine Handflächen zwischen unteren Rücken und Steißbein. Einatmen. Strecke dich hier noch mal lang in der Wirbelsäule.

Ausatmen. Lege dich sanft zurück auf die Handflächen. Schiebe die Hüfte vor und öffne den Brustkorb. Überstrecke die Wirbelsäule leicht.

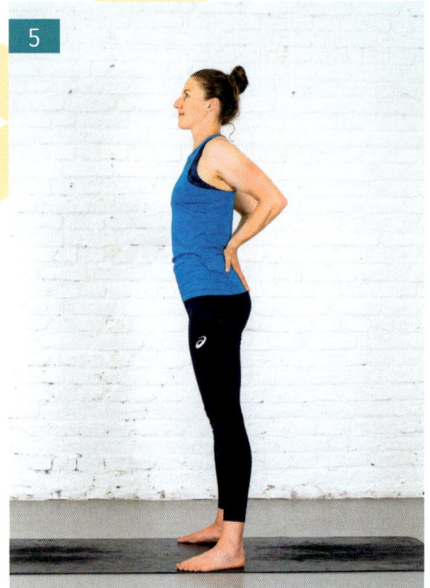

Einatmen. Hebe dich mithilfe der Handflächen zurück in den geraden Stand.

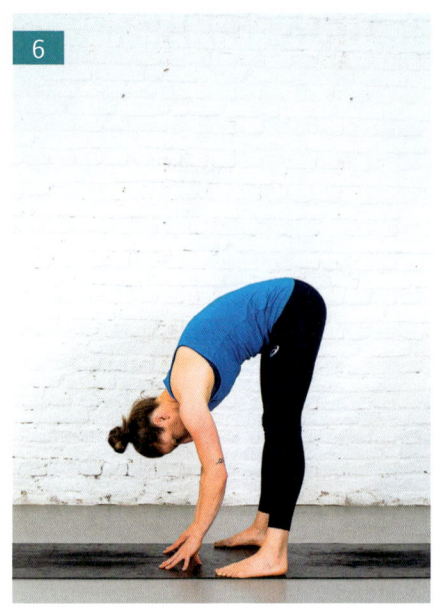

Ausatmen. Sinke mit dem Oberkörper in die volle Vorbeuge. Lasse dabei die Hände an der Rückseite deiner Beine entlang nach unten gleiten.

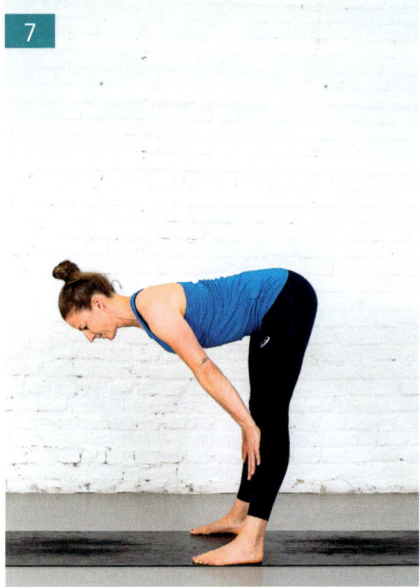

Einatmen. Hebe den Rücken aktiv und gestreckt in die halbe Vorbeuge.

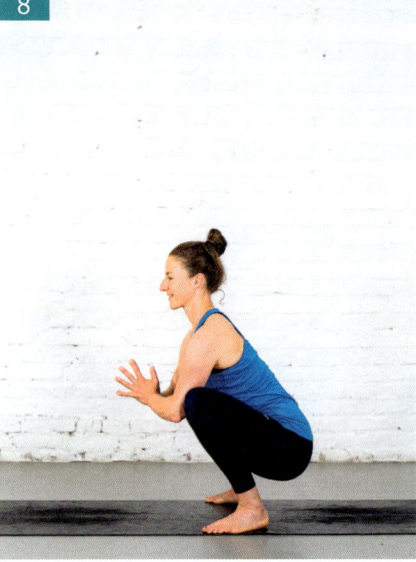

Übergang über die Hocke.

9

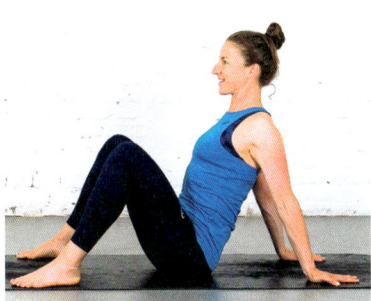

Ausatmen. Setze dich über die Hocke auf den Boden und stelle die Hände hinter dir auf.

10

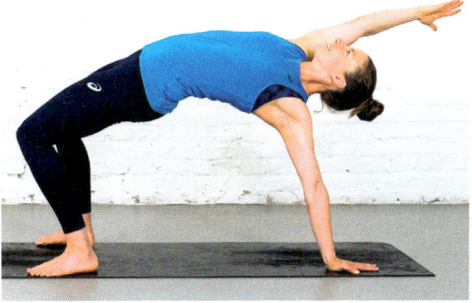

Einatmen. Löse das Gesäß vom Boden, schiebe das Becken nach oben. Löse die rechte Hand und ziehe den Arm gestreckt am Ohr vorbei.

11

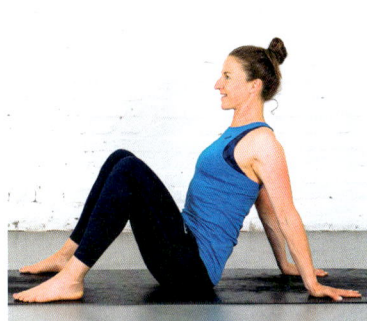

Ausatmen. Komme zurück in die sitzende Position.

12

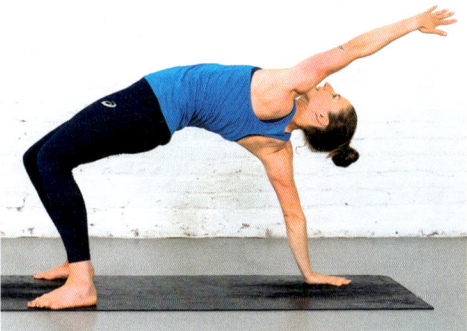

Einatmen. Heben diesmal Gesäß, Becken und den linken Arm.

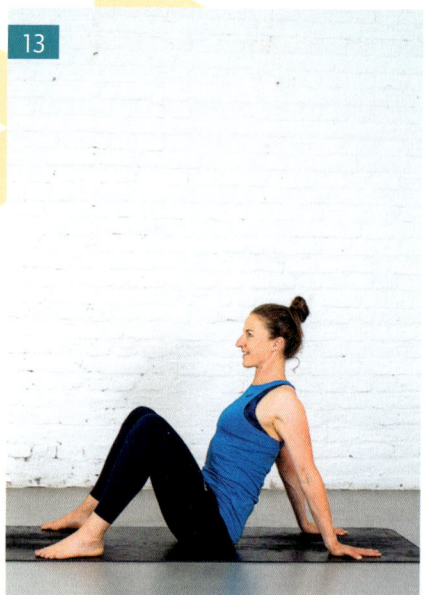

Ausatmen. Komme zurück in die sitzende Position.

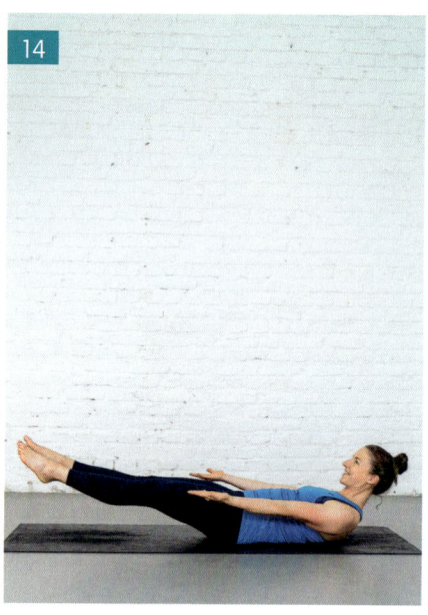

Einatmen. Lege dich auf den unteren Rücken in das tiefe Boot.

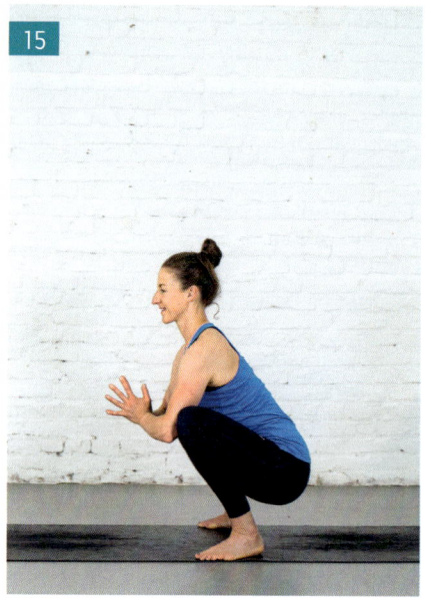

Übergang

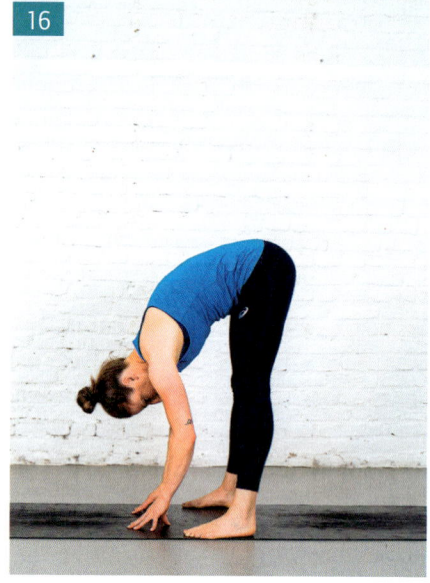

Ausatmen. Ziehe Oberkörper und Beine zueinander (Crunch), stelle die Füße auf und komme über die Hocke in die volle Vorbeuge.

17

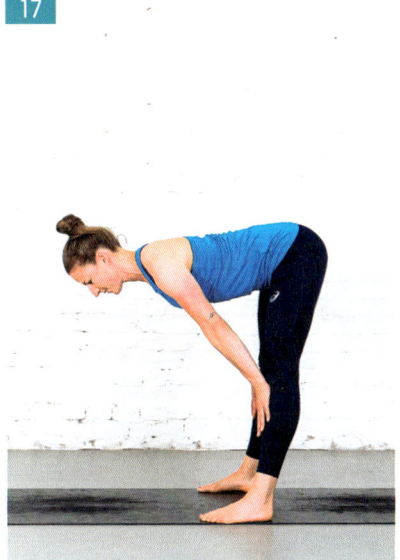

Einatmen. Hebe den Rücken aktiv und gestreckt in die halbe Vorbeuge.

18

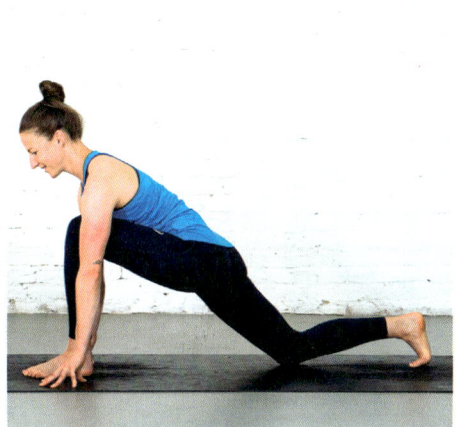

Ausatmen. Setze die Hände zum Boden und den rechten Fuß weit zurück in den Ausfallschritt.

19

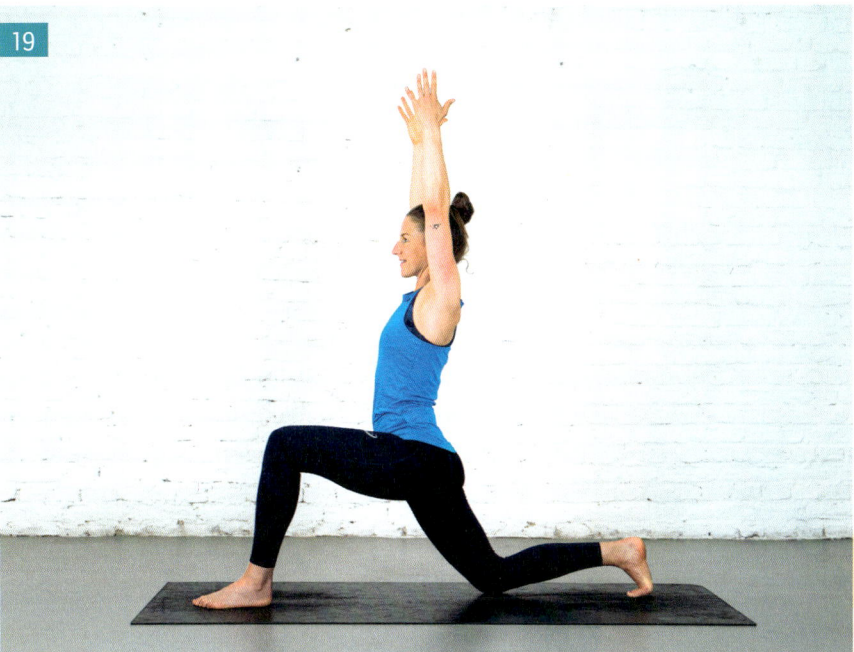

Einatmen. Richte den Oberkörper auf in den gestreckten Ausfallschritt.

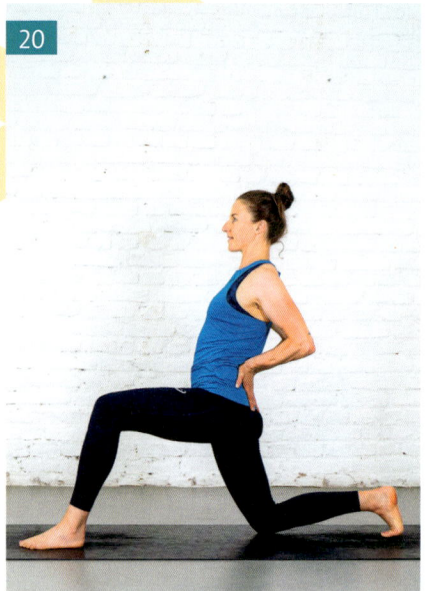

Ausatmen. Lege die Handflächen zwischen
unteren Rücken und Steißbein.
Einatmen. Strecke dich hier noch mal lang
in der Wirbelsäule. Hebe das Brustbein.

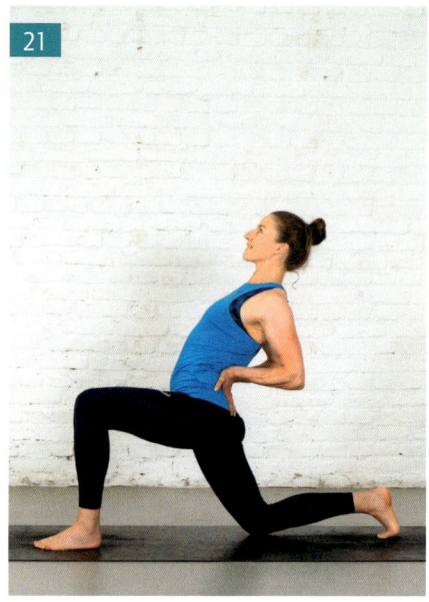

Ausatmen. Lege dich sanft zurück
auf die Handflächen. Schiebe die Hüfte vor
und öffne den Brustkorb. Überstrecke
die Wirbelsäule leicht (Rückbeuge).

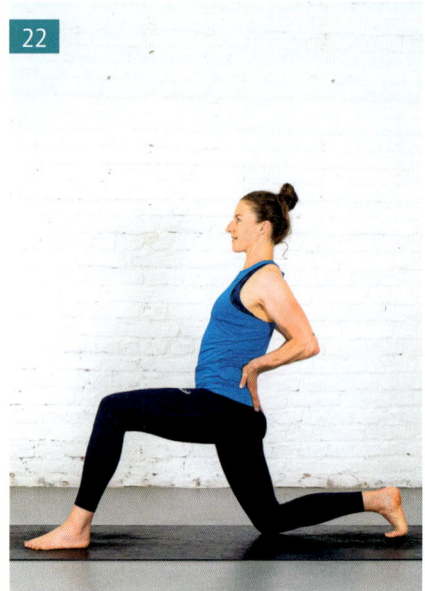

Einatmen. Hebe mithilfe der Handflächen
den Oberkörper wieder in die aufrechte Position.

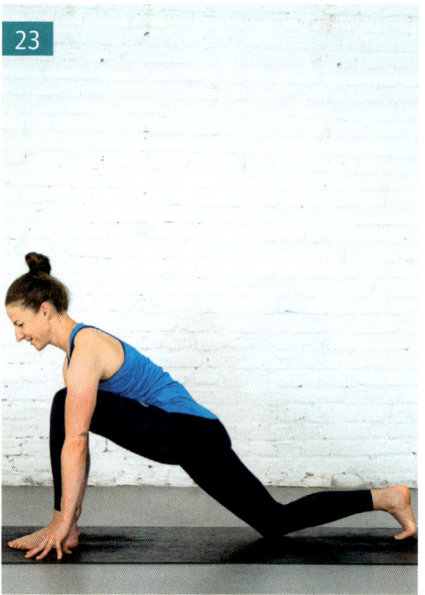

Ausatmen. Bringe die Hände zum Boden
in den Ausfallschritt.

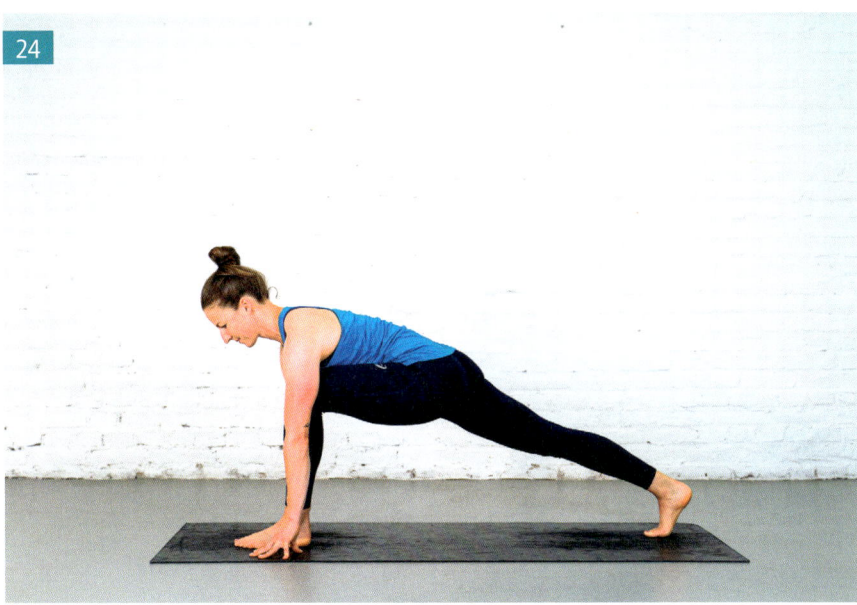

Einatmen. Strecke das hintere Bein und den Rücken in den langen Ausfallschritt.

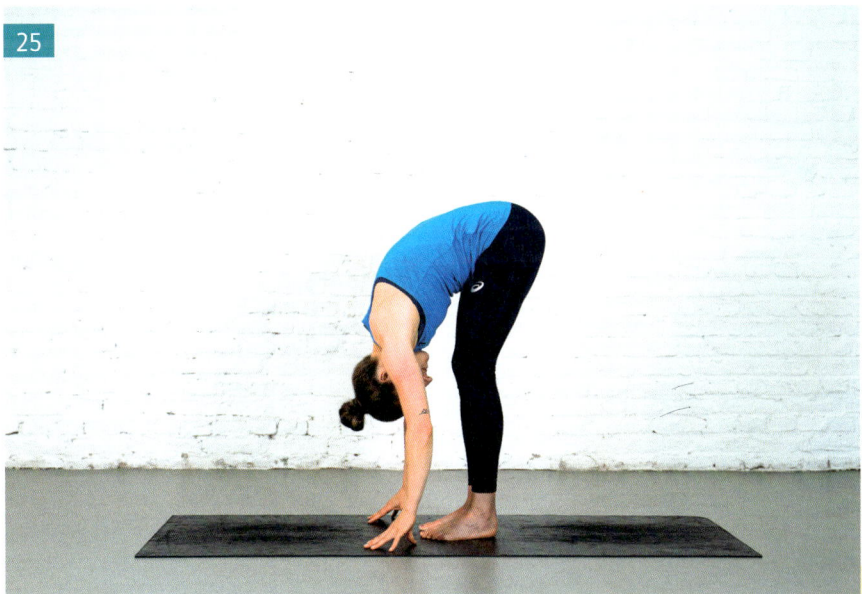

Ausatmen. Verlagere das Gewicht leicht nach vorne, um den rechten Fuß neben den linken Fuß in die volle Vorbeuge zu setzen.

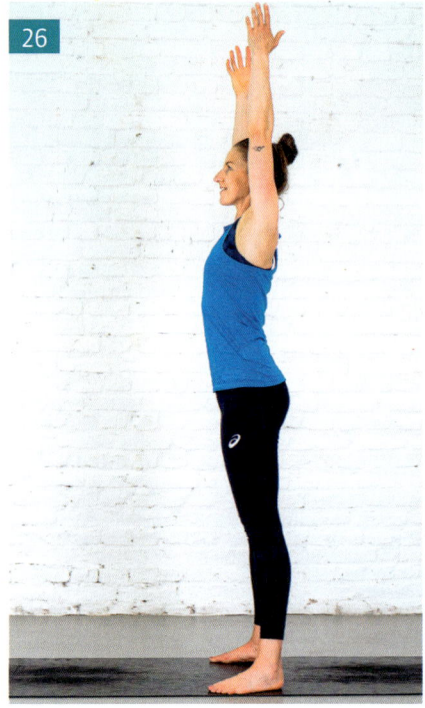

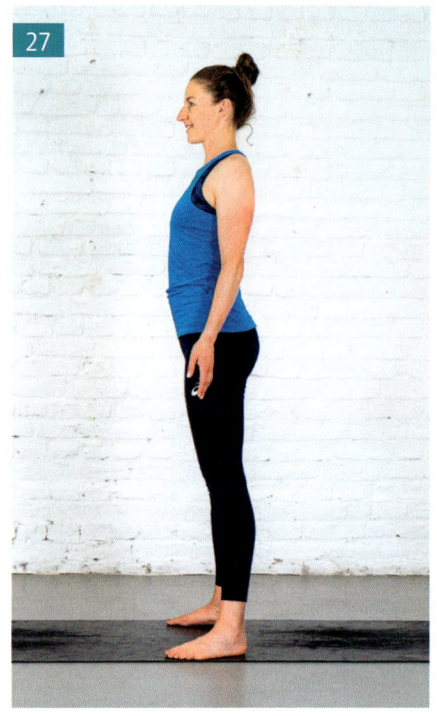

Einatmen. Hebe mit gebeugten Beinen den geraden Rücken nach oben und strecke dann die Beine
und Arme in die gestreckte Bergposition.

Ausatmen. Lasse die Arme neben deinen Körper
sinken.
Beginne die nächste Runde mit der linken Seite.

4. FLOW: Langer Schritt

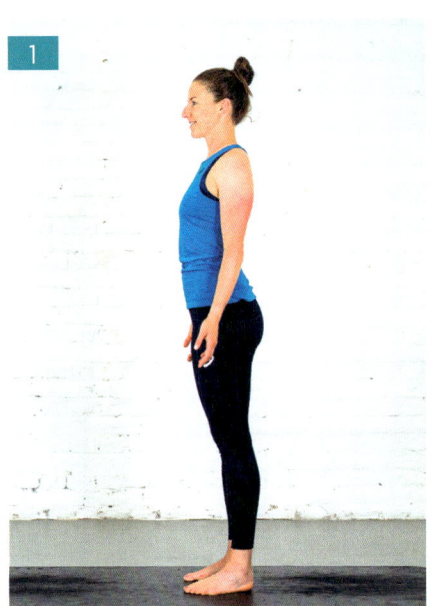

Starte in der Bergposition.

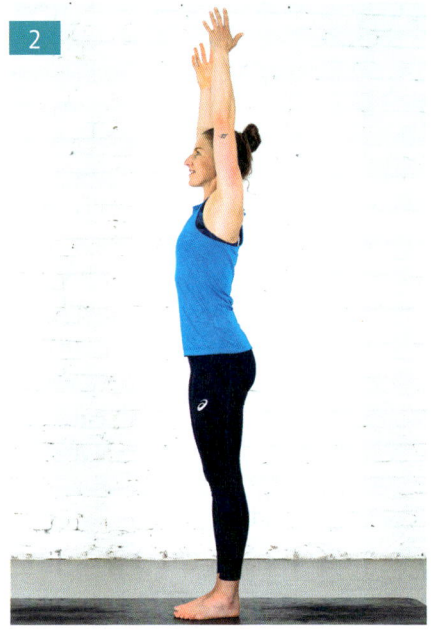

Einatmen. Hebe die Arme in die gestreckte Bergposition.

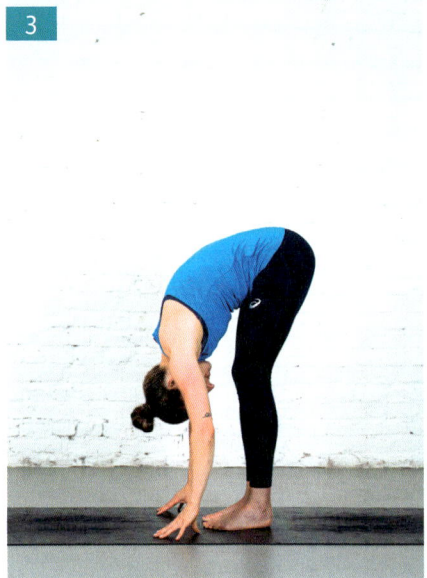

Ausatmen. Sinke nach unten in die volle Vorbeuge.

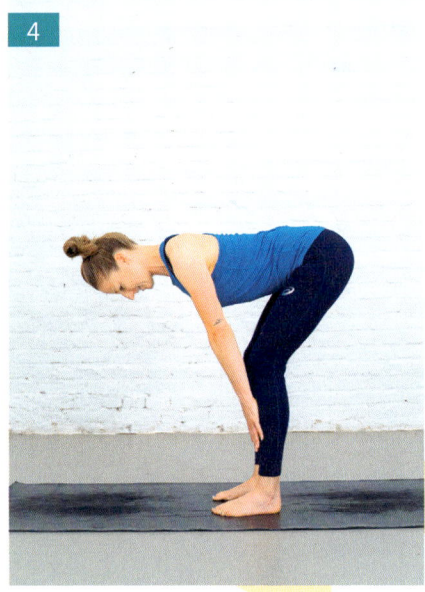

Einatmen. Hebe den Rücken aktiv und gestreckt
in die halbe Vorbeuge.

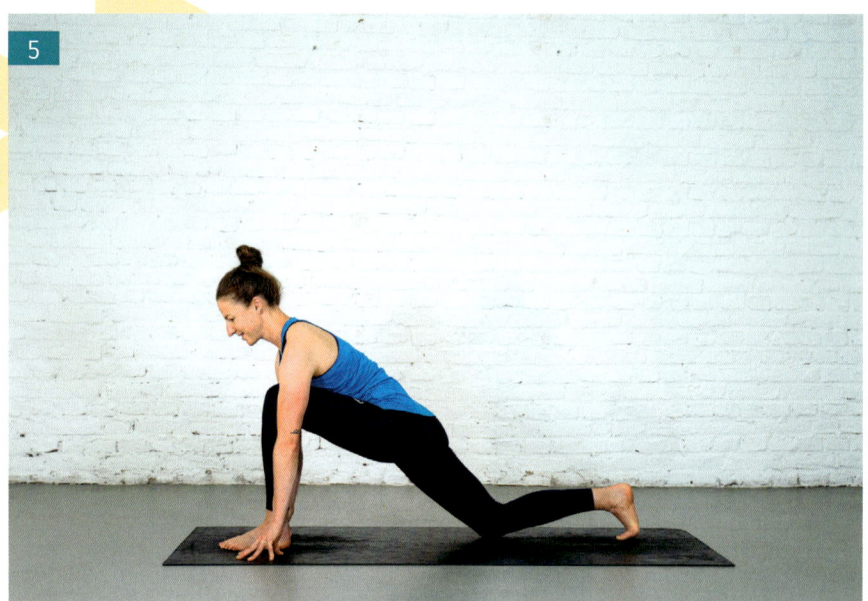

Ausatmen. Setze die Hände auf den Boden und den rechten Fuß weit zurück in den Ausfallschritt.

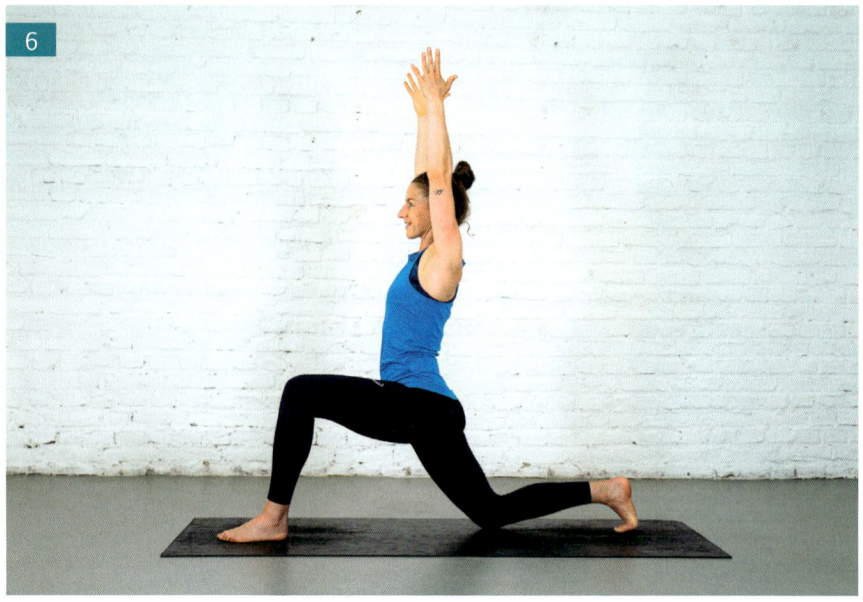

Einatmen. Richte den Oberkörper auf und hebe die Arme in den gestreckten Ausfallschritt.

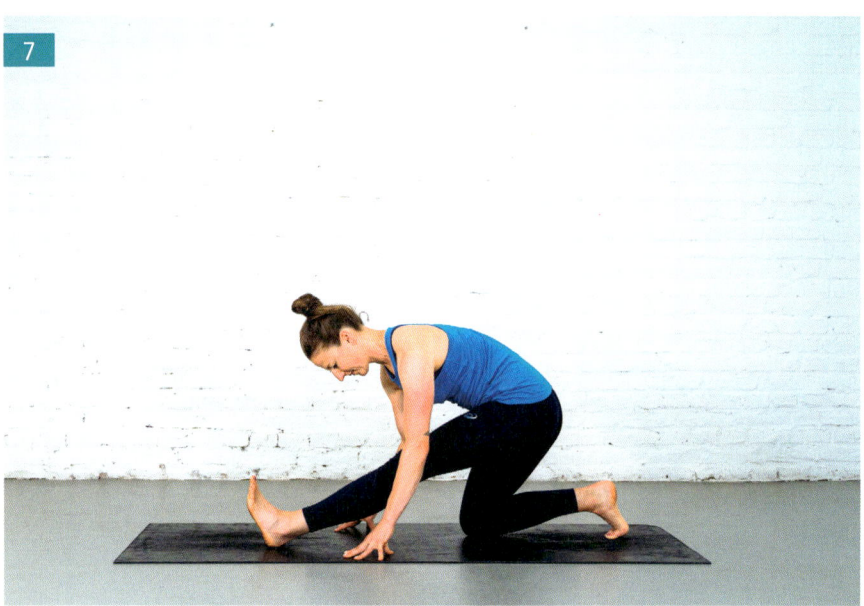

Ausatmen. Strecke das vordere Bein und setze dich zurück in den Reverse Ausfallschritt.

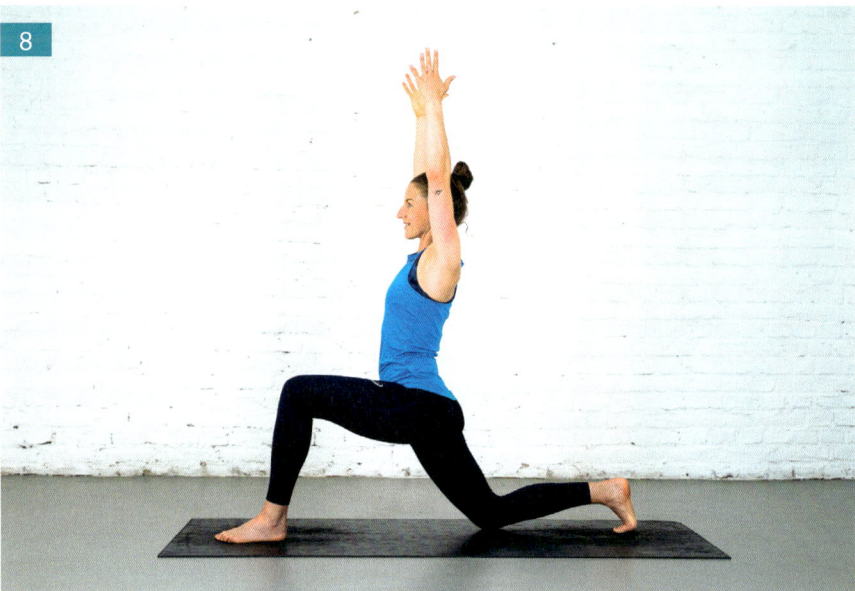

Einatmen. Fließe zurück in den gestreckten Ausfallschritt.

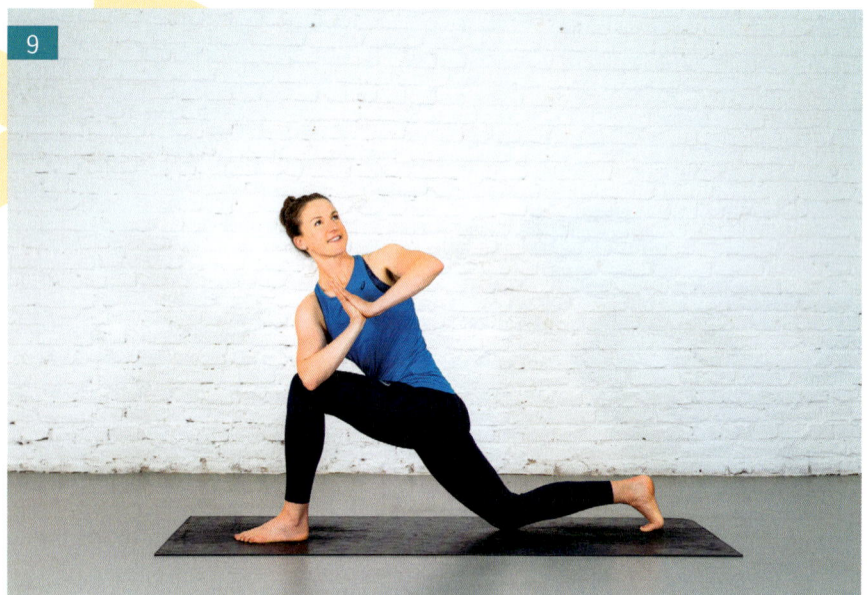

Ausatmen. Drehe den Oberkörper nach links in den getwisteten Ausfallschritt.
Einatmen. Halte die Position.

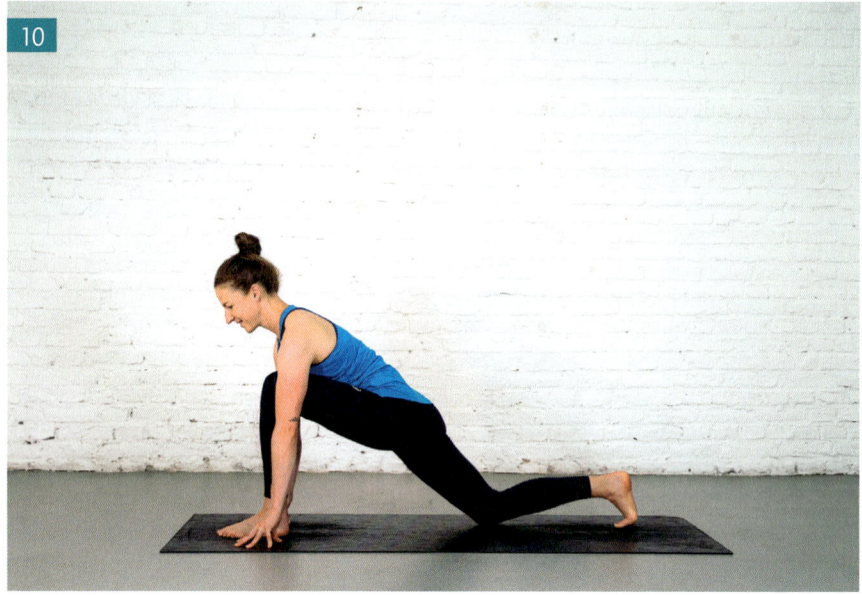

Ausatmen. Löse den Twist auf und komme in den Ausfallschritt.

11

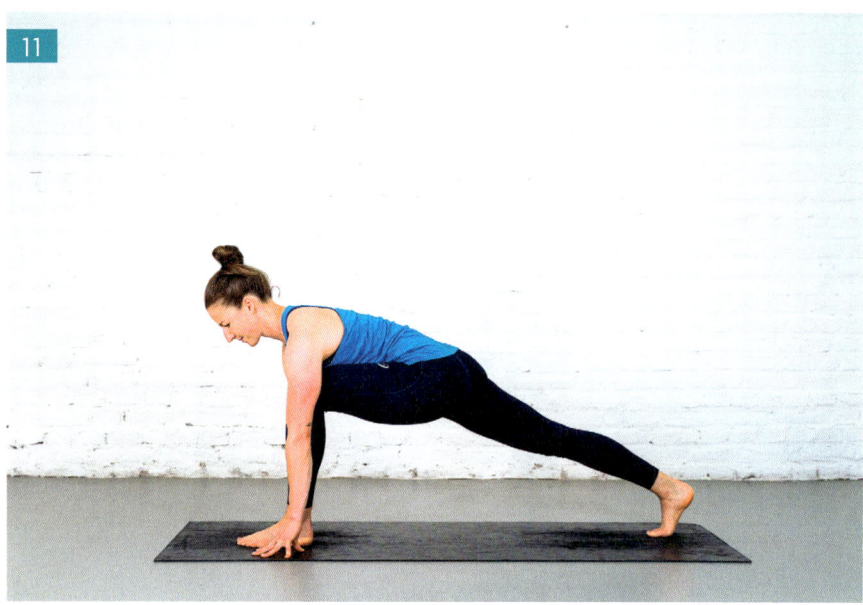

Einatmen. Strecke den Rücken und das Bein kontrolliert in den langen Ausfallschritt.

12

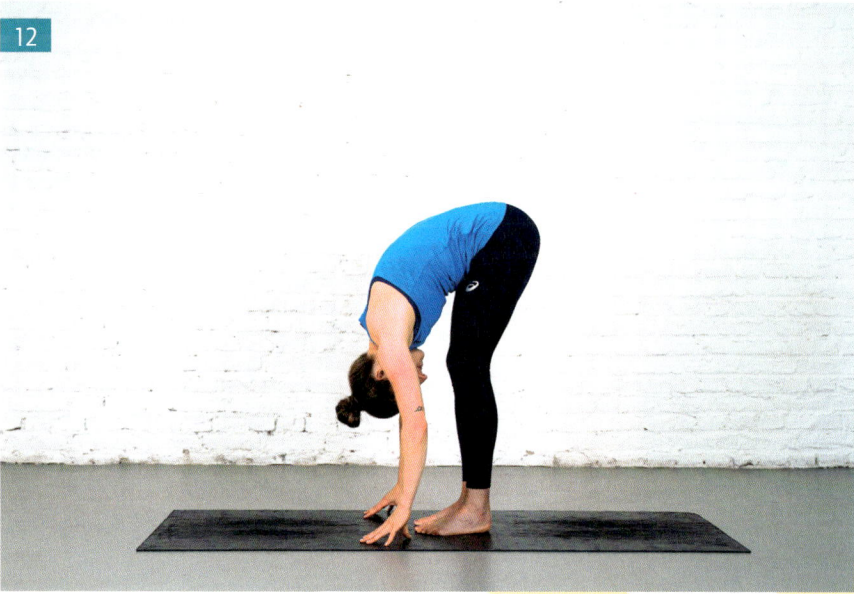

Ausatmen. Verlagere das Gewicht nach vorne, um den rechten Fuß parallel neben den linken Fuß in die volle Vorbeuge zu stellen.

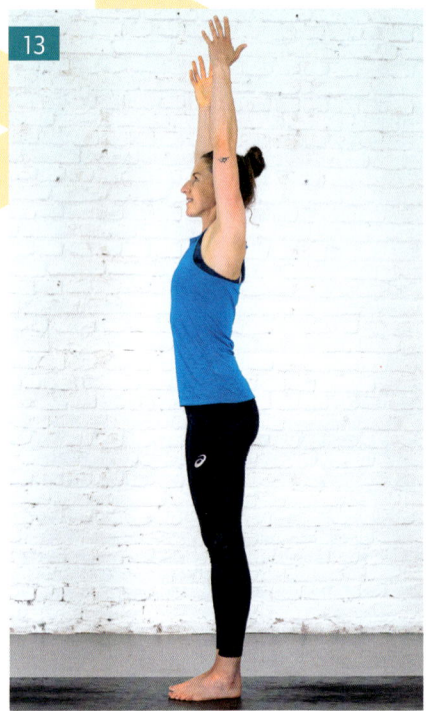

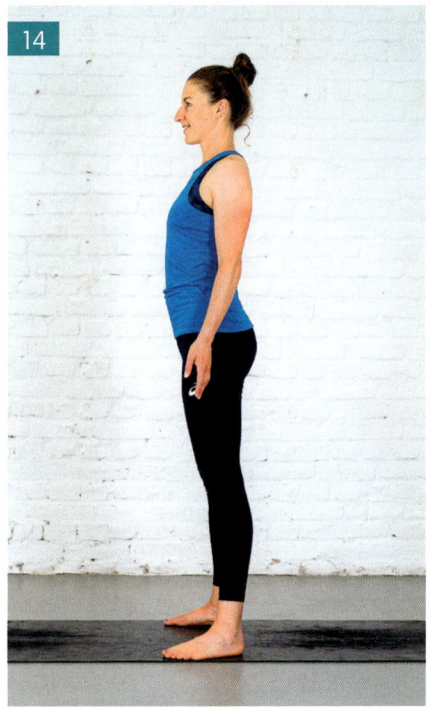

Einatmen. Hebe mit gebeugten Beinen den geraden Rücken nach oben und strecke dann die Beine
und Arme in die gestreckte Bergposition.

Ausatmen. Senke die Arme neben dem Körper in
die Bergposition – Endposition.
Beginne die nächste Runde auf der linken Seite.

5. FLOW: Koordination

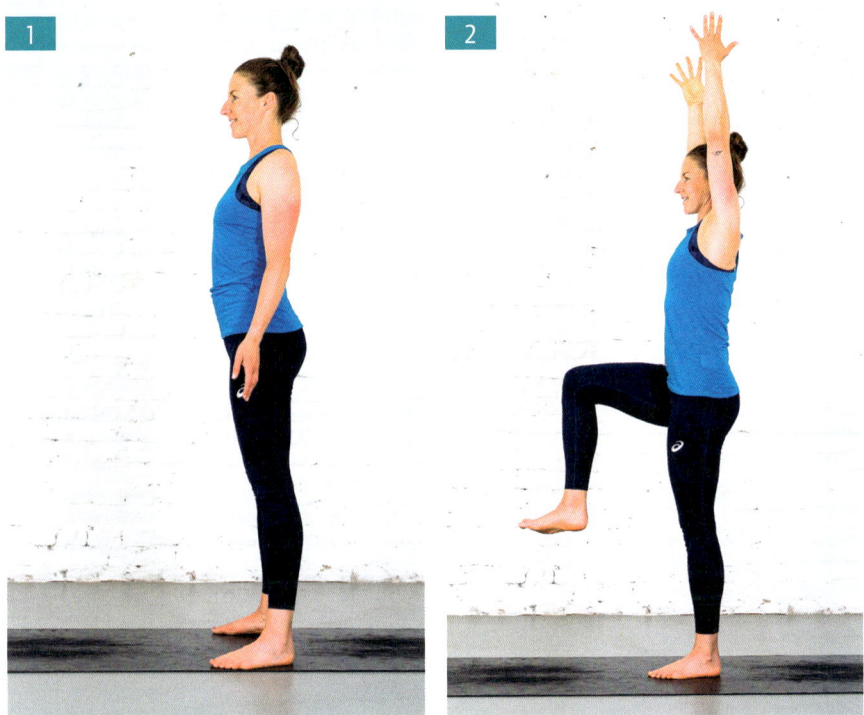

Starte in der Bergposition.

Einatmen. Hebe die Arme und ziehe das rechte Knie in Richtung Brust.

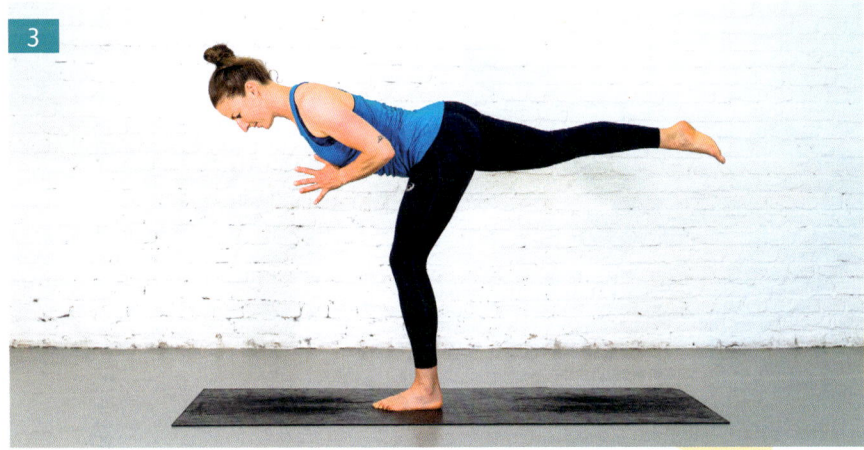

Ausatmen. Bringe die Hände vor der Brust zusammen, neige den Oberkörper vor und führe das rechte Bein gestreckt zurück in den Krieger 3.

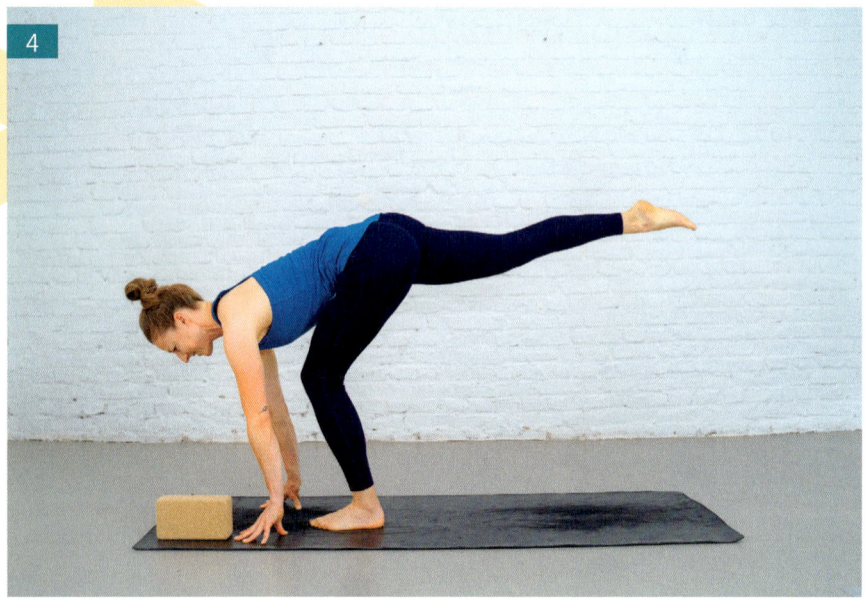

Einatmen. Beuge das Standbein und bringe die Fingerspitzen zum Boden oder Block. Halte das rechte Bein aktiv.

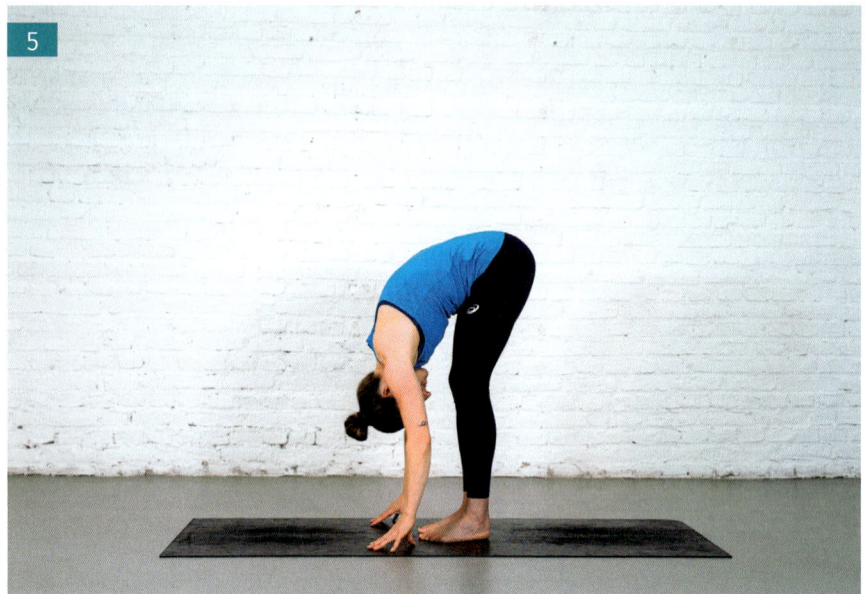

Ausatmen. Setze den rechten Fuß neben den linken Fuß in die volle Vorbeuge.

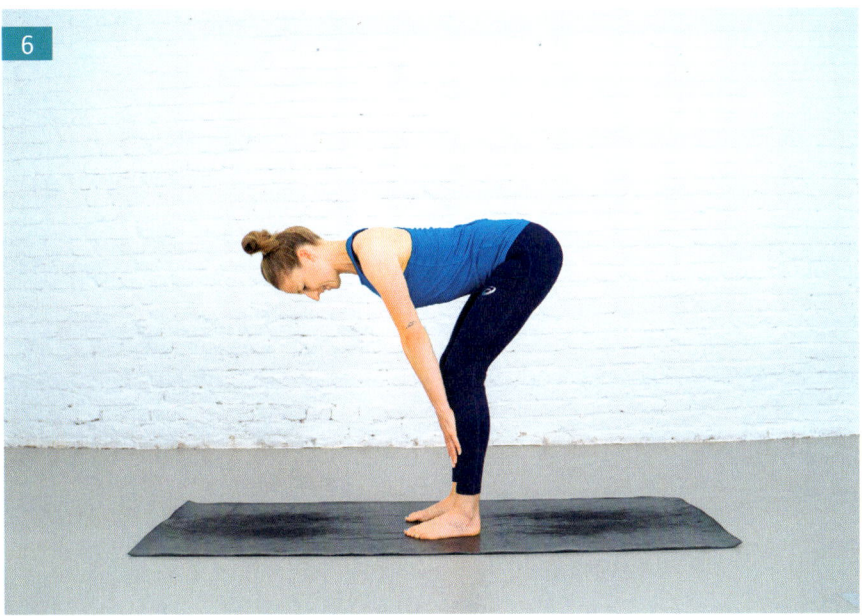

Einatmen. Hebe den geraden Rücken in die halbe Vorbeuge.

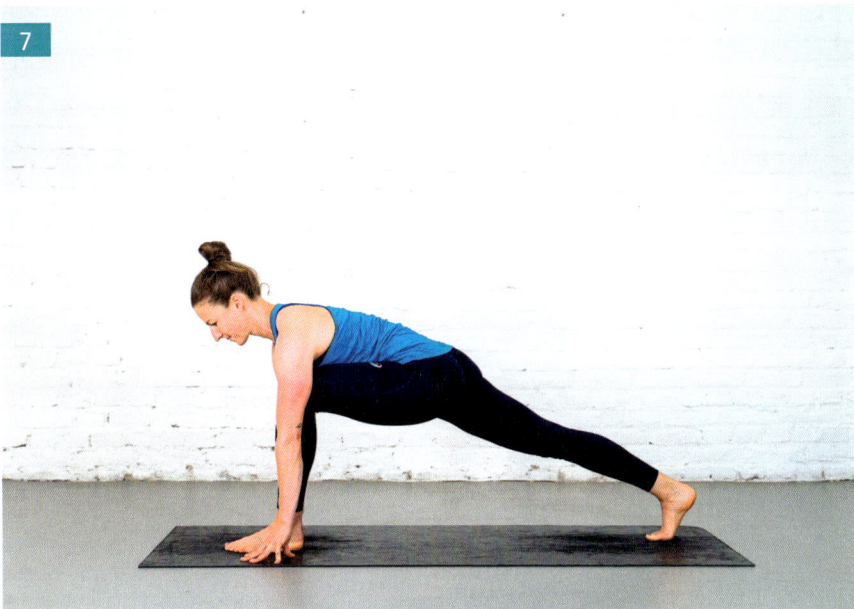

Ausatmen. Setze den rechten Fuß zurück in den langen Ausfallschritt.

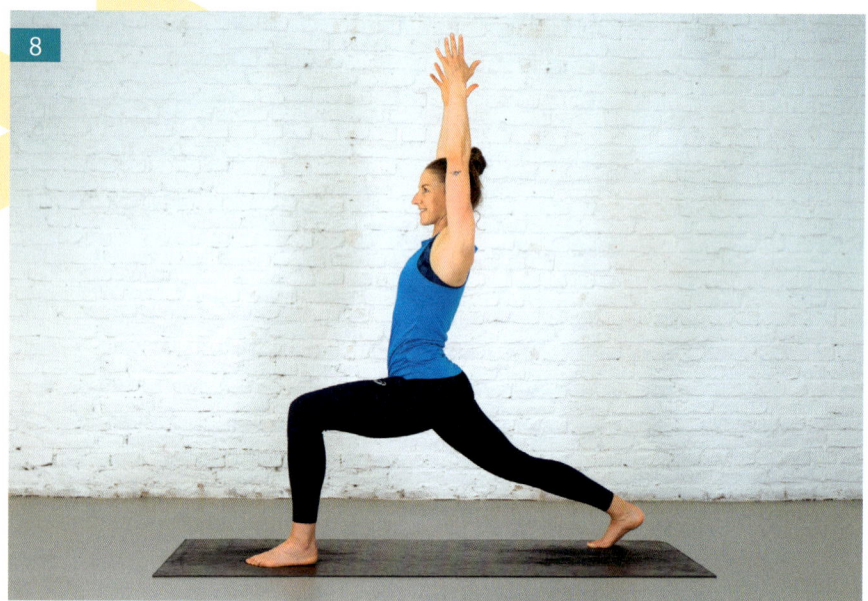

Einatmen. Richte den Oberkörper mit gestreckten Armen in den hohen Ausfallschritt auf.
Ausatmen. Halte die Position und beuge das vordere Bein stärker.

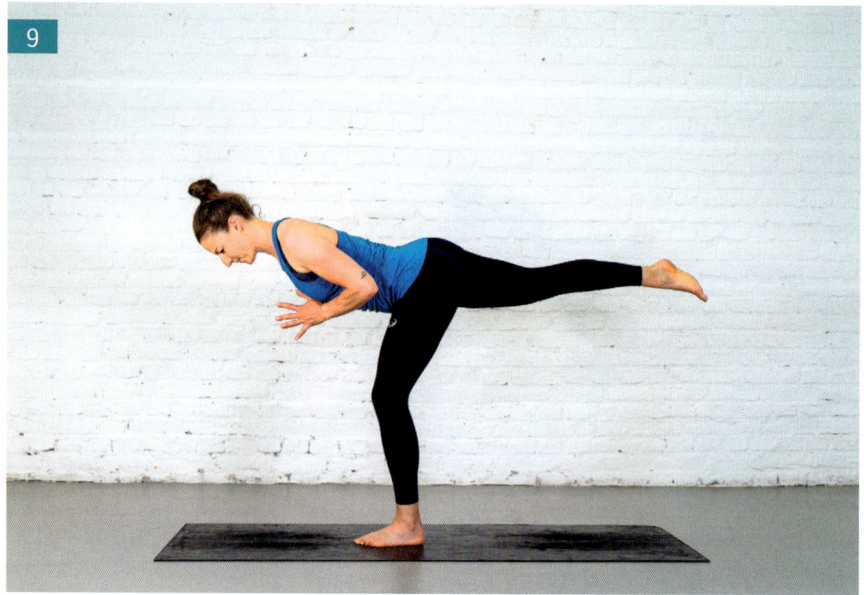

Einatmen. Verlagere das Gewicht nach vorne und hebe dich wieder in den Krieger 3. Das Standbein ist
gebeugt.

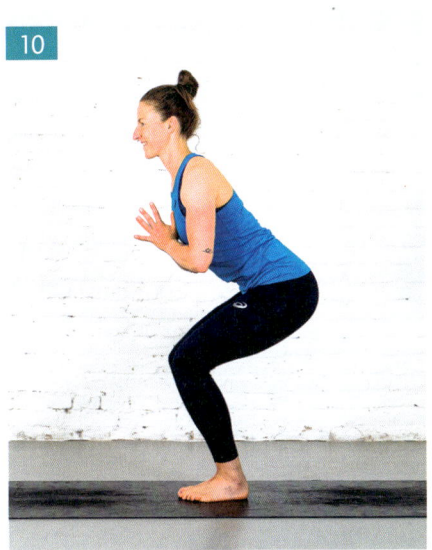

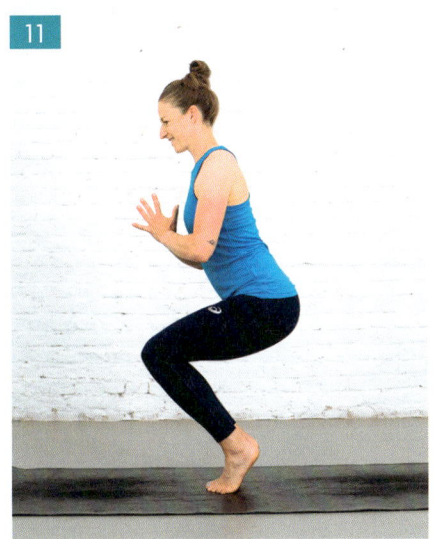

Ausatmen. Setze das rechte Bein parallel und geschlossen zum linken gebeugten Bein in die Stuhlposition.

Einatmen. Löse die Fersen vom Boden.

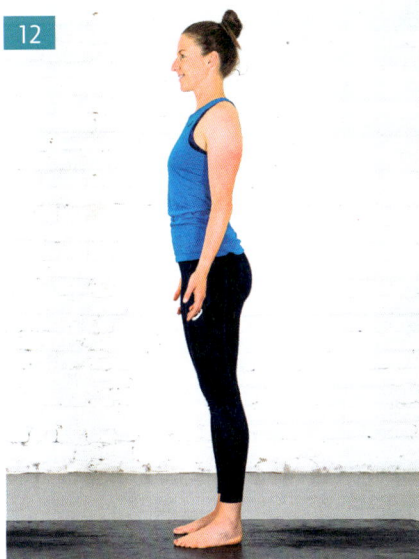

Ausatmen. Strecke die Beine und senke die Fersen in die Bergposition.
Mit der nächsten Einatmung starte in die nächste Runde mit der linken Seite.

5.4.9   DIE REGENERATIONSROUTINE

Wir sind da angekommen, wo uns Yoga nach dem Laufen haben möchte: Zeit für Regeneration, Ruhe und Entspannung. Die Zeit auf der Yogamatte ist die Pause, die dein Körper und der Geist verdient und benötigt, um sich vollständig zu erholen.

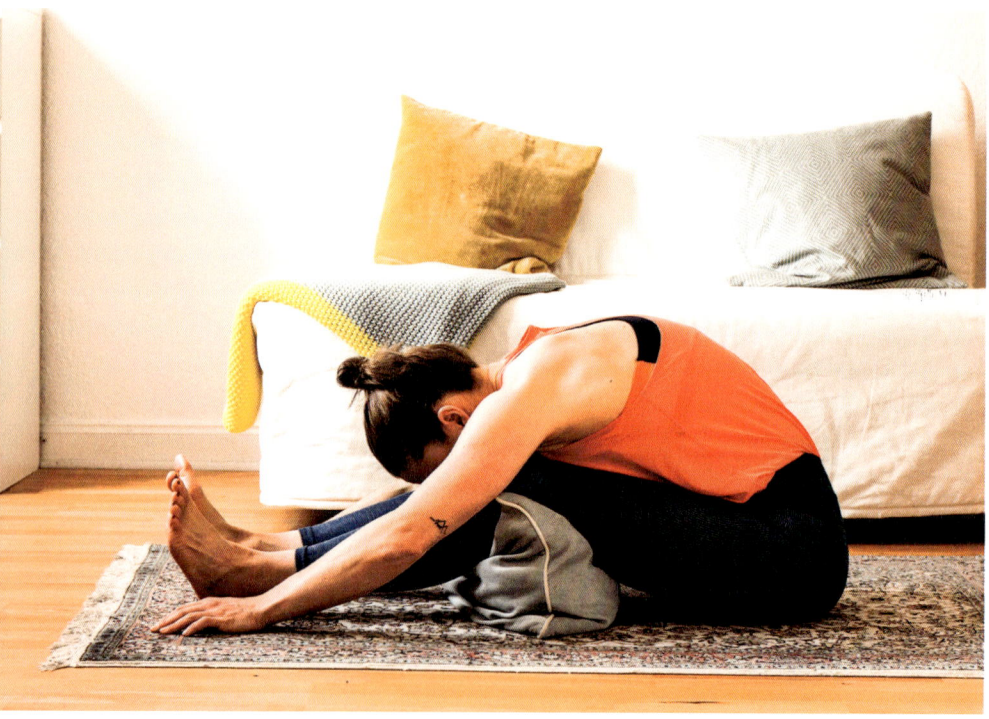

Für die REGENERATIONSROUTINE bedienen wir uns hauptsächlich des Yin-Yoga-Stils. Während die Asanas des YOGA-ABCs eher den aufbauenden, unterstützenden Aspekt verfolgen, liegt der Fokus der REGENERATIONSROUTINE auf Entlastung und Erholung. Die einzelnen Positionen werden zwischen drei und fünf Minuten gehalten und haben eine beruhigende Wirkung. Das Aushalten in der Position erfordert Geduld, Durchhaltevermögen und ein bestimmtes Maß an Leidensfähigkeit und birgt eine große – wenn nicht die größte Herausforderung im Yoga für Sportler.

Zugegebenermaßen war das zu Beginn meine größte Hürde, und ist es manchmal heute noch. Die Asanas erfordern weder Muskelkraft noch werden sie im Flow praktiziert. Der Schlüssel ist die Hingabe, die Akzeptanz der Ruhe und die Fähigkeit, sich zurückzuhalten. Zu verstehen, dass „weniger mehr ist" und dass das Ego auf der Matte keinen Platz hat. Fortschritt passiert an dieser Stelle nicht durch Zug oder Kraftakt, sondern durch Loslassen und stilles Bleiben.

Mit der Schwerkraft sinkt man in die sitzenden oder liegenden Positionen. Voraussetzung ist, nicht in die maximale Dehnung zu gehen, sondern bei 60-70 % der Dehnfähigkeit zu beginnen. Die Position ist erreicht, sobald du ein Anzeichen von Dehnung spürst. Nur durch das Bleiben und eine ruhige, natürliche Atmung sinkt man tiefer in die Dehnung, ohne den Muskel durch hastige Bewegung in eine Schutzhaltung zu versetzen.

So hat auch das muskelumschließende Bindegewebe – **die Faszien** – die Möglichkeit, sich zu öffnen. Durch diese sanfte Art der Dehnung über einen längeren Zeitraum können sich Faszienverklebungen lösen. Das bewirkt ein Gefühl von Leichtigkeit, Weite und mehr Bewegungsfreiheit nach der Praxis. Je mehr Geduld wir mitbringen, desto größer ist der Effekt. Oft spürt man die Wirkung erst beim Verlassen der Position. Aber dann ganz deutlich – das Durchhalten zahlt sich aus.

Es ist völlig normal, wenn sich zu Beginn große Ungeduld bis leicht aggressive Stimmung einstellt, ein Gefühl von „das halte ich nicht aus". Glaube mir, das geht fast jedem Sportler bei dieser Yogamethode so. Yin-Yoga bedeutet, neben der körperlichen Dehnung und Erholung, vor allem und vielleicht sogar viel mehr Heilung für den Geist. Eins steht fest: Mit Yin-Yoga erreichen wir langfristig einen ruhigen Geist in einem ruhigen Körper.

Die nachfolgenden Übungen dehnen und öffnen die Körperbereiche, die durch das Laufen besonders beansprucht und belastet werden und sorgen für den nötigen Ausgleich, sowohl muskulär als auch mental.

Muskelspannung loslassen vs. festhalten: Versuche, in den Positionen ruhig und gleichmäßig zu atmen. Entspanne deine Gesichtszüge und löse den Unter- vom Oberkiefer. Dann lenke die Aufmerksamkeit auf die Dehnung und gib mit jeder Ausatmung Gewicht und damit die Anspannung in den Boden ab. Hilfsmittel wie der Yogablock und Kissen erleichtern den Einstieg in die Positionen und verhindern zudem eine zu tiefe Dehnung.

Frosch #1 – Rückenstretch

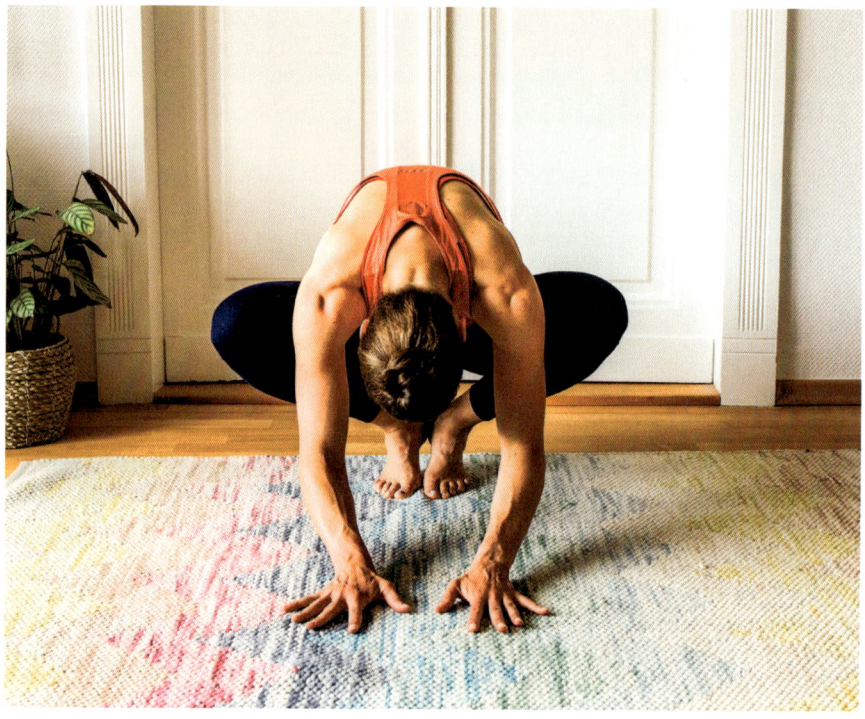

Entlastet den Rücken nach dem Laufen und gleicht Krafteinwirkung und Stützarbeit aus. Auch die Schultern können sich in der tief vorgeneigten Position entspannen. Der Oberkörper umschließt dabei das Herz, das wirkt beruhigend. Zusätzlich kann sich Spannung in der Hüfte und der Fußsohle lösen.

Ausführung:

Setze dich aus dem Stand heraus mit geschlossenen Füßen in die tiefe Hocke. Dabei löse die Fersen vom Boden und schiebe die Knie nach außen. Stütze dich mit den Händen vor dir auf. Runde den Oberkörper zwischen den geöffneten Beinen. Lasse den Kopf, den Nacken und die Schultern sinken.

Frosch #2 – Adduktorenstretch

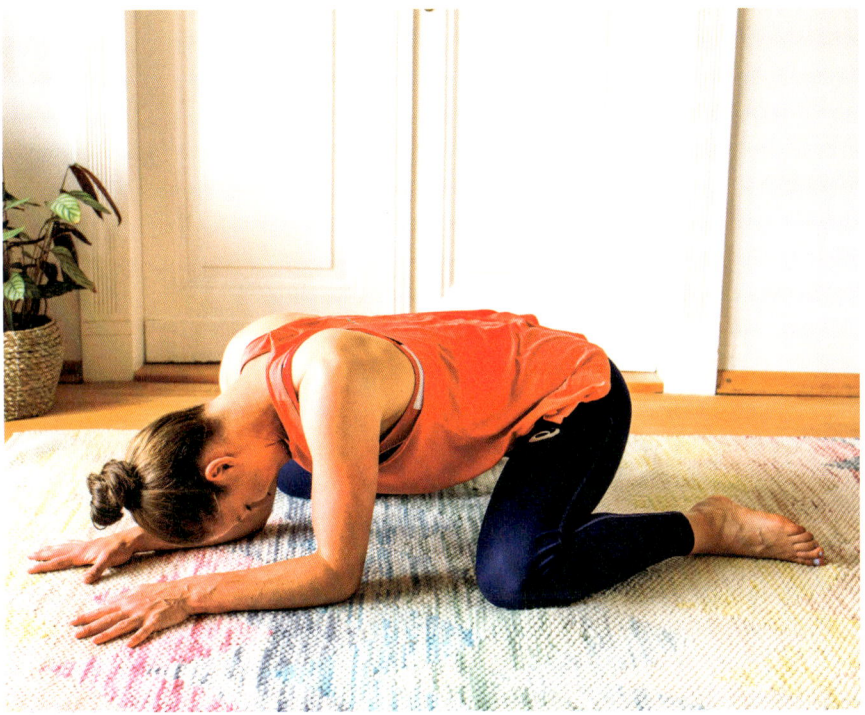

Die Adduktoren halten die Oberschenkel am Rumpf und sorgen für die Stabilität des Beckens und der Beinachse. Die Muskulatur an der Beininnenseite vom Schambein bis zum Kniegelenk leistet enorme Arbeit. Entlastung durch Dehnung ist essenziell, um Beschwerden und Entzündungen vorzubeugen bzw. entgegenzuwirken.

Ausführung:

Setze aus dem Vierfüßlerstand die Knie und Füße möglichst weit auf einer Höhe auseinander. Die Füße zeigen dabei nach außen. Stütze den Oberkörper auf die Unterarme. Lasse dein Becken nach hinten sinken. Unterstützend kannst du den Oberkörper auf einem Kissen ablegen.

Option *gestützter Frosch*:

Aus der Hocke mit aufgestellten Händen beuge die Arme stark und lege die Innenseiten der Oberschenkel auf den Oberarmen ab. Verlagere das Gewicht auf die Arme, halte die Fußspitzen am Boden. In dieser Option kannst du die Intensität der Dehnung besser steuern.

Butterfly

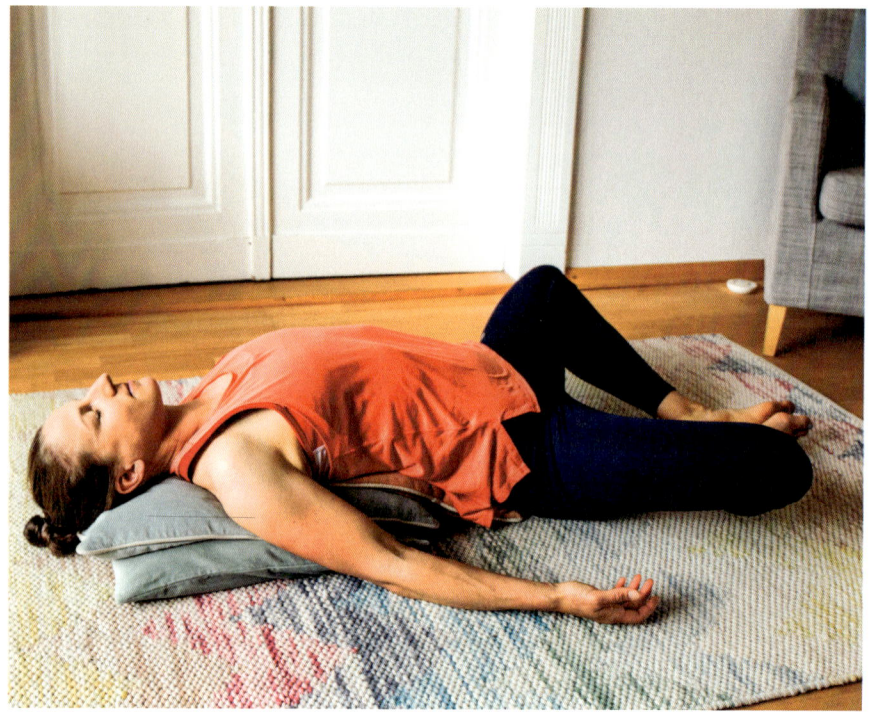

Die Laufbewegung fordert eine geschlossene Hüfte. Die Oberschenkel ziehen dabei wie Magnete zueinander. Offene Hüften entlasten und gleichen die einseitige Hüftposition aus.

Ausführung:

Schließe in der sitzenden Position deine Fußsohlen, sodass die Knie nach außen zeigen. Lege dich dann zurück auf ein Bolster oder Kissen. Das Becken bleibt am Boden, das Steißbein berührt das Kissen. Lege deine Hände auf dein Becken, auf deine Bauchdecke oder neben den Körper.

Lasse die Knie schwer sinken. Damit du nicht in die maximale Dehnung gehst, stütze deine Knie auf Kissen oder Bücher, falls vorhanden, auf einem Yogablock. Die Position dehnt zusätzlich die Beininnenseiten – die Adduktoren.

Tiefer Ausfallschritt

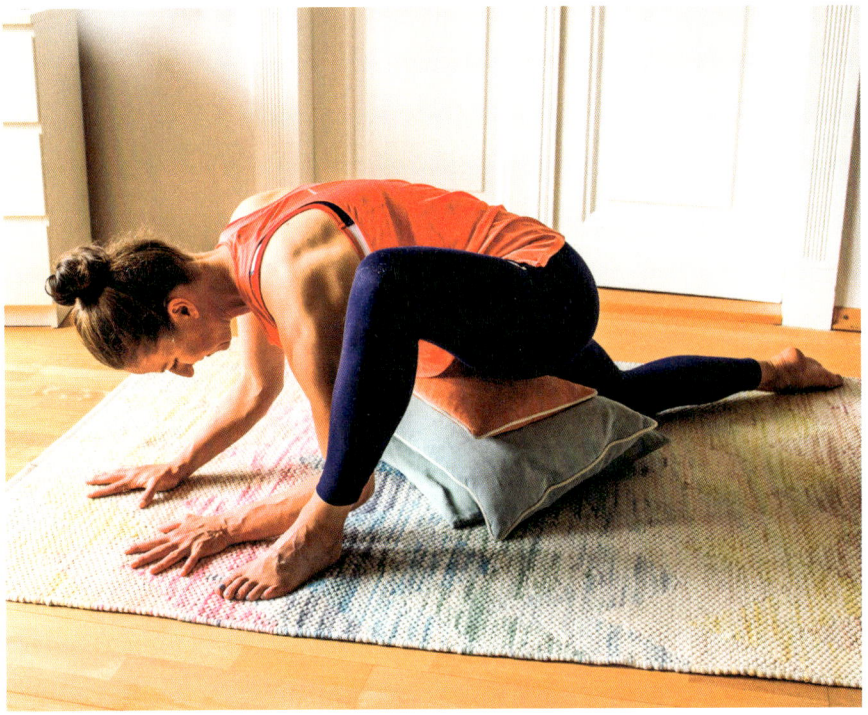

Der weite, tiefe Schritt dehnt die Hüftmuskulatur und schafft Platz, damit das Becken sinken und entspannen kann.

Ausführung:

Setze aus dem Vierfüßlerstand einen Fuß weit vor an die Außenseite der Hände. Der vordere Fuß steht unter dem Knie, der hintere Fuß liegt auf dem Fußrücken auf. Der Oberkörper stützt auf den Händen oder Unterarmen und sinkt an der Innenseite des vorderen Beins in Richtung Boden. Lege zur Unterstützung ein Kissen unter den hinteren Oberschenkel.

Halbe Heldenposition

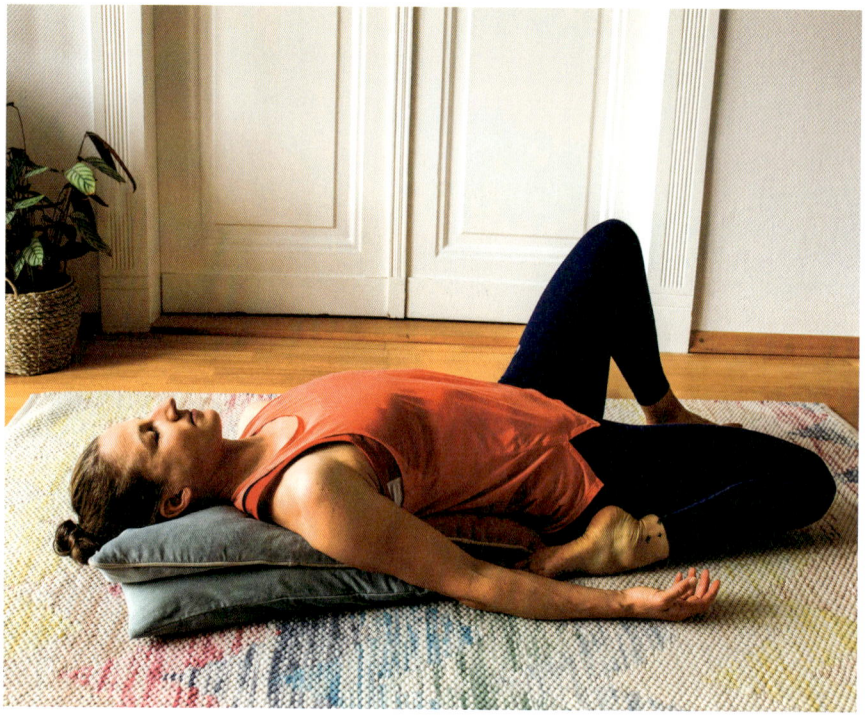

Die *Heldenposition* öffnet die gesamte Vorderseite, insbesondere Oberschenkel und Hüftbeuger. Die Position fördert die Durchblutung in den Beinen und Füßen und wirkt gegen schwere Beine nach dem Laufen.

Ausführung:

Starte im Sitzen und ziehe eine Ferse zum Gesäß. Die Fußzehen können nach außen oder nach hinten ausgerichtet werden. Das andere Bein kannst du ausstrecken oder angewinkelt aufsetzen. Positioniere das Kissen mit Kontakt am Steißbein hinter dir. Lege mit Unterstützung der Hände und Unterarme den Rücken auf das Kissen und lege die Wirbelsäule bis zum Hinterkopf kontrolliert ab. Lege die Arme neben dem Kissen auf, die Handflächen zeigen nach oben. So können sich die Schultern öffnen und entspannen.

Halbes Happy Baby

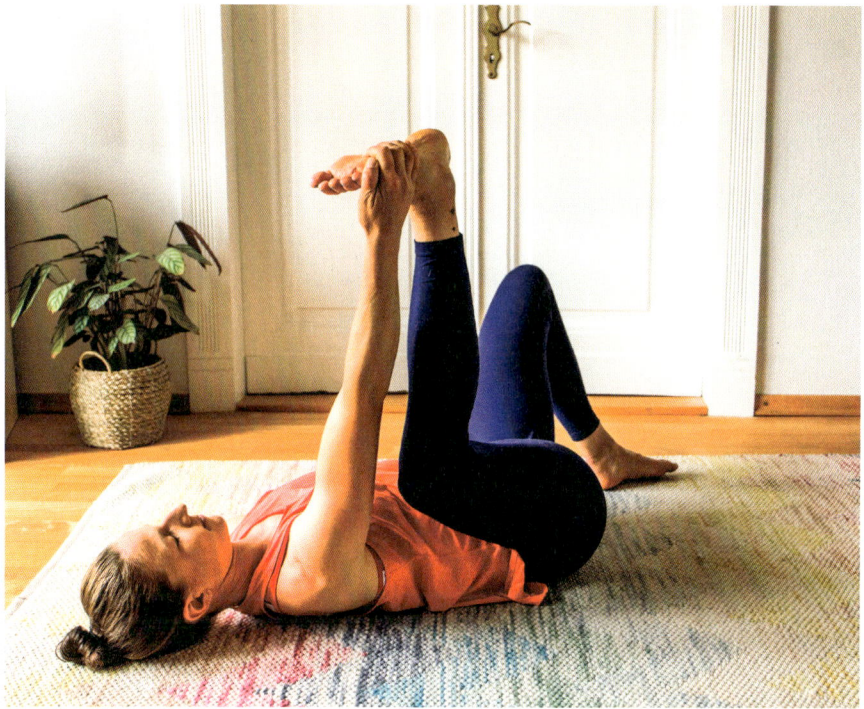

Die *Happy-Baby*-Pose sorgt für Zufriedenheit und Leichtigkeit. „Glückliches Baby" eben. Eine sehr natürliche Pose, nur haben wir sie verlernt. Der Rücken wird mit leichtem Druck gegen den Boden lang gestreckt. Die Hüfte wird geöffnet und die Verdauungsorgane werden dabei sanft massiert.

Ausführung:

Lege dich auf den Rücken und ziehe ein Bein gebeugt eng an den Oberkörper. Greife an der Innenseite des Beins vorbei an die Außenseite deines Fußes. Der Rücken sollte vom Hinterkopf bis zum Steißbein abliegen. Entferne die Ferse vom Gesäß. Während du die Fußsohle in die Hand schiebst, zieht das Knie in Richtung Boden. Optional kannst du das liegende Bein angewinkelt aufstellen.

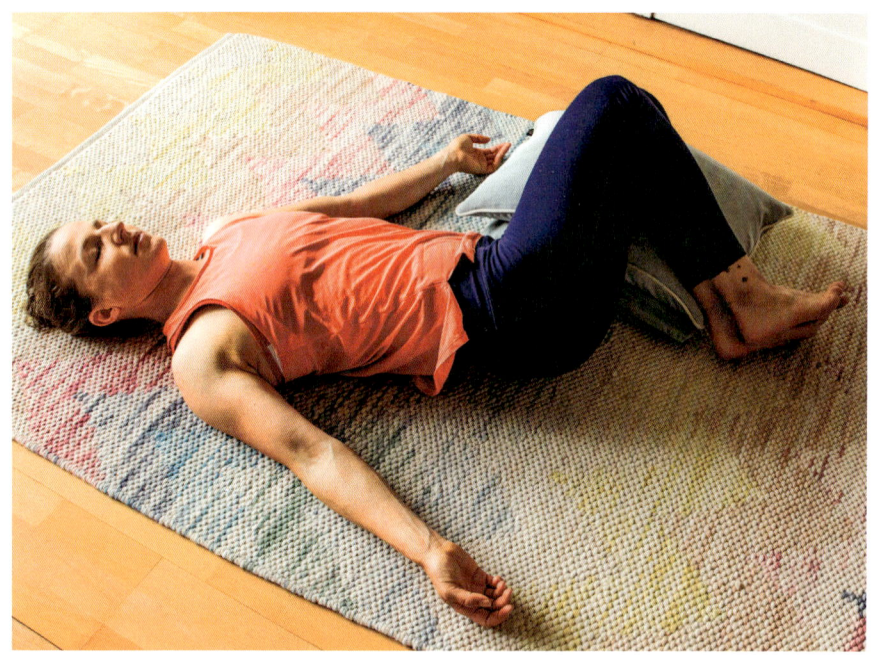

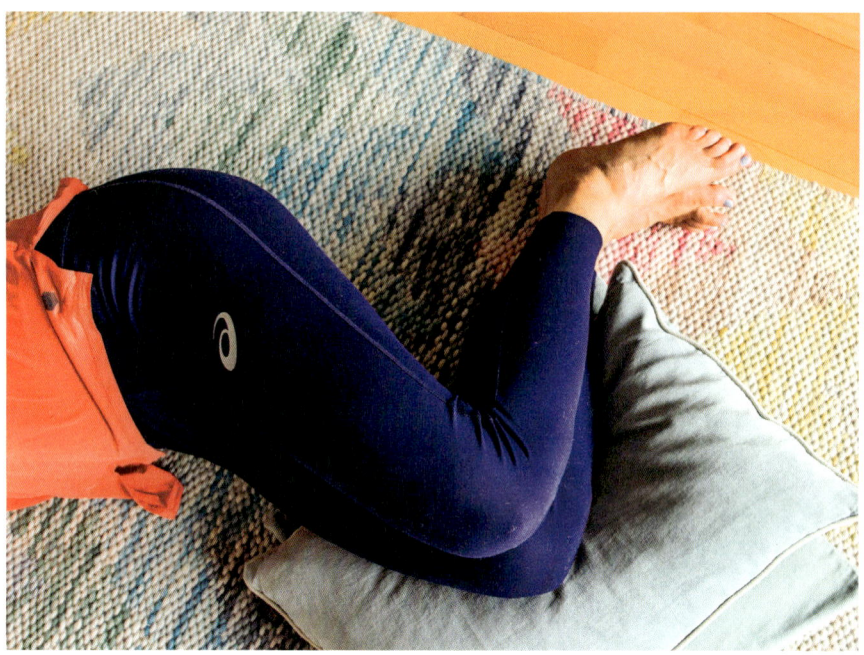

Liegender Twist

Ein Variante der Asana-Familie „Twists" sollte am Ende einer Yogapraxis oder nach dem Laufen nicht fehlen, denn sie wirken neutralisierend – ausgleichend. Sie sind wahre Wunderwerkzeuge. Eine passive Version eignet sich besonders, um Spannungen im unteren Rücken zu lösen. Die Wirbelsäule kann sich dann wieder in ihrer neutralen Form ausrichten.

Ausführung:

Lege dich auf den Rücken und stelle die Füße parallel auf. Breite die Arme zur Seite aus. Lasse die Knie zur Seite sinken, bis sie den Boden berühren. Lasse Blick und Schultern der Bewegung folgen. Nun wende den Blick zur anderen Seite und ziehe die angehobene Schulter wieder zurück zum Boden. Dabei heben sich die Knie vielleicht wieder vom Boden zurück. Stütze die Knie auf einem Kissen oder dem Yogablock auf. Lasse das Gewicht von Schultern und Beinen schwer sinken. Entspanne Bauchdecke und Gesäßmuskulatur.

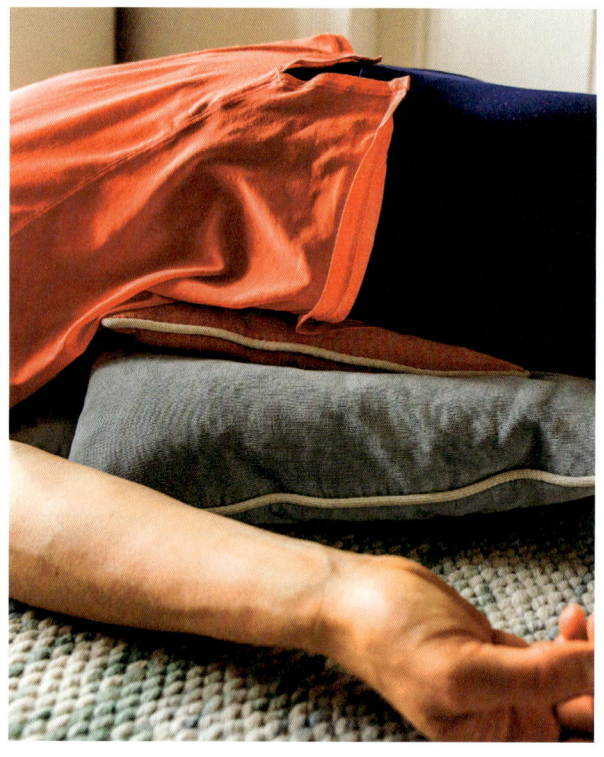

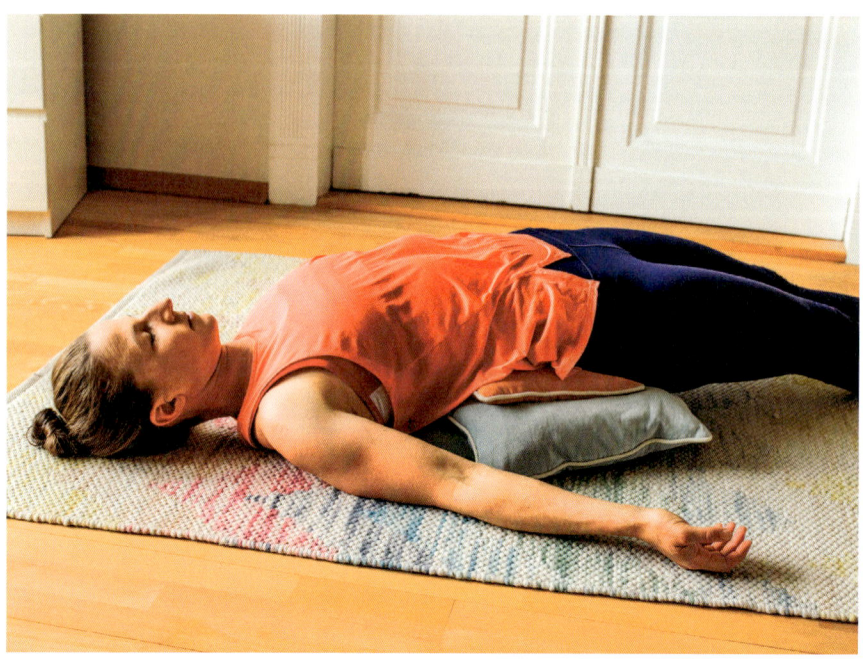

Regenbogen

Eine sanfte, passive *Rückbeuge*, die die gesamte Körpervorderseite öffnet. Diese Position schafft Platz und Entspannung im Leistenbereich. Der Psoas kann sich strecken und entspannen. Das wirkt positiv auf unser Stresslevel und den Regenerationsprozess.

Ausführung:

Komme in Rückenlage mit aufgestellten Füßen. Hebe das Becken und platziere das Steißbein erhöht auf einem Yogablock oder Kissen. Achte darauf, dass der Block nicht im unteren Rücken liegt. Strecke nun langsam ein Bein nach dem anderen aus, um dich in einer Art *Bogen* mit ganzem Gewicht auf dem Block abzulegen. Die Arme liegen seitlich neben dem Körper. Der Brustkorb ist geöffnet.

Sitzende Vorbeuge

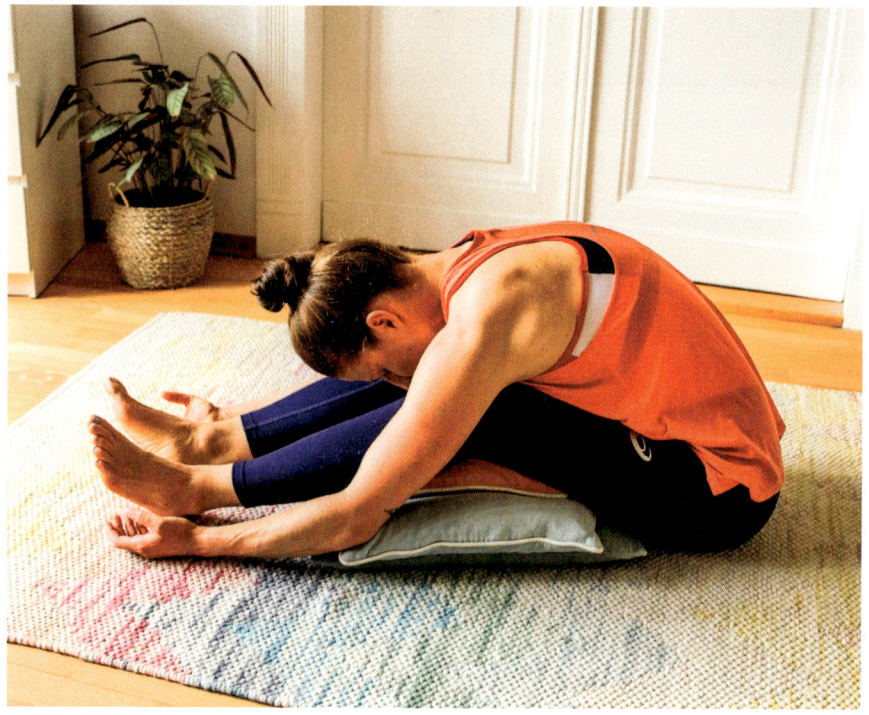

Vorbeugen beruhigen, senken das Energielevel und helfen, die Sinne nach innen zu kehren. Durch die introvertierte Haltung kann sich der Geist zentrieren und von äußeren Faktoren abschalten. Die *passive Vorbeuge* eignet sich daher besonders im Rahmen der Regeneration bzw. nach getaner „Arbeit".

Ausführung:

Komme in eine sitzende Haltung. Beuge deine Beine leicht, um den Oberkörper einmal aufzurichten und lang zu strecken. Falte dich nun mit rundem Rücken und sinkenden Schultern über die angewinkelten Beine. Lege ein Kissen unter die Kniekehlen. Entspanne die Bauchdecke.

Wasserfall

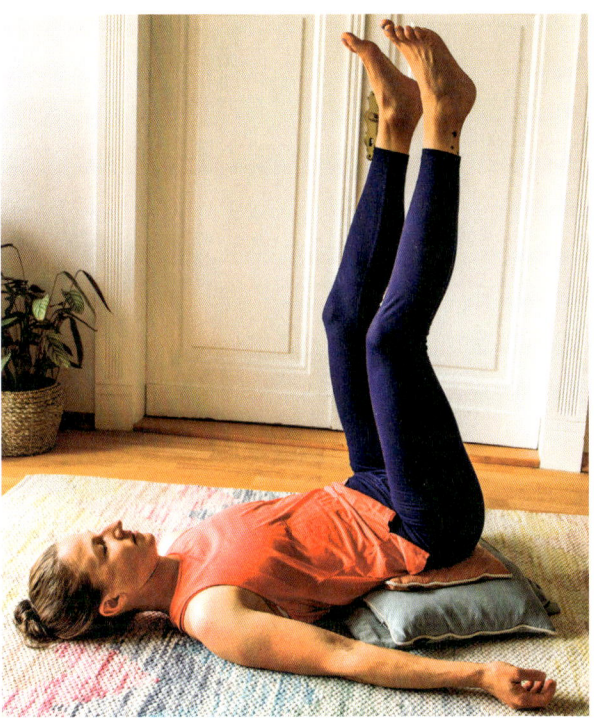

Schwere Beine nach dem Laufen? Das hilft immer: Füße hoch. Das „Umdrehen" – *Umkehrhaltungen* oder „Herz über Kopf" genannt – hat auch im Yoga eine besondere Bedeutung. Das Herz-Kreislauf-System wird entlastet. Der Blutkreislauf wird umgedreht, sodass das Herz nicht die volle Arbeit leisten muss und sich beruhigen kann. Die Beine und die Wirbelsäule können sich entspannen.

Ausführung:

Lege dich seitlich an die Wand. Dann drehe dich mit dem Kopf in den Raum, sodass du die Beine leicht gebeugt an die Wand legen kannst. Erhöhe dein Becken mit einem Yogablock. Die Beine kannst du parallel halten oder grätschen.

Savasana – die Endentspannung

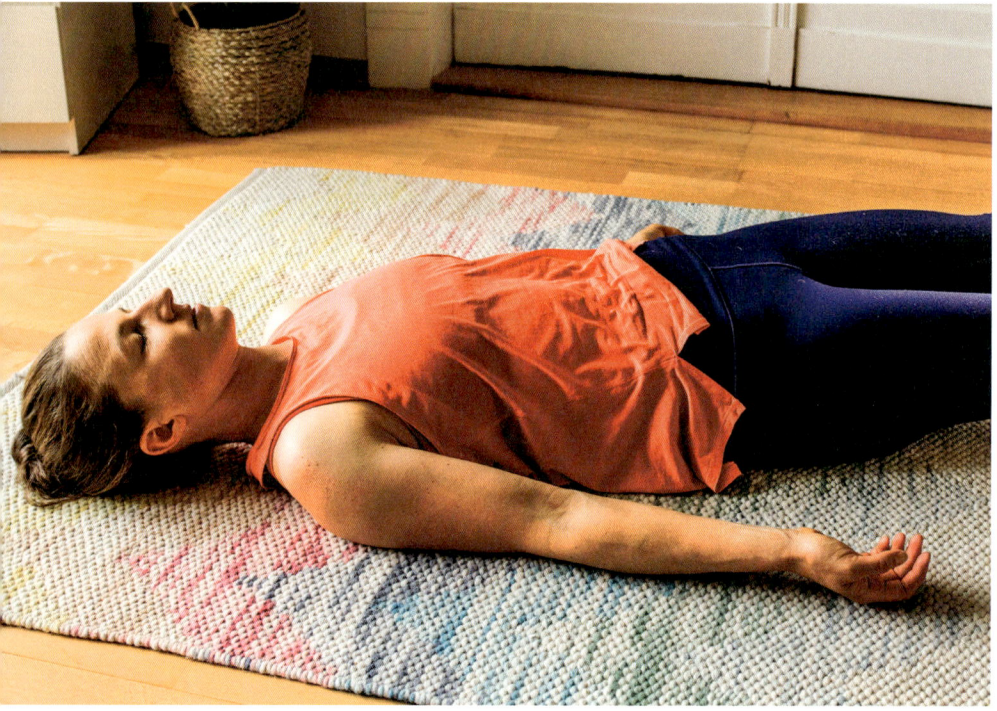

„Das Beste kommt zum Schluss": wohlverdiente Tiefenentspannung. Es gibt Yogaeinheiten, da freue ich mich von Beginn an auf *Savasana* – die Endentspannung. Je größer die Überwindung und Anstrengung, ob beim Laufen oder bei der Yogapraxis, umso „besser" ist die Belohnung.

Savasana ist dennoch nicht einfach faul herumliegen, sondern zählt wie jede andere Position zu den Asanas und wird bewusst und aufmerksam praktiziert. Man sagt, *Savasana* zählt zu den schwierigsten Asanas, denn vollständig zu entspannen, ist besonders für aktive Menschen gar nicht so einfach.

Ausführung:

Lege dich auf deinen Rücken. Strecke Arme und Beine leicht geöffnet aus.
Die Handflächen zeigen nach oben und die Fußzehen sinken nach außen.
Wichtig ist, dass du bequem liegst, damit du vollständig entspannen kannst.
Winkle gegebenenfalls die Beine an und nutze ein Kissen,
um die Position zu optimieren.

Vergiss nicht: Es gibt kein Richtig und kein Falsch, es muss sich gut anfühlen. Atme ruhig und natürlich, ohne den Atemfluss zu unterstützen. Entspanne die Gesichtszüge. Dann scanne und kontrolliere deinen Körper von oben nach unten auf Muskelspannung. Ziel ist es, diese Spannung loszulassen und in den Boden abzugeben. Versuche, die Aufmerksamkeit auf der Entspannung und Schwere der Muskulatur zu halten. So kann sich das Treiben der Gedanken und mit ihnen der Geist beruhigen.

— 66 —————

„Es ist viel schwieriger, die Gedanken als den Körper ruhig zu halten. Deshalb ist diese dem Anschein nach einfach zu meisternde Haltung eine der schwierigsten."

B. K. S. Iyengar aus *Licht auf Yoga*

————— 99 —

Mein Tipp

Ein paar Minuten Tiefenentspannung nach der Anstrengung sind Gold wert. Du wirst überrascht sein, wie effektiv sie für den direkten Erholungs- und Regenerationsprozess ist.

5.4.10   Exkurs: Yoga und Faszien

Im Rahmen der REGENERATIONSROUTINE findet das Thema **Faszien** besondere Bedeutung. Deshalb möchte ich an dieser Stelle noch einmal tiefer darauf eingehen.

Faszien sind eine Bindegewebsstruktur, die sich wie ein Netzwerk um Muskeln, Sehnen, Bänder, Knochen und Organe legt. Sie geben Form und Struktur, indem sie alles in unserem Körper umhüllen und miteinander verbinden. Die feine Schicht grenzt die Muskeln voneinander ab und sorgt für eine gute Gleitfähigkeit und Geschmeidigkeit der Muskeln.

Faszien bestehen hauptsächlich aus Kollagen, Elastin und Wasser. Sie sind elastisch, d. h. dehnfähig und weisen dennoch eine hohe Zugfestigkeit auf.

Damit die Gewebsschicht feucht und geschmeidig bleibt, ist Bewegung besonders wichtig. So können die Fasern mit Feuchtigkeit und Nährstoffen versorgt werden und ihre Funktion behalten. Durch Bewegungsmangel, Fehlhaltungen und Überlastungen können sich Verhärtungen und Verklebungen bilden. Die Strukturen verhärten und werden fest. Dadurch wird dieser Bestandteil des Gewebes verletzungs- und entzündungsanfälliger. Um Schmerzen und Verletzungen zu vermeiden, ist es notwendig, die Verklebungen zu lösen.

Die Faszien verlaufen in Zugbahnen entlang des gesamten Körpers. Es gibt diverse Hauptlinien, die von Kopf bis Fuß verlaufen. Dazu zählen die oberflächliche Rücken-, Frontal-, Lateral- und Spirallinie. Die Rückenlinie ist uns bereits in Kap. 3 begegnet. Sie verläuft von der Fußsohle (Plantarfaszie) über die gesamte Körperrückseite bis hoch in den Scheitel.

Wenn es nun zu Blockaden (Knoten) an einer Stelle entlang der Faszienbahnen kommt, kann das eine Verspannung der gesamten Faszienlinie auslösen und die Bewegungsausführung einschränken. Die Faszienbahnen sind u. a. auch mit dem Zwerchfell und dem Psoas verbunden.

Stress ist auch häufig eine Ursache für starke Anspannung im Gewebe. Die Faszien speichern die Spannung und übertragen sie auf die Muskeln und Organe, die wiederum mit starker Verkürzung, Verletzung oder Einschränkung der Funktion reagieren können. Das kann dazu führen, dass die gesamte Mechanik der Bewegungsausführung eingeschränkt und die Bewegung schmerzhaft wird. Eine optimale Ausführung der Laufbewegung ist dann nicht mehr möglich.

Durch die einseitige Bewegung beim Laufen sind die Faszienlaufbahnen besonders anfällig für Überlastungserscheinungen. Yin-Yoga kann durch sanfte und lang haltende Positionen Verklebungen und Blockaden auflösen. Die Faszien reagieren erst mit der Zeit und geben nach ca. einer Minute langsam nach. Sie lassen sich nur auf eine sehr sanfte und langsame Dehnung ein.

Deshalb erfolgt ein tieferes Sinken in die Position beim Yin-Yoga auch nur mit Geduld und durch langes Halten einer leichten Dehnung. Ruckartige Bewegungen sollten unbedingt vermieden werden, damit das Gewebe nicht beschädigt wird. Durch Auflösen der Verklebungen reduziert sich die Spannung der Faszienketten und sorgt vor allem für das Gefühl von Leichtigkeit und Weite nach der REGENERATIONSROUTINE.

Es ist zu beachten, dass die Dehnung die akute Verspannung lösen kann, jedoch nicht unbedingt die Ursache für die Verspannung, wie z. B. Dysbalancen durch Fehlbelastung. Die Verhärtung oder Verklebung des Fasziengewebes bildet sich dadurch immer wieder neu. Neben der Methode des Yin-Yogas, die das Lösen der Spannungspunkte unterstützt, ist generell eine abwechslungsreiche Bewegung – wie das YOGA-ABC und die Flows – sinnvoll, um zum einen das Fasziennetz ständig und vollständig zu versorgen und zum anderen der Ursache von Faszienverklebungen entgegenzuwirken.

5.4.11   Yoga für die Füße – Peace For Your Feet

Die Füße sind unsere Basis. Sie tragen unser Körpergewicht jeden einzelnen Schritt vorwärts, und dennoch sind wir uns der Leistung und Belastung oftmals gar nicht bewusst. Noch mehr: Sie zentrieren den Körper von unten nach oben. Wenn also das Fundament schon nicht optimal ausgerichtet ist, kann der Rest des Körperwerks nicht stabil darauf aufbauen.

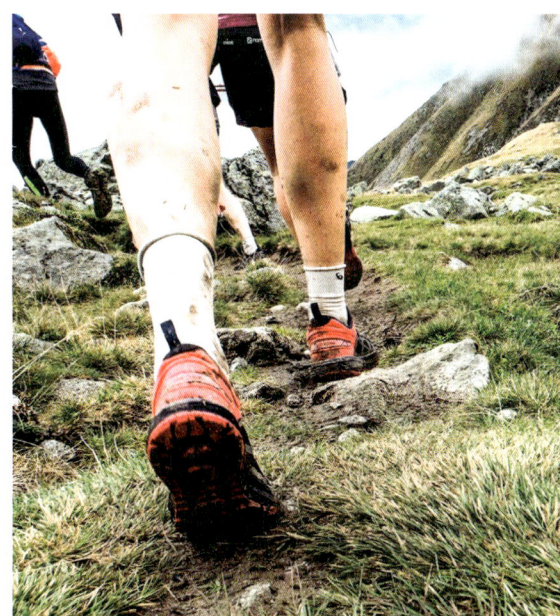

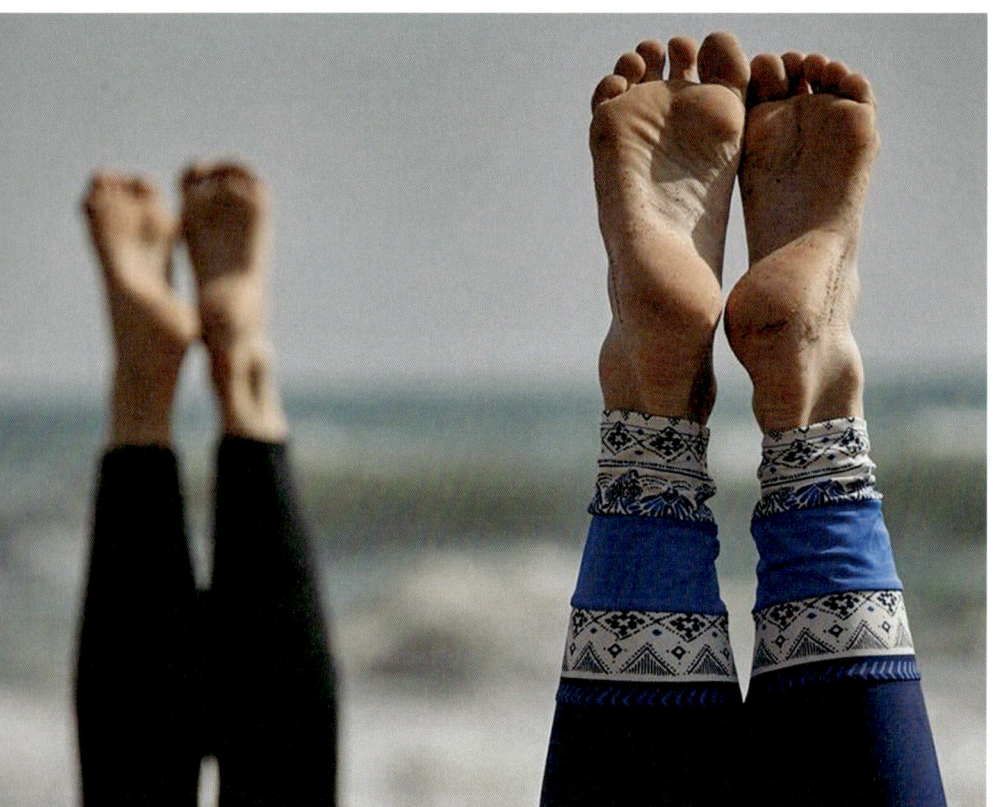

Gesunde Füße sind elementar für die natürliche Haltung, die allgemeine Fort- und weiter für eine optimale Laufbewegung. Sie verdienen wie der Rest unseres Körpers Beachtung und Pflege. Dazu gehört ein regelmäßiges Mobilisieren und Stabilisieren der Gelenke sowie Kräftigen und Dehnen der Muskulatur.

Beschwerden, die im Fußbereich auftreten oder dort ausgelöst werden, zählen zu oft auftretenden Problemzonen bei Läufern. Häufige Ursache ist eine Überlastung und die fehlende Regeneration der Fußstruktur. Unsere Füße speichern all die Spannung in Muskeln, Faszien, Sehnen und Bändern, mit fatalen Folgen. Verfestigt sich diese Spannung, überträgt sie sich entlang unseres Bewegungsapparats, denn bekanntlich ist in unserem Wunderwerk Körper kettenartig alles miteinander verbunden.

Auch wenn wir die Füße häufig behandeln, als würden sie nicht dazugehören, geben sie uns deutliche Signale, dass sie es doch tun. Fuß-, Knie- und Hüftgelenke sowie die Wirbelsäule sind Elemente des Gesamtkonstrukts. Wenn sich ein Bereich bemerkbar macht, steht das immer im Zusammenhang mit dem Rest der Körperstatik.

Allein schon das Barfußpraktizieren beim Yoga hat positive Effekte für die Füße. Raus aus den Schuhen, Platz und Luft für die Zehen, um sich frei bewegen zu können. Neben ein paar hilfreichen Übungen, die deine Füße wieder mehr sensibilisieren, aufbauen und entspannen, gehe bewusst mehr barfuß und suche ab zu nach abwechslungsreichen Untergründen: kalte Fliesen, nasses Gras, Sand, Schotter oder Steine sind immer irgendwo zu finden.

Durch den direkten Kontakt mit dem Körper zum Boden verbinden sich deine Energien mit den Energien der Natur. Klingt vielleicht erst mal seltsam, ist aber ganz natürlich. Das nennt man „Erdung". „Geerdet" steht synonym für Sicherheit und Standfestigkeit – mit beiden Beinen am Boden stehen.

Zusätzlich zum Barfußgehen kannst du diese Verbindung mit ein paar Übungen unterstützen. Bevor du die nachfolgenden Übungen ausführst, beginne mit Fußkreisen und Strecken und Beugen der Füße, um die Gelenke und kleinen Muskeln zu aktivieren. Die Bewegung bringt Platz in das Fußgelenk und löst oberflächliche Spannung. Mit den weitergehenden Übungen gehen wir etwas tiefer.

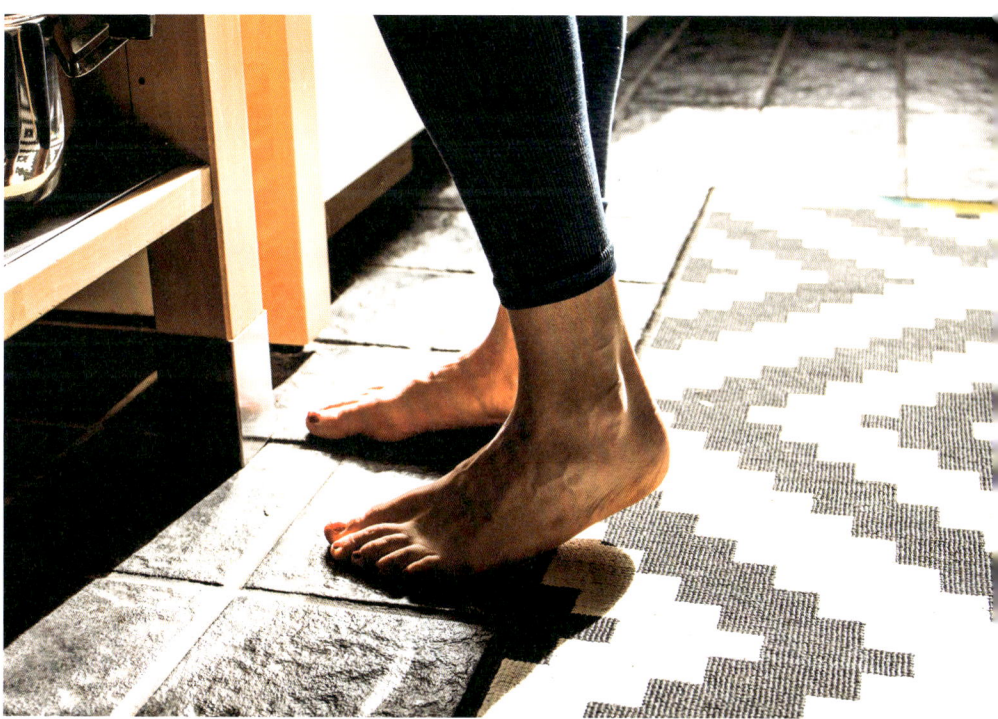

Fußzehen-Sitz

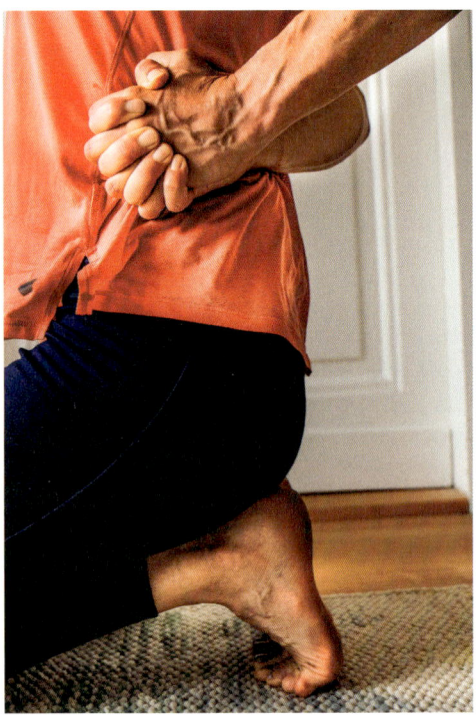

Zu Beginn des Buchs haben wir einmal vom „lustvollen Schmerz" gesprochen – eine Gemeinsamkeit, die Laufen und Yoga verbindet. Diese Übung gehört definitiv dazu, eine der widerstandsauslösenden Übungen, die ich im Yoga bisher praktiziert habe. Schmerzhaft, aber mit unmittelbarem Effekt. Und ich möchte sie euch nicht vorenthalten. Denn der Schmerz zahlt sich aus.

Ausführung

Komme mit geschlossenen Beinen und Füßen in einen Fersensitz. Setze die Zehen auf und lehne dich zurück in eine aufrechte Haltung. Gebe dein Körpergewicht auf die Fersen ab. Der erste Widerstand wird sich schnell bemerkbar auftun. Widerstehe der Versuchung, die Position aufzulösen. Nutze die Atmung als Instrument, um dich zu fokussieren.

Das Beste an der Position ist das Auflösen. Lehne dich vor auf die Hände und setze die Füße vollständig auf den Boden und hebe dich in die *Vorbeuge*. Bleibe ein paar Atemzüge, um der intensiven Dehnung nachzuspüren.

Plantar-Trigger-Sitz

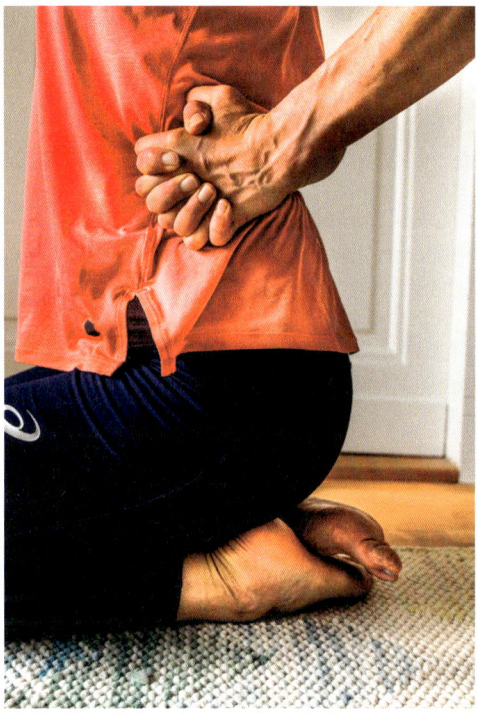

Bei dieser Position funktioniert dein Fußspann ähnlich wie ein Triggerball. Der Fuß-spannknochen massiert die feste „Plantarfaszie" – die vom Fersenbein bis zu den Zehen verläuft. Viele Läufer leiden unter Beschwerden im Fersenbereich. Durch die enorme Krafteinwirkung beim Laufen auf den Muskel- und Sehnenapparat können Überlastun-gen, Reizungen bis hin zu Entzündungen auftreten, wenn die kompensierte Spannung nicht regelmäßig gelöst wird und der Fuß entspannen kann.

Die Plantarfaszie ist bis in die hintere Oberschenkelmuskulatur über Bindegewebe ver-bunden. An- bzw. Entspannung wird dadurch automatisch übertragen.

Ausführung:

Starte wieder im Fersensitz. Lehne dich nach vorn, um die Füße ineinander
zu kreuzen. Der Fußrücken liegt in der Sohle des anderen Fußes. Nun setze
dich zurück auf die gekreuzten Füße. Wie im *Fußzehen-Sitz* richte den
Oberkörper auf und gib dein Körpergewicht an die Füße ab. Sobald du den
Druckpunkt in der Fußsohle spürst, halte die Position und versuche, ruhig
und gleichmäßig zu atmen.

Achillessehnen-Trigger-Sitz

Die berühmte Achillessehne ist wie die Plantarfaszie ein beliebter Entzündungsherd. Sie setzt am anderen Ende der Ferse an und verbindet das Fersenbein mit dem Wadenmuskel. Ihre Lage gibt deutlich zu erkennen (und zu fühlen), wie kräftig sie ist. Du kannst dir vielleicht vorstellen, wie viel Spannung sie auffangen und speichern kann.

Ausführung:

Um den Fersenbereich optimal zu entlasten, hilft also eine Entlastung der Spannung von beiden Seiten: Massiere die Plantarfaszie unter dem Fuß und die Achillessehne bis zur Wade. Dazu kreuze aus dem Fersensitz heraus diesmal die Unterschenkel ineinander, sodass ein Schienbein am Wadenmuskelansatz (Übergang Achillessehne) des anderen Beins anliegt.

Statt dich aufzusetzen, schiebe dein Gesäß zurück auf die Fersen und lege deinen Oberkörper am Boden ab. Das Schienbein funktioniert an dieser Stelle nun wie eine Massage oder ein Triggertool.

Fußstretch

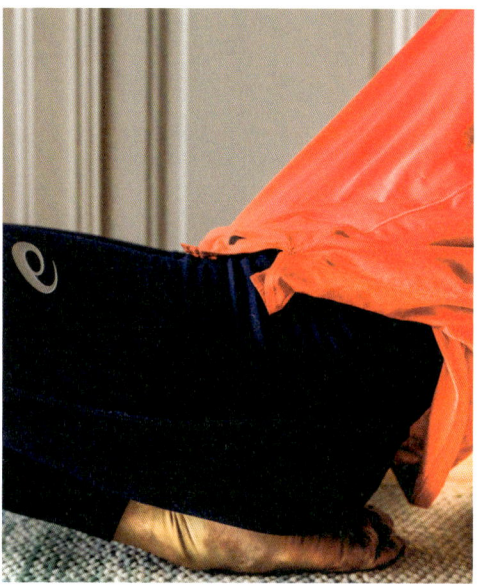

Durch vieles Stehen, Gehen und Laufen ist der Fußspann häufig verkürzt. Ein regelmäßiges Überstrecken kann dem entgegenwirken. Auch wenn es vielleicht nicht mehr zum Ballett reicht, eine Überreizung der Sehnen auf dem Fußrücken kann diese Übung verhindern bzw. lindern.

Ausführung:

Wieder starten wir im Fersensitz. Die Füße liegen mit dem Rücken am Boden. Nun stütze die Hände hinter deinem Oberkörper und stütze dein Gewicht nach hinten. Dadurch wird die Streckung im Fuß verstärkt. Der nächste Schritt ist das Anheben der Knie, um mehr Zug auf den Fußspann zu geben. Gehe vorsichtig und kontrolliert vor, um dich an die Bewegung zu gewöhnen.

Option:

Falls dir das Sitzen auf den Fersen sehr schwerfällt, kannst du die Übung auch im Stehen beginnen. Dazu stelle den gestreckten Fuß so auf, dass die Zehen nach hinten zeigen. Nun beuge die Knie, schiebe sie leicht nach vorne und gebe kontrolliert Gewicht auf den Fuß ab. In der stehenden Position kannst du die Intensität besser kontrollieren. Diese Position eignet sich für den Einstieg bei stark verspannten Füßen.

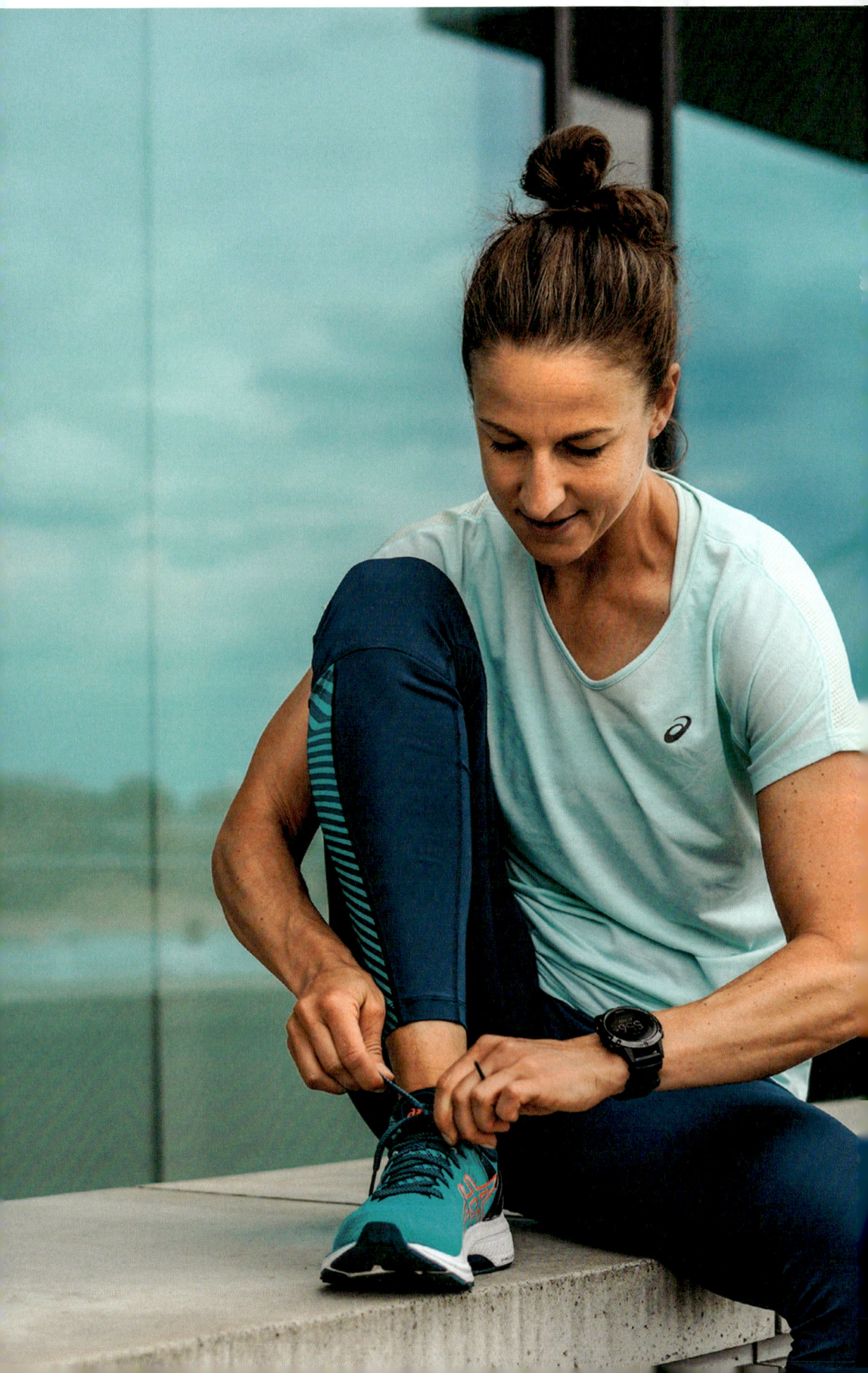

6
YOGA IM (LÄUFER-)ALLTAG

YOGA IM (LÄUFER-)ALLTAG

Yoga sollte viel mehr zum natürlichen Bestandteil im Alltag werden. Dabei geht es um die kleinen Dinge, die viel verändern können. Wichtig ist es, dass wir uns selbst keine Stolpersteine in den Weg legen, indem wir die Ansprüche und Ziele zu hoch setzen. Der Effekt wird wesentlich größer und motivierender sein, wenn wir jeden Tag Kleinigkeiten meistern, statt daran zu verzweifeln, es wieder einmal nicht in die Yogastunde geschafft zu haben. Lieber jeden Tag ein bisschen, statt einmal in der Woche so ganz. Auch das ist Yoga. Und schon bald wird dir gar nicht mehr auffallen, dass Yoga ein Teil deines Alltags ist.

Mein Tag mit Laufen und Yoga

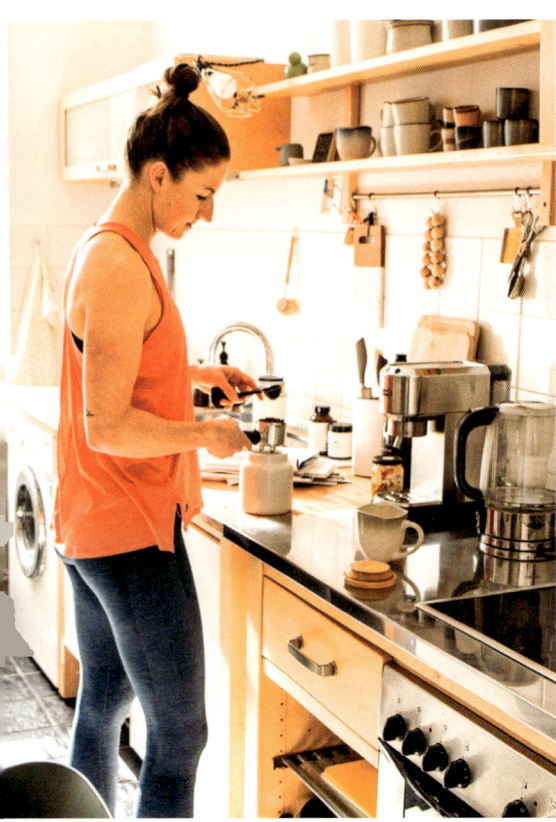

Yoga gehört für mich einfach dazu. Für die kleinen Routinen muss ich mir nicht mal extra Zeit nehmen, sie fügen sich fast unbemerkt in den Alltag ein. An manchen Tagen nehme ich mir ganz bewusst Zeit für mehr Yoga. Dann, wenn ich mich danach sehne, mich besser um meinen Körper zu kümmern. Nachdem ich dir die verschiedenen Möglichkeit und Varianten für die Yogapraxis vorgestellt habe, zeige ich dir, wie ich das Ganze in meinen Alltag einbinde.

Morningroutine

Direkt nach dem Aufstehen ist es da: das Bedürfnis nach Bewegung. Ich bewege meine Wirbelsäule in alle Richtungen. Das tut so gut. Weil sich meine Füße morgens immer so fest und verspannt anfühlen, schüttele ich die Verspannung auch direkt raus: kreisen, strecken und beugen bewirken Wunder. Und das, während der Kaffee durchläuft.

Morning Run

Jeden Morgen laufe ich eine lockere Runde zum Wachwerden. *Ausfallschritte* und *Vorbeugen* im Anschluss gehören fest zum Programm dazu.

Officezeit

Wenn ich tagsüber viel sitze, versuche ich, die Position immer aufzubrechen – „Yoga am Schreibtisch" sozusagen. Wichtig ist vor allem das Strecken, im Oberkörper und Bewegung in der Hüfte, um der vorgeneigten Wirbelsäule entgegenzuwirken.

Yoga statt Laufen – BASIC und SPECIAL FLOWS

An Ruhetagen ohne Laufen oder Fitnessstudio darf Bewegung dennoch nicht fehlen. Da bleibt Zeit für eine ausgiebige Yogaeinheit.

Pre Run – BASIC und MIKRO FLOWS

Die Aktivierungsflows nutze ich als Warm-up vor dem Laufen oder dem Kraftworkout. Die Bewegung mobilisiert die Gelenke und aktiviert die Muskulatur. Das beugt vor allem Verletzungen vor.

Post Run – REGENERATIONSROUTINE

Never skip Cool-down! Der Zeitraum direkt nach dem Training ist äußerst wichtig für den Regenerationsprozess, aber wird häufig übergangen. Für mich fühlt sich das Training dann erst rund und vollständig an.

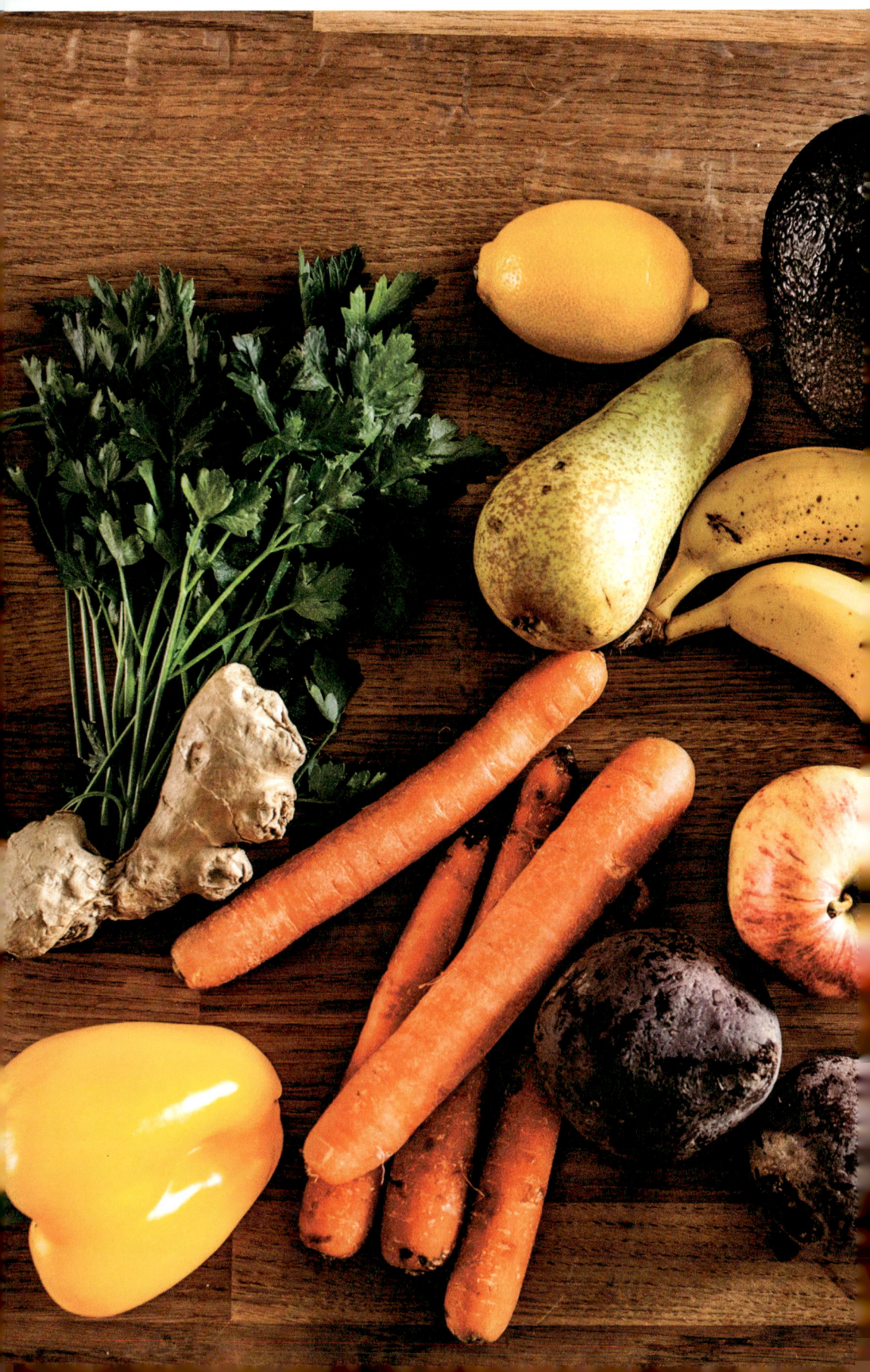

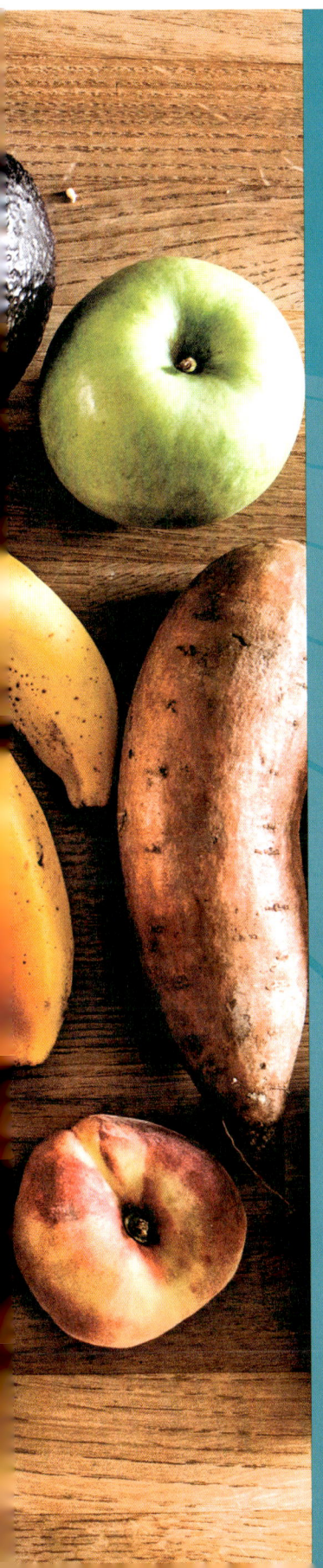

7
FOOD:
KEEP IT SIMPLE

FOOD: KEEP IT SIMPLE

7.1   Laufen – Yoga – Ernährung – die drei Säulen

Neben der Bewegung spielt auch die Ernährung eine große Rolle in meinem Alltag. Laufen, Yoga und Ernährung sind meine drei Säulen, die für Gesundheit, Wohlbefinden, Zufriedenheit und körperliche sowie mentale Leistungsfähigkeit sorgen. Ein zusammenhängendes und funktionierendes System. Die yogische Idee von „Einheit" spiegelt sich auch hier wider. Alles ist miteinander verbunden und bedingt sich gegenseitig.

Je intensiver ich Sport treibe, desto mehr Raum und Aufmerksamkeit bekommt der Sinn für gesunde Ernährung. Gleichzeitig steigt das Bedürfnis nach Yoga. Das wiederum begünstigt meine Energie, Motivation und Leistungsbereitschaft im Sport.

Beispiel: Während ich das Buch geschrieben habe, bin ich viel mehr gelaufen, meistens zweimal am Tag. Vor allem, weil mir das Laufen dabei hilft, meine Gedanken zu sortieren und neue zu kreieren. Das führte dazu, dass ich wiederum mehr Yoga gemacht habe, um das Pensum aufrechtzuerhalten, mich dabei auch noch leicht und gut fühlen zu können. Alles funktioniert als Einheit und macht Sinn. Und alles, was Sinn ergibt, fällt bekanntlich leichter.

7.2   Selbstversuch vor Wissenschaft!

Nach dem Motto „Probieren geht über Studieren" habe ich schon immer gerne ausprobiert, variiert, gekocht, gebacken und gegessen und auf diesem Wege herausgefunden, welche Ernährungsweise am besten zu mir und meinem Lebensstil passt. Das theoretische Wissen dahinter finde ich spannend und wichtig, aber es ist wie beim Yoga: Eine Basis als Orientierung ist gut, aber die eigene Erfahrung ist besser. Es ist sinnvoll, sich verschiedener Methoden oder Philosophien zu bedienen, sich inspirieren und motivieren zu lassen, um daraus das Eigene zu kreieren.

Die Leidenschaft für und die Einstellung zur Bewegung und Ernährung hat sich in einem Ansatz verfestigt: „KEEP IT SIMPLE!" Daraus ist mittlerweile eine Einstellung entstanden: einfach und alltagstauglich, kreativ und gesund. Die Rezepte haben nur wenige Zutaten, die Zubereitung geht superschnell und das Ergebnis ist dennoch ausgewogen und vor allem lecker.

Wenige Zutaten finden hier in verschiedenen Rezepten Verwendung. Zum Beispiel habe ich immer Grünzeug, Datteln, (Erd-)Nussmus bzw. Nüsse und Avocado zu Hause. Daraus lassen sich schon schnell leckere Snacks kreieren. Ich bin ein Fan von Hand- und Löffelmaß, das spart Zeit, und gelingt genauso gut. Da halte ich es nicht so genau. Ein bisschen Platz für Kreativität und neue Kreationen ist außerdem nie verkehrt.

Das Argument: „Ich habe keine Zeit", um mich um gesunde Ernährung zu kümmern, zählt hier nicht mehr.

„Du bist, was du isst!" Und weil ich fit sein möchte, muss Gesundes und Ausgewogenes her. Essen ist nicht nur lecker und macht Spaß, sondern erfüllt auch eine Funktion: Energie liefern. Und das auf unterschiedlichste Weise. Das, was wir unserem Körper zuführen, bekommen wir von ihm zurück. Mein Ziel ist ein stets gesunder, vitaler und leistungsfähiger Körper in einem ausgeglichenen und zufriedenen Geist. Ich bin überzeugt davon, dass das Zusammenspiel von Laufen, Yoga und Ernährung einen erheblichen Teil dazu beiträgt.

Weil Ernährung einfach dazugehört, gibt es hier zum runden Abschluss einen Einblick in Routinen, Tipps und Rezepte, die immer gehen. Viel Spaß und guten Appetit!

7.3   Keep-It-Simple – Rezepte

EARLY BIRD

Zum Wachwerden gibt es: ein Glas Zitronenwasser, einen guten Kaffee, einen lockeren Morning Run und ein gutes Frühstück. Meine Favoriten: Green Smoothie und Porridge.

Green Smoothie

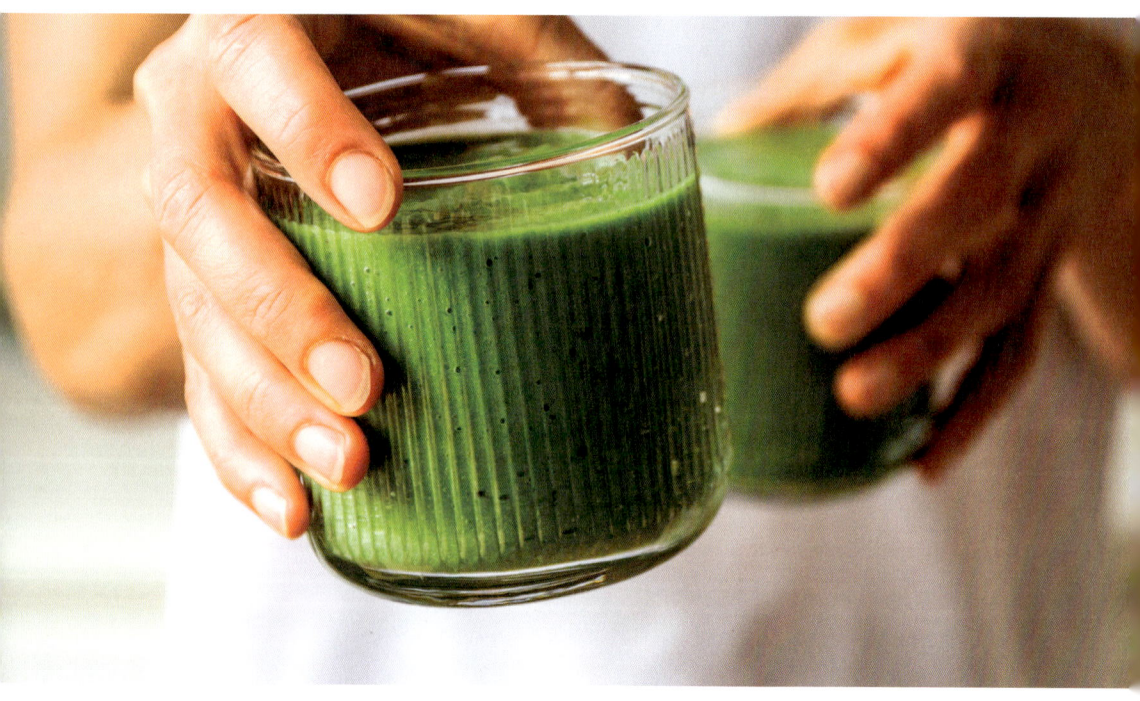

Zutaten:

2 Handvoll Babyspinat
½ weiche Avocado
3 getrocknete Datteln
1 Stück Banane (wer es süßer mag)
1 EL Mandelmus (optional)
100 ml Pflanzenmilch (Favorit: Mandel- oder Kokosnuss)
100 ml Wasser pürieren

Carrot Cake Porridge

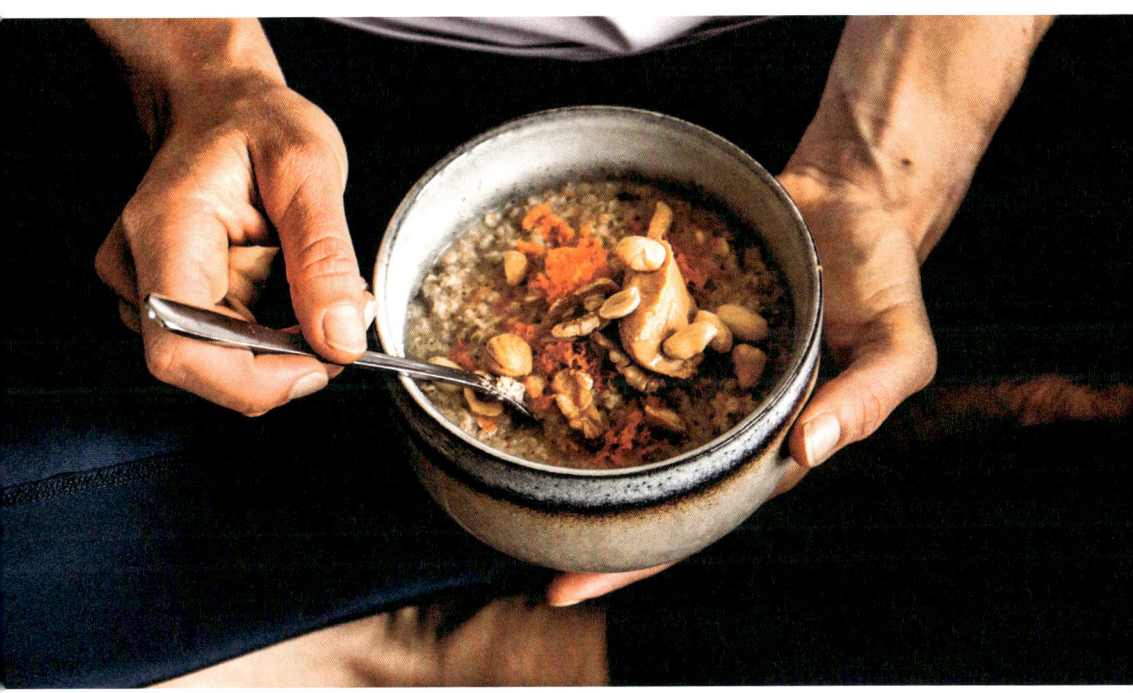

Ich habe eine große Vorliebe für Karotten! Die dürfen auch schon zum Frühstück auf den Tisch.

Zutaten:

1 Hand zarte Haferflocken
1 EL Schmelzflocken (optional)
1 EL gemahlene Haselnüsse
1 geraspelte Karotte mit Wasser oder Nussmilch (nach Geschmack)
aufkochen, sodass es schön cremig wird.
Mit Zimt, Walnüssen und Erdnussmus toppen.

PRE RUN

Oft bleibt nicht viel Zeit zwischen Arbeitsende, Terminen und dem eigenen Training. Für eine Mahlzeit ist es zu spät, aber Hunger ist auch keine Lösung. Ein Snack muss her – gut, aber leicht!

Cookie Dough – süßer Hummus

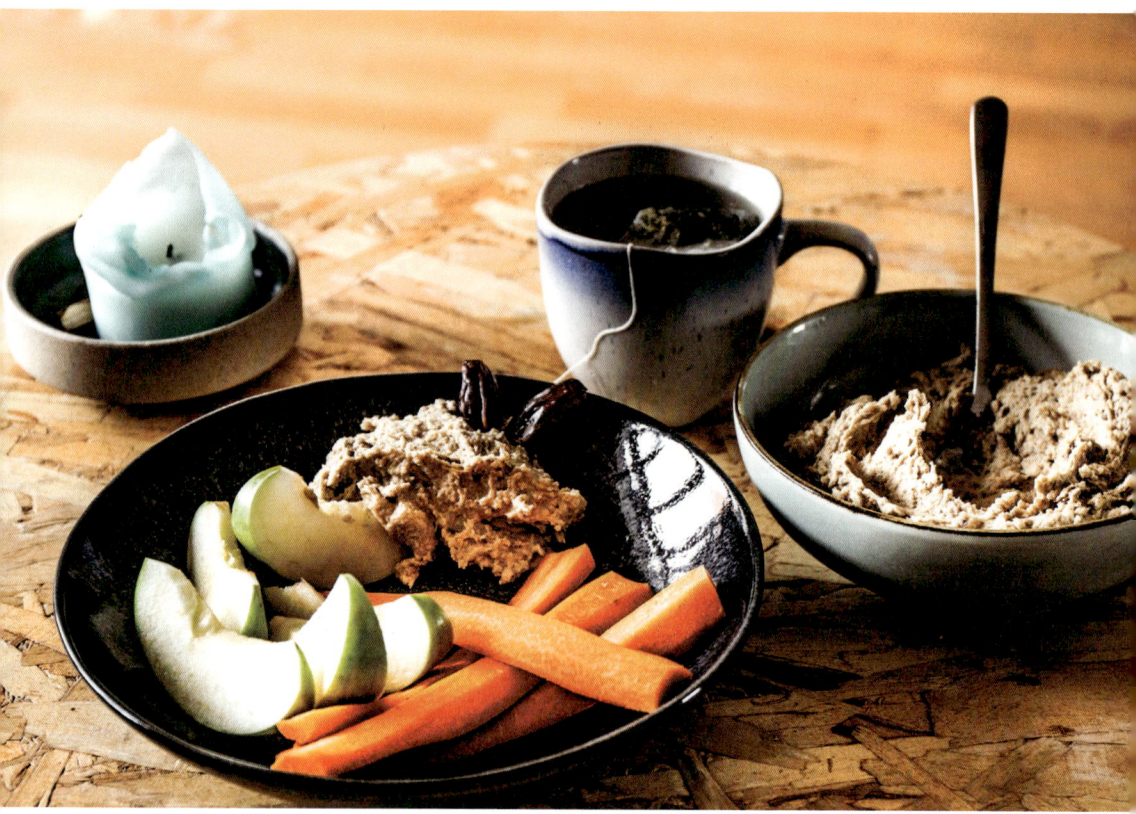

Zutaten:

1 Dose Kichererbsen
2 EL Erdnussmus
1 Handvoll weiche, getrocknete Datteln
Zu einem festen Mus pürieren.
Mit grünen Apfelspalten, Rohkost oder einfach pur snacken.

Erdnussdatteln

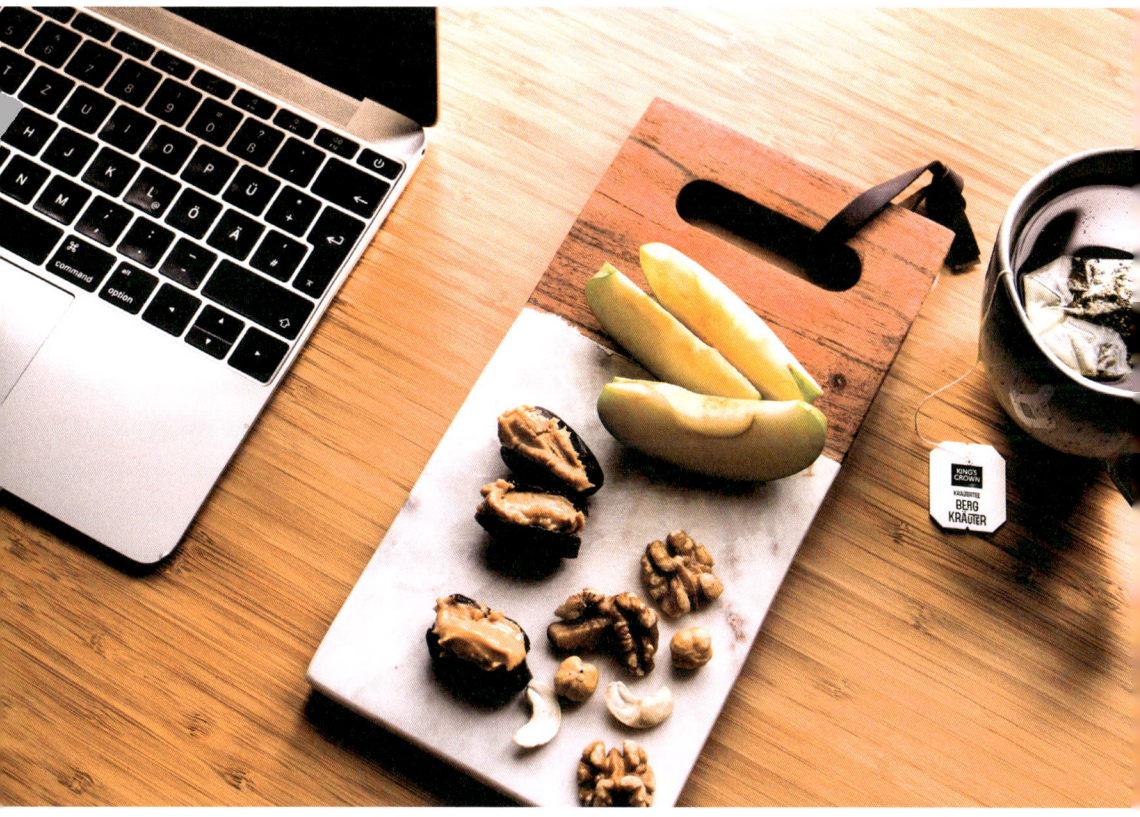

Zutaten:

1 Dattel (entsteint) mit
1 TL Erdnussmus (Empfehlung: crunchy und gesalzen) füllen.

Clean Brownie

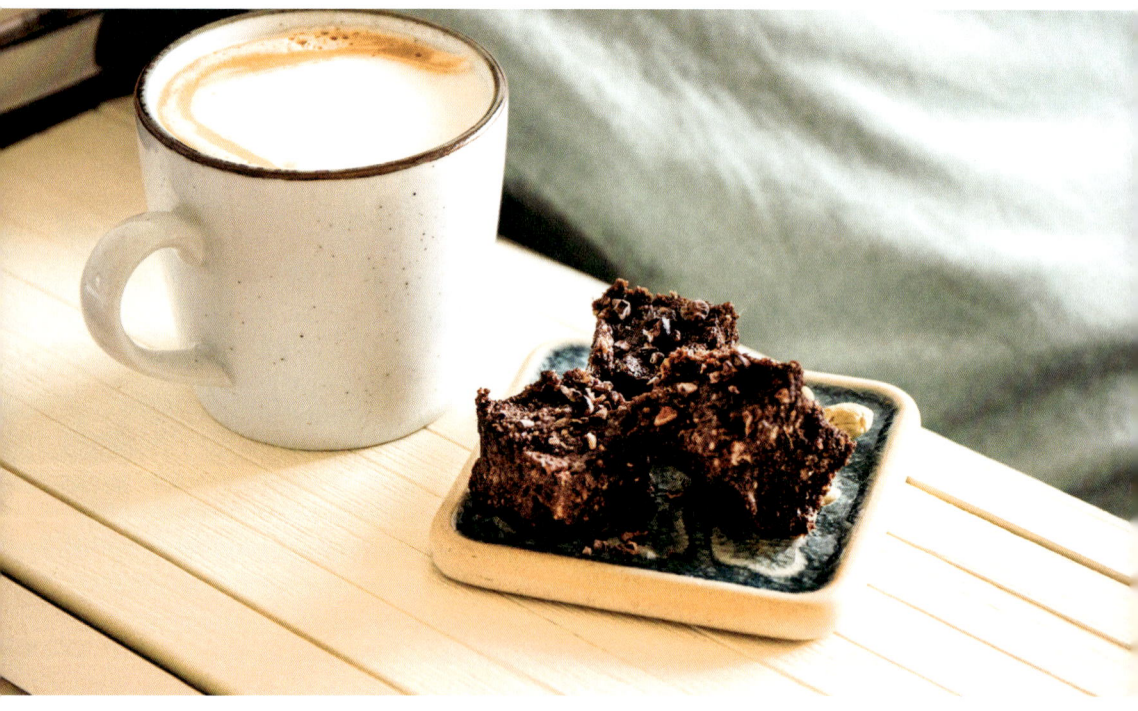

Zutaten:

1 Packung getrocknete Datteln in Wasser einlegen (das mache ich meistens über Nacht, um Zeit zu sparen, es reichen aber auch 30-60 Minuten). Das Wasser bis auf einen kleinen Rest abschütten und die Datteln zu Mus pürieren.

2 Packungen gemahlene Mandeln oder Haselnüsse und

2-3 EL Rohkakaopulver verkneten. Die Masse in mundgerechte Kugeln formen oder in einer Auflaufform schön festdrücken und später in mundgerechte Stücke schneiden. Im Kühlschrank gut durchkühlen lassen.

RACE DAY

Es gibt Tage, da hilft nur ein Bananenbrot! Nicht nur dem Körper, sondern vor allem dem Kopf. Marathontage sind solche Tage. Ein Ritual, eine Tradition – das gibt Sicherheit, dass alles gut wird. Deshalb wird am Vorabend immer gebacken!

Old but Gold – Bananenbrot

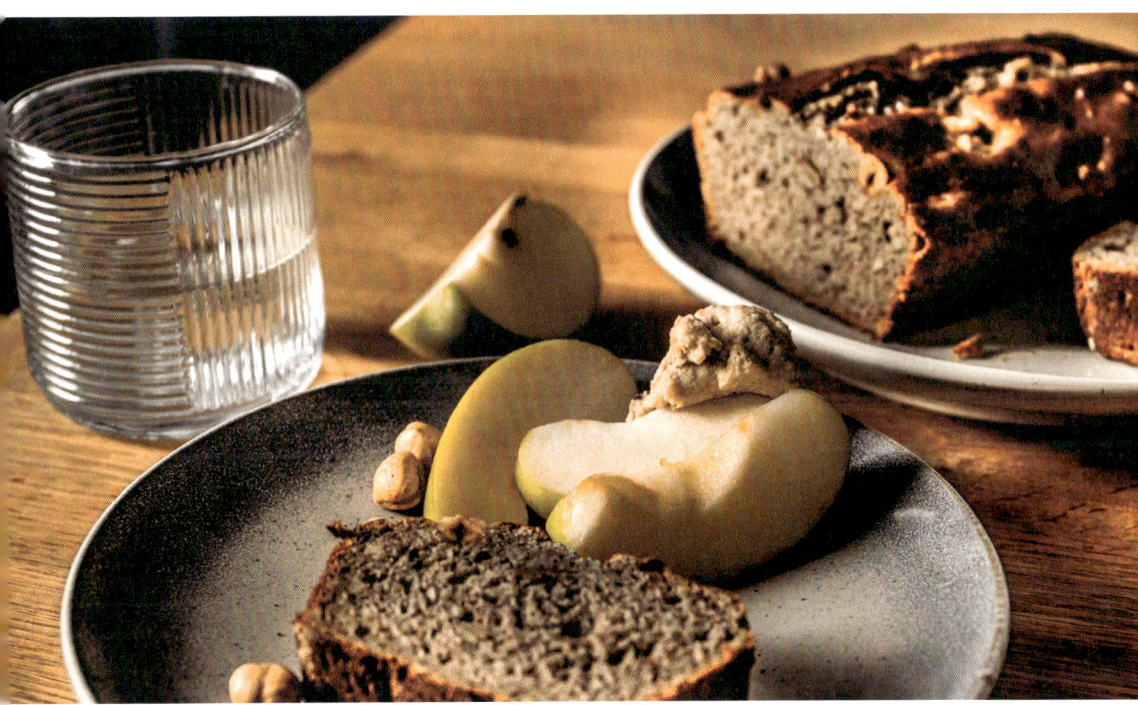

Zutaten:

5 EL Dinkelmehl
5 EL gemahlene Haselnüsse
1 Pck. Backpulver und
eine Prise Salz mischen.
4 reife Bananen mit 4 weichen Datteln (optional) pürieren.
1 Ei oder ¼ Tasse Pflanzenöl (vegane Variante) und 1 EL Kokosöl
unter die Bananen mischen.

Alles untereinanderrühren und nach Geschmack Haselnüsse, Walnüsse,
Feigen oder Apfelstücke dazugeben. In eine Backform geben und auf 180°C
im Backofen ca. 40 Minuten backen.

LATE BIRD

Suppen und Bowls sind schnell gemacht, lassen sich gut vorbereiten, sind unkompliziert, abwechslungsreich und machen auf dem Teller bzw. in der Schüssel echt was her. Letzteres ist mir wichtig, einerlei, wie schnell es gehen muss – es spielt keine Rolle, wie spät es ist.

Mein Tipp

Für Suppen und Bowls:
Toppings wie Kokosraspeln, Nüsse, Samen und Kräuter immer auf Vorrat haben.
Eine schöne Lieblingsbowl besorgen, daraus schmeckt es noch besser.

Erbsen- und Wasabisuppe

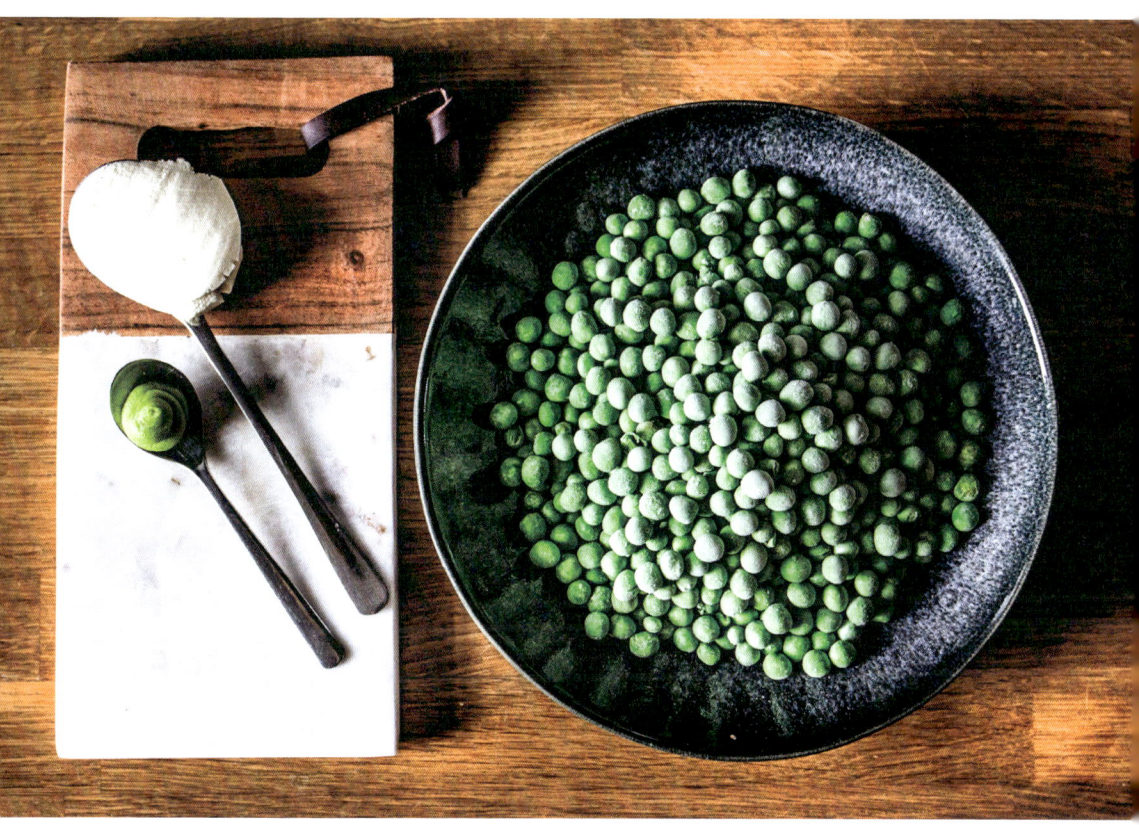

Zutaten:

1 Packung gefrorene Erbsen mit Gemüsebrühe im Kochtopf aufkochen
und anschließend pürieren.
1 EL Frischkäse und
1 TL Wasabi (je nach Schärfe) nochmals gut mixen.
Mit Salz und Pfeffer abschmecken

Warmer Mango-Apfel-Reis mit Avocado

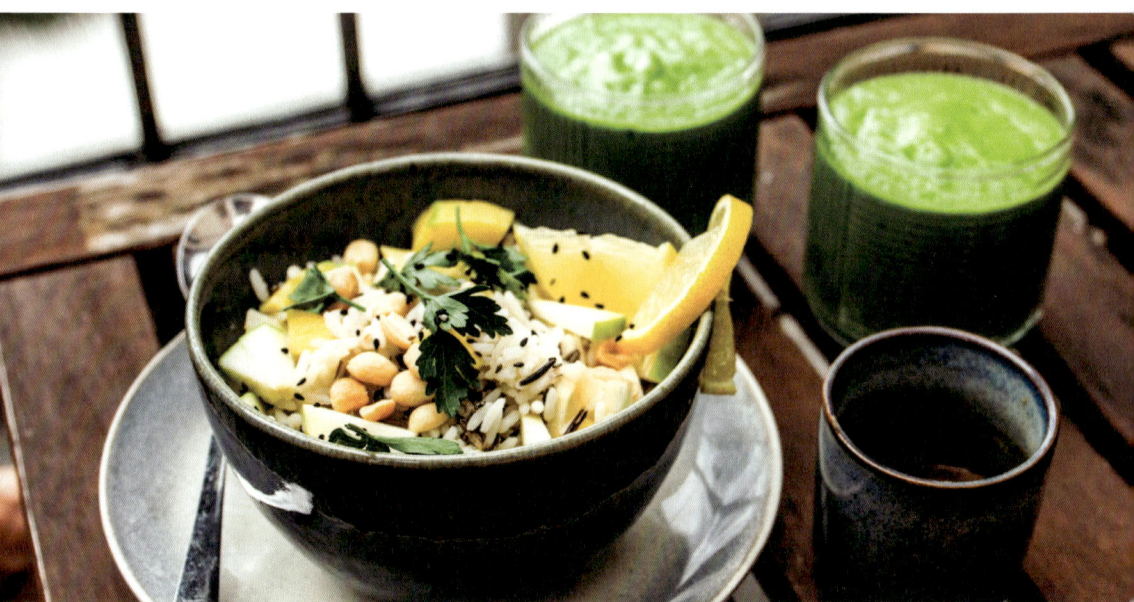

Vollkorn- oder Wildreis (alternativ Quinoa, Blumenkohl- oder Erbsenreis) als Basis zubereiten. **Tipp:** Bereite eine größere Portion für die nächsten Tage vor.

Zutaten:

½ weiche Avocado und
½ Apfel und ½ Mango in Stücke schneiden und mit der Basis mischen.
Für das Dressing:
2 EL salziges Erdnussmus oder Tahin mit
3 EL dunklem Balsamico und
1 EL Zitronensaft verrühren. Die Soße über den Reis geben.

Buntes aus dem Ofen
mit Hummus oder Frischkäse

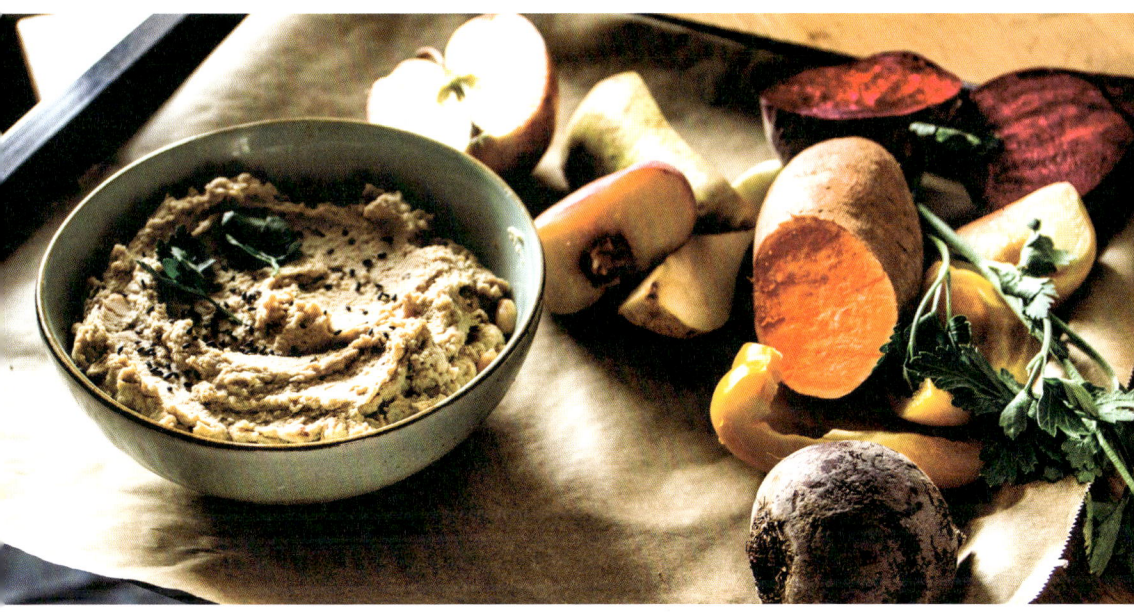

So praktisch: Während das Gemüse und Obst backt, kannst du andere Dinge erledigen, wie duschen, aufräumen oder einfach ausruhen.

Zutaten:

Gemüse nach Wahl, z. B.: ½ Rote Bete, ½ Birne, Apfel und/oder Pfirsich, ½ Zucchini, ½ Süßkartoffel oder Kürbis im Backofen backen.

Für den Hummus:

1 Dose Kichererbsen
2 EL Tahin
1 EL Zitronensaft mixen und mit Salz und Pfeffer

Für den Frischkäse:

2 EL körniger Frischkäse
1 EL Tahin
2 EL weißer Balsamico
1 TL gerösteter Sesam
Salz und Pfeffer

Chococado

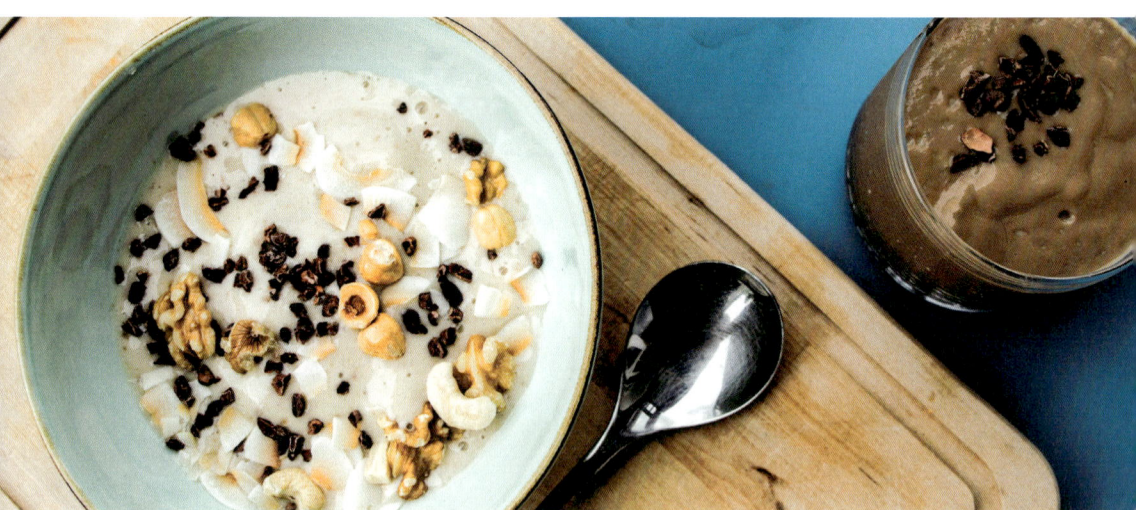

Energiespeicher auffüllen – die Smoothievariante füllt die Speicher direkt nach dem Training wieder auf. Gelingt superschnell, ist nicht zu schwer und dazu leicht verträglich:

Zutaten:

Haselnussmilch (oder alternative Nussmilch)
½ Avocado
2 Datteln (optional)
1 TL rohes Kakaopulver
½ TL Zimt

Nicecream

Zutaten:

1 gefrorene Banane
2 Hände gefrorene Mangostücke oder Beeren nach Wahl mit
1/4 Tasse Nussmilch im Mixer pürieren, bis es richtig cremig ist.

Für das Topping:

1 EL Kokosöl erwärmen und
1 TL rohes Kakaopulver mischen. Die Kakaosoße über das Eis fließen lassen
– wird sofort knackfest. Schnell noch Nüsse, Kokosflocken, Kakaonibs nach
Vorlieben und Vorrat drüberstreuen.

ANHANG

1 Literaturverzeichnis

Stern, E. (2019). *One simple thing – a new look at the science of yoga and how it can transform life.* Macmillan USA.

Marquardt, M. (2012). *Laufen und Laufanalyse – Medizinische Betreuung von Läufern.* Thieme Verlag: Leipzig.

Myers, T. (2015). *Anatomy Trains – Myofasziale Laufbahnen.* Urban & Fischer Verlag: München.

2 Bildnachweis

Coverfoto:

Covergestaltung: Sannah Inderelst; Mitgestaltung: Kimoh I Marc Trompetter

Innenlayout: Katerina Georgieva

Fotos Innenteil: Übungskatalog: Juicy Pictures Photography I Jennifer Kiowsky
Schmuckbilder: Hanna Manger, Florian Schmidt, Isaak Papadopoulos, Norbert Hensen, Thomas Stecher, Mark Dietrich, Andy Astfalck, Albin Durand

Satz: www.satzstudio-hilger.de

Lektorat: Dr. Irmgard Jaeger

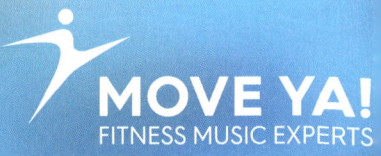

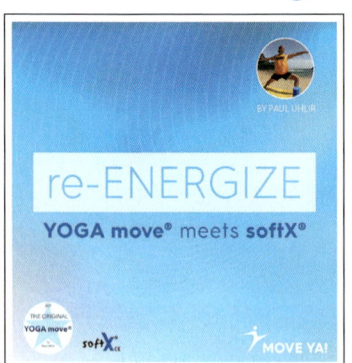

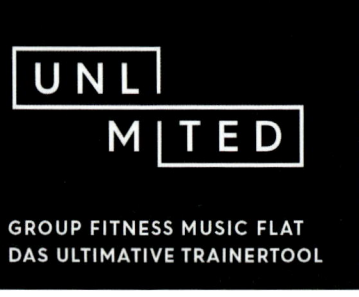
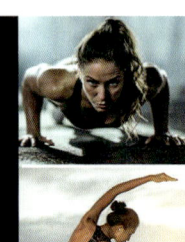
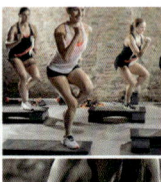
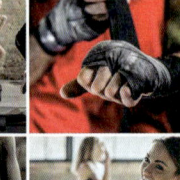
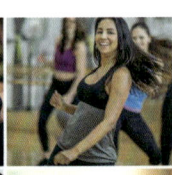
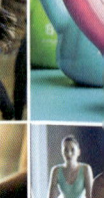
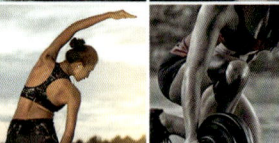
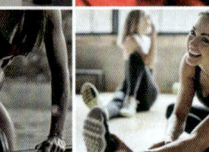
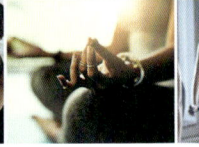